JN277971

山本巌先生に学ぶ病態と薬物の対応

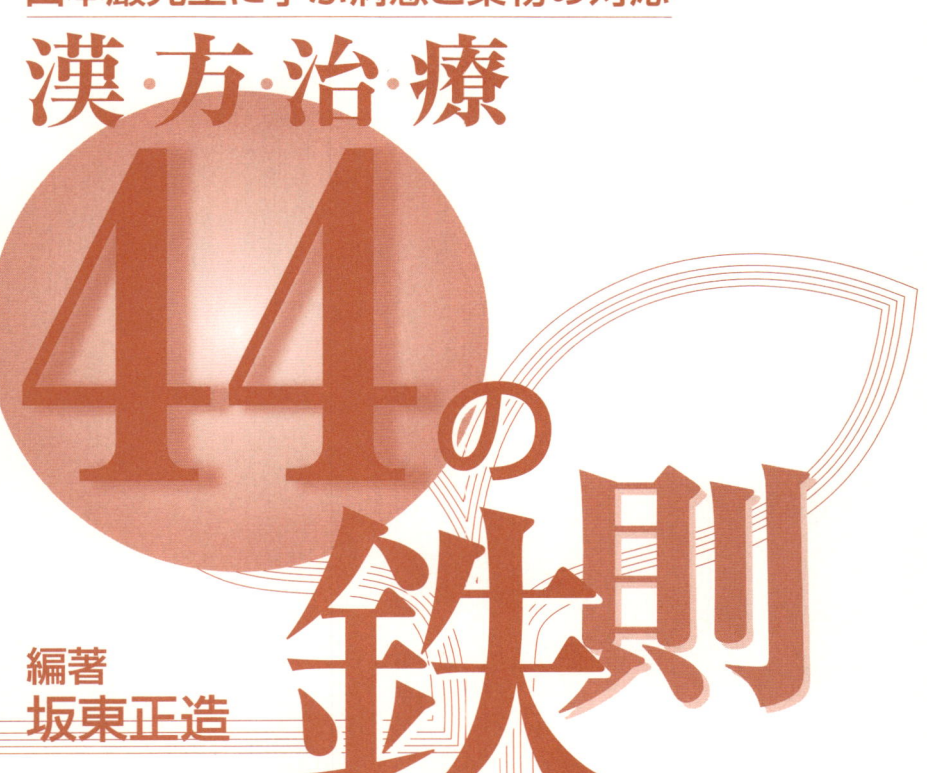

漢方治療 44の鉄則

編著
坂東正造

メディカルユーコン

自　序

　「漢方」と聞いて、その有効性を認識しておらせる読者もおられれば、一方では、時代遅れの医療で、漢方などで病気が治せるなどとは考えておられない読者もおられるであろう。また漢方が病気に効くといってもそれは慢性病にたまたま効く場合があるという程度で、急性の病気には効かないのではないか。また漢方という医療そのものが摩訶不思議などうして効くのかが解らない非科学的医療であるのではないか、などの意見も出されるのではないだろうか。それでは何故漢方などという時代遅れの医療がいまだに存在し、しかもわが国では健康保険に適応されているのであろうか。漢方はいったい、どのような病気にどのように用いれば有効なのだろうか。また何故漢方を用いて病気を治すことができるのであろうか。こういった疑問に関して述べてみたいと思う。

　私事で恐縮であるが、現在の漢方専門の開業医になる以前のことである。私は富山大学の薬学部を出た後、徳島の実家が薬局を経営していた関係で、薬局漢方の勉強を始めた。その頃出会った薬局漢方の先生が河野正雲先生だった。先生は小太郎漢方の講師なども勤めておられ、私にいろいろな漢方に関する書物や勉強方法などを紹介してくださった。そして、漢方は「証」を診断して治療するので、西洋医学の「病名治療」とは異なるものだということを教えて頂いた。

　このとき教えて頂いたのが日本漢方(昭和漢方)で、漢方は「証」を診断して治療することを建前にするというものであった。つまり、昭和の漢方家は、西洋医学が病名診断、病名分類であるのに対して、漢方は「証」を診断して、「○×湯の証」として、その病人に既製の方剤を与えるのだとした。つまり、漢方的診断をすれば、病人には「証」というものがあり、その「証」という鍵穴に対して鍵ともいうべき「方」があり、その「方」を与えると病が治るとしたのである。例えば、「大柴胡湯証」と診断されれば、高血圧症と胆石症と肝臓肥大と不眠症と禿頭症とがあっても、特別の薬を

自　序

用いずとも、ただ一つ大柴胡湯という「方」を与えれば、これらの病気が治ってしまうというものである。そして「証」を診断して、「方」を与えるのが随証治療であるとしたのである。しかし、本当の意味での随証治療とは、病人を診て、病人から得られる情報からその病態を把握し、その病を正しく認識して、それにどう対処すべきかを判断して、方剤を組んで与えることである。ところが、昭和の漢方はただ四診（望、聞、問、切）に基づく診断で、「証」を診断して「方」を処するとしたのである。この方法は病に対する知識も、薬物に対する知識も要らないため、当時の私のような医学の知識の少ない薬剤師にとっては非常に簡単で都合がよかったのである。しかし、この方法は再現性と治癒効果の低いものにならざるを得ない、非科学的方法であった。

　その後、私は神戸の木曜会に参加して、伊藤良先生から「中医学」を学ぶために船で徳島から神戸まで通った。何回か通ううちに中島随象先生による乾杯の音頭で始まる宴会があり、その席で誰であったか今はもう忘れてしまったが、「君も、漢方を本格的にやるのであれば、薬局漢方よりも、遠回りでも漢方の医者になってやるほうがいいのではないか」と言われたのである。実は、私はその言葉に衝撃を受け、医学部を受験することを決意したわけである。

　2年間、薬局の店番をしながら受験勉強に励み、30歳でやっとのことで徳島大学医学部に入学してみると、漢方などというものは、医学部のどこを探しても医療としては存在しないということに驚かされた。同学年の仲間を数人集めて漢方の勉強会を始めたが、すぐに解散になってしまった。大学卒業後、病院勤務の傍ら週1回のペースで、徳島大学医学部の先輩である大阪の山本巌先生の漢方診療所に船で通った。先生は私が薬局漢方で主に大塚敬節先生の本を中心に勉強してきたことなどを話すと、「それはだいぶ毒抜きしなくてはいかんなあー、大塚先生の漢方は術を中心にしている。今漢方にもっとも必要なことは、これを科学的な学問にすることだ。」と仰せられたことを覚えている。その後、先生より「内科を手伝わないか」という話があり、私は山本漢方内科の常勤医になってしまったわ

けである。

　先生に師事すること10年に及ぶ過程で判ったことであるが、先生の漢方は、昭和漢方や中医学に偏ったものではなく、東洋医学と西洋医学の両者を統合した医療を、つまり医療に西洋も東洋もない、病気をよく治す医療を目指さなければならない、とするものであった。私は先生と目指すところは同じであるが、まず漢方を科学化するにあたって、昭和漢方や中医学の長所は取り入れながらも、西洋医学と同様に、漢方を病名診断、病名分類して治療する「病名漢方治療」とすべきである、と考えている。

　昭和漢方の「証」は術としての要素が強すぎて理論化、体系化されていない。また中医学の「弁証論治」も理論は立派に見えるが、その理論は陰陽五行論そのもので、形而上学であり、科学的医学にするには無理がある。さらに、病態の把握も望、聞、問、切の四診という原始的五感に頼るため、よほど臨床経験を積んだ者でなければ、これらの情報のみにより組み立てられた弁証論治では、想像と空想が入り込みやすく、病態を正確に捉えることが難しい。中医学もその診断に西洋医学的手法を取り入れて、正確で客観的な病態の把握に努めるべきであり、いつまでも前近代的な陰陽五行論にこだわるべきではない。そこから離れて薬物と病態の対応による科学的漢方医学をつくるべき段階に来ていると考える。

　なるほど、西洋医学には科学的方法論がある。病態の把握も科学的であるし、それに基づいて病気の仕組みから、有効な治療薬を理論的につくりだしていこうとする科学的方法論を持っている。このためある程度の有効性が保たれており、一応の発展をみてきたのである。しかし、こう言うと驚かれる読者もおられるであろうが、その発想はいまだに幼稚であるし、まず有効で副作用の少ない薬物が少なすぎるのである。病気は複雑であり、今のままの化学薬品で、また今のままの発想ですべての病気に対処することは不可能である。

　これに対して漢方は薬物の宝庫であり、これを上手に用いて、病気を治療することを覚えたならば、新しい医学の世界が開けるであろう。それは現在の西洋医学では治せない病気の治療に役立てることができる医療であ

自　序

ると考えられる。

　つまり、漢方も病名漢方治療として、誰でもが理解でき、誰がやってもその通りになるような、普遍性と再現性を備え、実際の臨床に役立つような学問をつくるべき時にきていると考えるのである。

　このたび上梓する『漢方治療44の鉄則』は、拙著『病名漢方治療の実際』を補足する内容であり、漢方の臨床において知っておかなければならない、病態と薬物・薬能の対応についてまとめたものであるが、漢方の臨床の実際に役立つよう、山本巌先生が『THE KAMPO』(発行：カネボウ薬品)の座談会で語られた内容を「山本巌先生語録」として編集・加筆し、本書に収録させて頂いた。

　本書が、漢方を学ぶ初学者にとっては良き道標となり、漢方方剤を既に日常診療に用いておられる方々にとっては、漢方薬の有効性をこれまで以上に再認識する手引きとなり、さらには科学的・学問的漢方医学の構築に向けての踏み台となれば、故山本巌先生の教えを継承する筆者としては望外の喜びである。

2006年3月

著者　坂東 正造

目 次

◘ 総　論…(1)

1 漢方治療 44 の鉄則

1 カゼやインフルエンザの初期、さむけ（悪風、悪寒）のする時期は、一度温める治療を行え。………(12)

2 小児の発熱性疾患で高熱の持続するときは、「柴胡、黄芩、知母、石膏」など、清熱薬の配合された処方（小柴胡湯合白虎加人参湯）を用いて解熱せよ。………(19)

3 発熱性疾患には、消炎解熱作用のある「柴胡・黄芩」の配合された処方（小柴胡湯）を中心にして加減して用いよ。………(23)

4 炎症性疾患に対しては、「黄連・黄芩」など清熱薬の配合された処方（黄連解毒湯）を中心に加減して用いよ。………(46)

5 慢性炎症性疾患には、四物湯合黄連解毒湯の温清飲加減（竜胆瀉肝湯）を中心に加減して用いよ。………(51)

6 くしゃみ、鼻水、鼻閉、咽痛などのある初期のカゼやアレルギー性鼻炎には、抗アレルギー作用のある「麻黄・附子・細辛」の配合された処方（麻黄附子細辛湯、小青竜湯加附子）を中心に加減して用いよ。………(59)

7 滲出性炎症や浮腫を伴う疾患には、消炎利水作用のある「麻黄・石膏」の配合された処方（越婢加朮湯、小青竜湯合麻杏甘石湯）を中心に加減して用いよ。………(70)

| 8 | 変形性関節症の関節水腫と痛みに、
消炎鎮痛作用のある「防已・黄耆」の配合された
処方(防已黄耆湯)を中心に加減して用いよ。………(73)

| 9 | 一般の浮腫、水腫には、
利水作用のある「白朮・茯苓」の配合された処方
(五苓散、苓桂朮甘湯)を中心に加減して用いよ。………(75)

| 10 | 浮腫、水腫の強いときは、
利水作用のある「猪苓・沢瀉」の配合された処方
(猪苓湯)を中心に加減して用いよ。………(88)

| 11 | 脚気様症候群に伴う浮腫に対しては、
利尿作用と瀉下作用を兼ね備えた逐水薬、「檳榔子・大黄」の配合された
処方(九味檳榔湯)を中心に加減して用いよ。………(91)

| 12 | 冷え症や、冷えによる腰痛を治療するには、
「当帰・川芎」など温経薬の配合された処方
(五積散、当帰四逆加呉茱萸生姜湯)を中心に加減して用いよ。………(94)

| 13 | お腹の冷えや、冷えによる下痢、腹痛、嘔吐には、
「乾姜、甘草、呉茱萸」など温裏薬の配合された処方
(人参湯、大建中湯、呉茱萸湯)を中心に加減して用いよ。………(99)

| 14 | 瘀血症候群には、
「桃仁・牡丹皮」など、駆瘀血薬の配合された処方
(桂枝茯苓丸、桃核承気湯)を中心に加減して用いよ。………(122)

| 15 | 便秘症には、
瀉下作用の「大黄と甘草」の配合された処方
(桃核承気湯)を中心に加減して用いよ。………(137)

| 16 | 腹痛を伴う疾患には、
鎮痙鎮痛作用のある「芍薬・甘草」の配合された
処方(芍薬甘草湯)を中心に加減して用いよ。………(141)

17 食道、腸管、気管支の痙攣を止めるには、
「半夏・厚朴」の配合された処方
（半夏厚朴湯）を中心に加減して用いよ。……… (145)

18 幽門痙攣を除き、蠕動を亢進して逆流を防ぐには、
「橘皮・枳実・生姜」の配合された処方
（茯苓飲）を中心に加減して用いよ。……… (147)

19 黄疸には、
胆汁分泌、胆嚢収縮作用、消炎作用のある
「茵蔯蒿・山梔子」の配合された処方（茵蔯蒿湯）を用いよ。……… (149)

20 悪心・嘔吐に対しては、
止嘔・制吐作用のある「半夏・生姜」の配合された処方
（半夏厚朴湯）を中心に加減して用いよ。……… (154)

21 急性、慢性胃炎で過酸傾向の者には、
制酸作用のある「黄連・黄芩」と止嘔、制吐作用のある「半夏・乾姜」の
配合された処方（半夏瀉心湯）を中心に加減して用いよ。……… (157)

22 下痢、腹痛を止める整腸作用には、
下痢を止める「蒼朮」、腹痛を止める「厚朴」、食欲増進作用のある「陳皮」の
配合された処方（平胃散）を中心に加減して用いよ。……… (159)

23 イライラ、緊張を治すには、
向精神作用のある「柴胡・芍薬・甘草」の配合された処方
（四逆散、加味逍遙散）を中心に加減して用いよ。……… (161)

24 易怒、興奮の激しい時は、
鎮静作用のある「黄連・黄芩」の配合された処方
（黄連解毒湯）を中心に加減して用いよ。……… (170)

25 不安神経症には、
抗不安作用のある「桂枝・甘草・牡蛎」の配合された処方
（苓桂朮甘湯加牡蛎）を中心に加減して用いよ。……… (171)

26 うつ傾向の者には、
抗うつ作用のある「厚朴・紫蘇葉・香附子」の配合された処方
（香蘇散）を中心に加減して用いよ。………(175)

27 ヒステリー、てんかんの者には、
抗痙攣作用のある「甘草・大棗」の配合された
処方（甘麦大棗湯）を中心に加減して用いよ。………(176)

28 咳のある者には、
鎮咳作用のある「半夏」の配合された処方
（半夏厚朴湯、麦門冬湯）を中心に加減して用いよ。………(177)

29 痰のある者や化膿性疾患には、
去痰、排膿作用のある「桔梗」の配合された処方
（排膿散及湯、十味敗毒湯）を中心に加減して用いよ。………(182)

30 普通感冒で頭痛、発熱、咳、痰のあるものは、
「半夏・桔梗」の組み合わされた
参蘇飲を中心に加減して用いよ。………(190)

31 呼吸困難のある者には
気管支拡張作用のある「麻黄・甘草」の配合された処方
（小青竜湯合麻杏甘石湯）を中心に加減して用いよ。………(193)

32 一般の出血に対しては、
止血作用のある「地黄・芍薬」の配合された処方
（芎帰膠艾湯）を中心に加減して用いよ。………(197)

33 動脈性の出血には、
止血作用のある「黄連・黄芩」の配合された処方
（黄連解毒湯、三黄瀉心湯）を中心に加減して用いよ。………(199)

34 静脈のうっ血による出血や血腫には、
「桃仁・牡丹皮」など、駆瘀血薬の配合された処方
（桂枝茯苓丸、桃核承気湯）を中心に加減して用いよ。………(201)

| 35 | 若年型の高血圧症には、降圧作用のある「黄連・黄芩」の配合された処方（黄連解毒湯）を中心に加減して用いよ。………(205)

| 36 | 脳動脈硬化に伴う高血圧症には、脳血管の拡張作用のある「釣藤鈎」の配合された処方（釣藤散）を中心に加減して用いよ。………(206)

| 37 | 最低血圧の高い者には、「蘇木、紅花、大黄」など強力な駆瘀血作用の配合された処方（通導散）を中心に加減して用いよ。………(208)

| 38 | 消化吸収機能が落ちて元気のない者には、「人参、甘草、白朮、茯苓」など補気薬の配合された処方（補中益気湯）を中心に加減して用いよ。………(210)

| 39 | 皮膚・筋肉・骨の老化や貧血、生理不順、出血傾向の者には、「当帰、川芎・芍薬・地黄」の配合された処方（四物湯）を中心に加減して用いよ。………(216)

| 40 | 老化現象に伴う神経反射の低下や腰痛、うっ血性心不全などに対しては、「地黄・山茱萸・牡丹皮」の配合された処方（八味丸）を中心に加減して用いよ。………(224)

| 41 | 老化に伴う冷え症の者には、「人参、白朮、茯苓、甘草」などの補気薬と「乾姜、肉桂、附子」などの温裏薬の配合された処方（人参湯加肉桂、附子）を中心に加減して用いよ。………(231)

| 42 | 湿潤性の湿疹、皮膚炎群、アトピー性皮膚炎に対しては、「消風散」を中心に加減して用いよ。………(232)

| 43 | 乾燥性の湿疹、皮膚炎群には、「十味敗毒湯」を中心に加減して用いよ。………(235)

| 44 | 痔疾患には「乙字湯」を中心に加減して用いよ。………(237)

2 病名・病態別漢方処方

- **1** 呼吸器疾患……(242)
- **2** 循環器疾患……(245)
- **3** 消化管疾患……(248)
- **4** 肝・胆・膵疾患……(252)
- **5** 腎臓疾患……(254)
- **6** 代謝・内分泌疾患……(255)
- **7** 血液疾患……(257)
- **8** 脳神経系疾患……(258)
- **9** 膠原病(および類似疾患)……(261)
- **10** 悪性腫瘍……(263)
- **11** 小児科疾患……(264)
- **12** 外科疾患……(269)
- **13** 整形外科疾患……(271)
- **14** 産婦人科疾患……(273)
- **15** 皮膚科疾患……(278)
- **16** 泌尿器科疾患……(285)
- **17** 耳鼻咽喉科疾患……(289)
- **18** 眼科疾患……(293)
- **19** 精神科疾患……(297)
- **20** 歯科疾患……(299)

3 漢薬解説

- **1** 解表薬……(304)
  - 1 辛温解表薬(304)　2 辛涼解表薬(307)
- **2** 清熱薬……(309)
  - 1 清熱瀉火(309)　2 清熱解毒(312)　3 清熱涼血(312)

3 利湿薬……(314)

　①利水滲湿薬(314)　②逐水薬(316)　③芳香化湿薬(316)

　④祛風湿薬(317)

4 祛寒薬……(319)

　①温裏祛寒薬(319)　②温経散寒薬(320)

5 理気薬……(321)

6 理血薬……(323)

　①活血薬(323)　②破血(逐瘀)薬(324)　③止血薬(325)

7 瀉下薬……(326)

　①攻下(寒下)薬(326)　②潤腸薬(326)

8 化痰止咳薬……(327)

　①清化熱痰薬(327)　②温化寒痰薬(328)　③止咳平喘薬(329)

9 補養薬……(330)

　①補気薬(330)　②補陽薬(332)　③補血薬(332)　④補陰薬(334)

10 固渋薬……(335)

11 熄風鎮痙薬……(336)

12 安神薬……(337)

病名・症候索引……(338)

処方集 & 処方索引……(349)

漢薬索引……(372)

◆ 総　論

1 漢方の現状と問題点

　現在、漢方エキス製剤が健康保険の適応になり、医師の半数以上が漢方エキス製剤を使った経験があると聞く。しかし実際に、漢方を勉強して漢方エキス製剤を使ってみても、うまく病気が治せないことがある、と感じている医師が少なくないのではないだろうか。では何故、病気を治せないような漢方エキス剤が保険薬として認可されてしまっているのであろうか。

　現在、漢方エキス製剤を使って臨床に従事しているものにいわせれば、漢方製薬メーカー主導の病名漢方治療、つまりある病気に一つの漢方エキス剤1日7.5gの単方を使用する方法では、病気を治すことができないというのは常識であり、議論の余地はない。病気や病態に適合するようにエキス剤を合方・加法し、1日量として最低で15g以上使用するならば、ある程度の臨床的手応えが得られるであろう。西洋医学で治せない疾患や、不得意な分野をある程度カバーしていけるであろうと考える。

　しかし、漢方エキス剤は既成の方剤であり、病態に合わせて治療しようとしても合方・加法しかできない。しかも『傷寒論』などという昔の傷寒の治療に使われていた方剤をそのまま使ったりしているわけで、それには自ずから限界がある。つまり、現代の難病を治療するには無理がある。難病はその病態に適合するように生薬を組み合わせて処方をつくり、病気に対処しなければならない。とはいえ、エキス漢方であっても、現在のように漢方エキス剤を7.5g単方使用するような無駄な使われ方をするよりは、数段上手な使い方がある。そのためには効かせるための工夫が必要である。

①漢方の健康保険適応の経過

　普通、我々医師の常識から考えれば、健保適応の薬といえば、能書にある適応症に対して適応量（1日量7.5g）を与えれば有効であるというのが当然の事であるのに、漢方エキス剤はどうして、そのように使っても効果が無いのであろうか、というのが漢方エキス剤を使われた多くの医師達の、偽らざる率直な疑問であると思われる。

漢方エキス剤に関して、我々医師の常識が通用しないのは何故か。それは漢方エキス剤の健保適応の経過における特殊性の故であると考えられる。普通、健保適応の薬の認可は薬理試験、動物実験、人体での有効性と副作用等、認可を受けるための厳しい条件をクリアーしなければならない。ところが、漢方エキス剤は副作用が少ないという点と、漢方二千年の歴史的有効性などという、実にいい加減な理由で健保適応として認可されてしまった驚くべき事実がある。有効性の根拠となる臨床治験例や再現性のある有効なデータもなく、健保に適応されてしまったのである。このために適応症もいい加減であり、どれだけ使えば効果があるのかという事も解らない、実に非科学的なものになっているのである。

②「証」と「弁証論治」の問題

漢方（日本漢方）の入門書を読むと、四診（望、聞、問、切）により、患者の訴える症状と、陰陽、虚実、気、血、水の理論、腹証などを頼りに実証、虚証という概念を基本にして「証」を決定すれば、実証の処方と虚証の処方という、それぞれに対応する特定の「薬方」が決定される。これが即ち「方証相対」という方法で、漢方的診断がそのまま治療になるとするものである。しかし、このような方法論ではうまく病気が治せるとは限らない。方剤を病人の「証」に合わせようと思えば、病人から得られた情報を基に、その病態を把握し、その病を認識し、判断して、それに応じて最適の方剤をつくって与えるべきである。そのためには、薬物の薬能と処方の方意を熟知しなければならず、それなくしてはできないことなのである。日本漢方でいう「証」なるものは、科学的に取り出して見せることができない以上、これは自ずから「術」に頼る治療とならざるを得ない。昭和の漢方を指導したある大家も、自分には漢方を学問にする自信が無い、漢方が学でなくて、術であってどうしていけないのかと述べている。漢方が術のみに頼り続けていてはダメな訳は、その後の日本漢方の流れを見れば明らかである。

また、中医学も四診により、陰陽、虚実、寒熱、表裏といった八綱や、

臓腑、病邪など各弁証を行なう「弁証論治」により治療することを建前としているが、これは吉益東洞が実際の治療の役に立たない空理空論であるとして、批判した後世方と同じ形而上学であり、未だに科学的学問にはなっていない。このように日本漢方も中医学も漢方を医学として発展させようとする科学的方法論を持たぬために、漢方薬を使って病気を確実に治せるような、再現性のある漢方医学の治療体系を築くことができないでいるのである。

　まず、漢方を医学として発展させるためには、学問をつくらなければならない。医学部で学問として教えられるような教科書と人材を養成しなければならない。しかし、現在はまだ漢方を学問とするような教科書さえできていない。「証」や「弁証論治」を適切に診断できる技術を身につけることは、医学部で東洋医学を学んでこなかった多くの医師にとって簡単にできることではない。そこで、便法ではあるが、病気の診断は主に西洋医学的に行い、治療は主に漢方エキス剤を使ってやる病名漢方治療のほうが、漢方の初学者には理解しやすく、しかも「証」や「弁証論治」に頼るやり方よりも、再現性と有効性の高い治療ができると考えるのである。

2 病名漢方…具体的にどのように発展させていけばよいか

> 疾病 ➡ (主に西洋医学的) ➡ 診断(病名、病態)
> ➡ 生薬の組み合わせ ➡ 方剤

　我々は西洋医学を学んだ医師であるから四診(望、聞、問、切)を参考にするのはよいが、四診のみに頼っていては病気の治療はできない。まず、病気を診断するためには、あらゆる西洋医学的検査(血液、尿、X線、胃カメラ、内視鏡、病理組織検査、CT、US、MRI、EKGなど)や解剖、生理、病理など各種知識を取り入れて病気を診断することはもちろん、さらに西洋医学にはその知識が乏しい瘀血、寒証、気虚、血虚、水毒など漢方的概念も取り入れて、病態の把握に努めるべきである。このようにして西洋医学的

病名や、漢方的病態を捉えて、それに適合した薬能を持つ生薬を組み合わせて処方（方剤）をつくり、病気を治療するのである。

　病態には個人差があり、全く同じではないが、西洋医学で同一の病気ならば、つまり病名が決まれば、自ずから病態も似かよった共通の部分が多く、薬物に対する反応もまた類似してくるものである。したがって、同一の病気であれば、処方を固定して使ってもある程度は適合する。固定した処方を base の処方として用い、さらによりよく病人に適合させるためには、個々の病態に応じてエキス剤をさらに合方・加法して、より一層効かせるようにすべきである。

西洋医学的病名	base　漢方処方A
個々の病態（漢方的診断を含む）	❶…＋　漢方処方B
	❷…＋　漢方処方C

　西洋医学も同じような考え方と方法論で、病名治療を行っている。しかし、病名が決まったとしても適当な薬が無かったり、長期に使用すると薬物による副作用のために治療を中断せざるを得なかったりするのである。西洋医学には優秀で副作用の少ない薬物が少ないため、各種病気に漢方薬をうまく組み合わせて使ってやると非常に有効な場合が多い。このように西洋医学の体系の中で、漢方医学を科学としての学問へと発展させるのが病名漢方治療なのである。

3 山本巌の漢方医学

　今後、漢方を科学としての学問へと発展させていくためには、病態をできるだけ正確に捉えて、その病態に適合した生薬を組み合わせて治療していかなければならない。そのためには、個々の生薬の作用（薬能）を知り、またこれを組み合わせたときの相互作用などもよく理解して、その病態に最適の方剤をつくって与えるべきである。

　「山本巌の漢方医学」では、病態とそれを治療する薬物の対応をできるだ

け正確に捉えて理解して使っていくことを基本とする。病態と生薬の対応による判定、つまり各病態を治療するのに、こういう生薬あるいは生薬の組み合わせが有効であるという仮説を提唱し、臨床データによってその仮説を検証あるいは反証し、さらにその結果として元の仮説の破棄、修正あるいは新たな仮説の提唱を繰り返すことにより、対象の本質に迫っていこうとするものである。こういった知的営みは、大雑把に言って「科学的研究」といえるものである。

　山本巖先生は、その著『東医雑録』の中で、「個々の薬物の働きと、薬物を組み合わせるとどうなるか、倶に服んで結果を出そう。"我こそは現代の神農たらん"と人生意気に感ずる志のある者は来れ。漢方の先生は薬物と患者である。」と述べられている。

　薬物療法とは、その病人の病態に最も適合した方剤を作り与えることである。そのためには、個々の薬物の作用（薬能）と、薬物を組み合わせたときの作用（方意）を知ることが最も必要な知識である。

　それでは、具体的にどのようにして、山本巖先生は漢方を科学化しようとされたのであろうか。毎日患者さんに単味の生薬を飲んでもらい、5分、15分でその効果を判定して、各生薬単味の作用について確かめていかれたのである。

　また、肩こり、腰痛、めまい、頭痛、腹痛、鼻水、咳等の症状を訴えて来る患者には、それに適合すると考えられるエキス剤5g位を飲ませ、5分、15分テストでその効果を患者の自覚症状の改善率で判定し、もしそれが有効でないと判断したときには、第二、第三のエキス処方を飲ませて同じように判定されたのである。

　以上のことを何度も繰り返し行うことにより、膨大な観察データが蓄積されていく中で、それらを整理して、どういう病気のどのような病態に対して、どのような生薬や生薬の組み合わせが有効であるかということを判定していかれたのである。

　また、ある病気や病態に対してどのような薬物や方剤が有効であるのかという事に関しては、過去の漢方医の原南陽であるとか浅田宗伯の治験や、

処方集の『衆方規矩』であるとか、『万病回春』のような処方をまねてやってみて、そのうちのどれが最も有効であるのかを比較検討し、さらになぜ有効であるのかということを、病態とそれに使用されている薬物との対応関係から説明できるような理論を作り出していこうとされたのである。

また、西洋医学で異なる病気であっても、その病態が類似すると考えられる場合には、共通の薬物を用いてそれが有効かどうかを判定していくという方法等を用いて、各疾患に対して最も有効だと考えられる方剤と、その加減方を決めていかれたのである。

4 最後に

西洋医学は、生薬の有効成分を取り出して構造式を決定し、その薬理作用を明らかにし、これを合成して使っていくという方法が取られてきた。しかし、現在この方法論には限界があり、代替医療のように、たとえ多成分系のものであっても、病気の治療に有効なものは積極的に取り入れて治療しようという方向に変わりつつある。漢方も、西洋医学的方法論では理解が困難な多成分系である。これを科学としての医学とするには、病名漢方治療とするのが、現在では最も手っ取り早い方法であるというのが私の考えである。

山本巌先生がつくられた病名漢方は、先生の経験に基づく臨床仮説である。しかし、仮説ではあるが、この仮説の通りに漢方薬を使えばよく効くのもまた事実である。それは先生が「西洋医学には優秀な薬物が少ない。これでは難病や難症を治すことができない。だから漢方薬を使って治しているのだ。」と言われて、クロード・ベルナールが『実験医学序説』に書いたような科学的方法論で漢方薬を使って、様々な病気を治していかれたからである。山本巌先生の漢方に対する姿勢は、過去の文献を参考にはするが、実際の臨床の結果のみを信じるのだという信念に貫かれていた。このため、筆者の拙著『病名漢方治療の実際－山本巌の漢方医学と構造主義』は、これまでに出版されている漢方の書物と内容が違っていて戸惑われる

4 最後に

読者も多いと思われるが、真実は「山本巌の漢方医学」にあると、固く信じるものである。

ただ、この病名漢方治療は完全なものではない。そこで、今後これを参考にして、臨床や動物実験などでデータを出して確かめていくと同時に、さらにこれ以上によく効く病名漢方治療の生薬の組み合わせが見つかればそれを採用し、より良いものを目指していく、これが病名漢方治療という、漢方を科学としての学問にする道であると信じるものである。

これからの漢方医学の流れというものを考えるときに、先生の病名漢方治療の方法論を取り入れなければ、新しい漢方の道は開けないのではないか。また西洋医学も、この病名漢方治療を取り入れて新しい医学を作らなければ、進歩も発展もありえないのではないのか、というのが私の現在の考えである。

補足 漢方エキス剤の効かせ方

　まず、製薬メーカー主導の病名漢方治療は、病気に用いられるエキス剤が病気や病態に適合していないという致命的な誤りがある。例えば、小柴胡湯は急性肝炎には使えても、慢性肝炎に漫然と長期に使用すべき処方ではない。どうしても小柴胡湯を使うのであれば、その副作用が出ないように、慢性肝炎の病態である気虚・血虚を補う工夫、つまり十全大補湯のような処方を合方して使用すべきである。また、何故この病気にこの処方を用いるのかという説明が、病態と薬物の対応という観点から捉えられていないために、明確な使用理由が述べられていないし、また臨床データに乏しい治験に終始しているという印象をまぬがれない。今後はもっと適応症と有効量を明確にすべきであると考える。

　しかし、筆者は病名漢方治療そのものが誤りであるとは考えない。日本漢方の「証」や中医学の「弁証論治」に頼る治療よりも、これからの漢方を科学としての医学とするためには、西洋医学と同様に、病名分類して病名診断により治療する病名漢方治療とするのがよい方法であると考える。本当の意味での有効で副作用の少ない病名漢方治療を実践するべき時にきていると考える。現在、漢方エキス製剤というものが保険適応されているのであるから、これを用いてできるだけ有効性と再現性の高い病名漢方治療に発展させるべきであると考える。そこで、この漢方エキス製剤を使って病気を治すにはどのようにすればよいのかということを、次に述べてみたいと思う。

①方剤の適応症を明確にする

　漢方エキス方剤を効かせるためには、その適応症を明確にしなければならない。現在用いられている漢方エキス方剤の適応症は、臨床データに基づいてつくられたものではなく、昭和の口訣漢方や薬局漢方など経験的な知識が混ぜ合わされてできた適応症になっており、医師が見て理解できないような適応症が書かれている。これではどのように使用してよいのか全

補足 漢方エキス剤の効かせ方

くわからないし、その適応症通りに使用しても効かないものが多い。何故その病気や病態にこの処方を用いるのかという根拠を、その処方に含まれる生薬から説明できるように、しかもその処方を使えばある程度の効果を上げられるように、適応症を明確にすべきである。

②**病人に適応するように合方、加法を行って治療する**

　本来は病人を診て、その病態に最適の方剤をつくって与えるべきである。ところが現在既にあるエキス製剤は、処方内容を固定化してつくられている。それを実際の病人に適合させて有効に治療しようとすれば、本来ある処方に加減して用いるのであるが、減法が行えないという欠点がある。

　また、エキス剤1日量7.5gの単方使用では効果が得られないことが多い。現実に医師が漢方エキス剤を使っている場合には、西洋薬で効かせておいて、有効量とは思えない漢方エキス方剤1日量7.5g単方を、その西洋薬に合わせるという使い方が多い。実際に、漢方薬だけで効かせようとするならば、現状では高杉晋作の奇兵隊のように合方・加法して用いるよりほかに方法がないのである。

③**適応量を与えること**

　病人に有効な最適量を与える。これは当然のことであるが、現実にはエキス剤の1日量7.5gの単方使用が多く、これは病気を治す適応量とは思えない。山本巌先生が外来で1回量5gを頓服させて臨床データを出されていたことから考えても、実際に病気を治すには、1日使用量は15g〜20g位必要であると考えられる。

1 漢方治療44の鉄則

1 麻黄－桂枝 ● 発汗解表作用（鎮痛作用）

1 カゼやインフルエンザの初期、さむけ（悪風、悪寒）のする時期は、一度温める治療を行え。

● 発汗解表作用（鎮痛作用）

漢方では発汗療法といって、体の表面を温める作用のある薬物（主に麻黄、桂枝など）を用いて体温を上げて発汗を促し、病気を治す。代表的な処方に葛根湯がある。

カゼ（Common cold）、インフルエンザ、気管支炎、扁桃炎など熱病の初期は太陽病（『傷寒論』）といって、脈が浮で熱があっても、さむけ（悪寒、悪風）がして、頭痛、肩こり、筋肉痛、関節痛などの身体外表部の症状（表証）がある。この時期に、西洋医学でよくやるように解熱剤を用いるのはよくない。一度温めて、発汗療法を行なうべきである。漢方では発汗療法といって、体の表面を温める作用のある薬物（主に麻黄、桂枝など）を用いて体温を上げて発汗を促し、ウイルスや細菌の増殖を抑えて病気を治す方法がある。発汗により表証がとれて病気が治るから、これを発汗解表という。この麻黄、桂枝という発汗解表作用のある薬物が配合された処方に麻黄湯、葛根湯、桂枝湯、小青竜湯などがある。これらの処方を用いて、温かい食べ物や飲み物を摂って、厚着をして布団にくるまったりして体を温めてやると、発熱してやがて汗が出て熱が下がり、病気が治るのである。

麻黄－桂枝

麻黄には発汗作用があるが、これに血行をよくして体表を温める作用がある桂枝を配合すると発汗作用が強くなり、悪寒を伴う表証（発熱、頭痛、肩こり、四肢痛、関節痛、脈浮など）を発汗により解表（鎮痛）する。太陽病（『傷寒論』）の時期の発汗療法に用いる。

Group：麻黄湯、葛根湯、小青竜湯、（桂枝湯）

麻黄湯	麻黄－桂枝（杏仁、甘草）
葛根湯	麻黄－桂枝（葛根、芍薬、生姜、大棗、甘草）

1 麻黄―桂枝 ● 発汗解表作用（鎮痛作用）

小青竜湯	麻黄―桂枝（芍薬、半夏、五味子、細辛、乾姜、甘草）
桂枝湯	桂枝（芍薬、生姜、大棗、甘草）

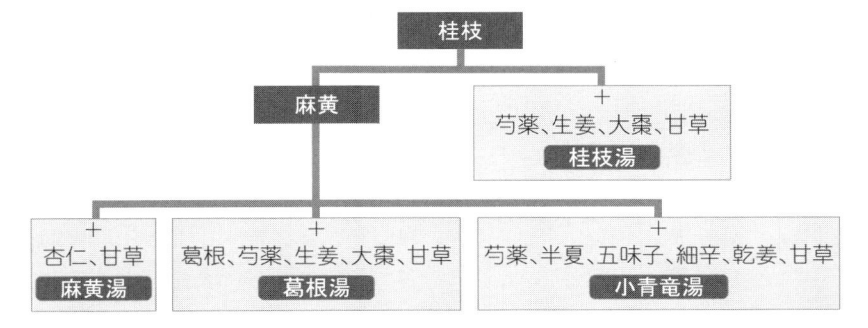

```
                    桂枝
           ┌─────────┴─────────┐
          麻黄                   +
                           芍薬、生姜、大棗、甘草
                               桂枝湯
    ┌───────┬───────────────────┐
    +       +                   +
 杏仁、甘草  葛根、芍薬、生姜、大棗、甘草  芍薬、半夏、五味子、細辛、乾姜、甘草
   麻黄湯        葛根湯                    小青竜湯
```

▶ **麻黄湯**『傷寒論』

（解説）本方は『傷寒論』に「太陽病、頭痛発熱、身疼腰痛、骨節疼痛、悪風、汗なくして喘する者、麻黄湯之を主る」とある。一般に、インフルエンザなど悪寒や発熱など（病邪）の強い節々の痛むカゼに本方を用いる。これは本方に「麻黄―桂枝」が主薬として配合されているためで、寒邪を追い出す作用が強いからである。

（応用）❶乳児の鼻づまりに頓用する。
❷関節痛を伴う（節々の痛む）カゼ、インフルエンザに用いる。
❸悪寒、無汗で汗の出にくい熱病（インフルエンザなど）の発汗剤。

▶ **葛根湯**『傷寒論』

（解説）本方は、『傷寒論』に「太陽病、項背強几几、汗無く悪風、葛根湯之を主る」とある。悪寒と肩こりを伴うカゼの初期に用いる。葛根湯も「麻黄―桂枝」が配合されているが、さらに芍薬を配合して発汗の行き過ぎを抑えるように配慮されている。このため、寒邪を追い出す作用は麻黄湯よりは弱いが、葛根の配合により肩こりを緩和する作用がある。

（応用）❶一般の肩こり：白朮・附子を加えて葛根加朮附湯を用いる（上肢、上半身の関節の水腫、炎症性の浮腫、筋肉痛、関節痛、五十

1 麻黄－桂枝●発汗解表作用（鎮痛作用）

　　　　肩に応用される）。
　　　❷肩こりを伴うカゼ：嘔吐や胃腸障害のあるものは小柴胡湯を合方して用いる。
　　　❸慢性鼻炎、蓄膿症：辛夷・川芎を加え、葛根湯加川芎辛夷を用いる。

▶桂枝湯『傷寒論』
（解説）本方は、『傷寒論』に「太陽病、頭痛、発熱、汗出で、悪風する者、桂枝湯之を主る」とある。悪風して、自然発汗しているような病邪の弱いカゼに用いられるのが一般的である。本方を用いる者はすでに自然発汗しているから、麻黄のような強い発汗薬を用いると脱汗を起こしてしまう。桂枝で体表を温めるて穏やかに少し発汗させてやると病邪が除かれるのである。発汗過多を抑えるためにさらに芍薬が配合されている。
（応用）❶自然発汗している軽症のカゼ。
　　　❷寒証タイプの四肢の関節痛、筋肉痛、神経痛、リウマチ：蒼朮、附子を加えて桂枝加朮附湯として用いる。

カゼの発汗療法（一発療法）について

●汗法（発汗療法）

　漢方にはカゼ、流感（インフルエンザ）のみならず感染症の初発に、一発療法がある。「カゼは初めに一発で治せ」というのが山本巌先生の口癖であった。「カゼに葛根湯」とよく言われるが、これも一発療法の一つである。一発療法というのは発汗療法のことである。『傷寒論』では桂枝湯、葛根湯、麻黄湯がその代表方剤である。また、薬物でなくても、西式療法では、下腿を湯の中に入れて、物理的に温めて発汗療法を行う。葛根湯はこの発汗療法を行うための代表方剤であるが、葛根湯を服用したからといって必ずしもカゼは治らない。薬を飲んでもクーラーの効いた部屋にいて発汗させなければ発汗療法にならない。薬を飲むことが治療法ではなく汗を出すのが治療法である。葛根湯を飲んで

も発汗させなければカゼの治療にはならない。また汗を出せば葛根湯でなくてもサウナでも熱いうどんでも足湯でもよいのである。
どのように汗を出すか

桂枝湯の服用について『傷寒論』に次の如く述べた文章がある。

桂枝湯方

桂枝(三両去皮)、芍薬(三両)、甘草(二両炙)、生姜(三両切)、大棗(十二枚擘)

右五味、咬咀し、水七升を以って、微火に煮て三升を取り、滓を去って、寒温を適え、一升を服す。服し已って、須臾にして、稀粥一升余を啜って以て薬力を助け、温覆にして一時許りならしむ。遍身縶縶として微かに汗有るに似る者益々佳なり。水の流離する如くならしむべからず。病必ず除かず。若し一服し、汗出て病差ゆれば、後服を停む。必ずしも剤を盡さず。若し汗せずんば、更に服すること前法に依る。又汗せずんば後服は少しくその間を促し、半日許に三服を盡さしむ。若し病重き者は、一日一夜を服し、周時これを観る。一剤を服し盡して、病証猶ある者は、更に服を作る。若し汗出でずんば、乃ち服すること二、三剤に至る。生冷、粘滑、肉麺、五辛、酒酪、臭悪等の物を禁ず。

以上の如く記載されているが、これは薬を飲むだけでは治癒しないため、いかに発汗させて治療させるかを累々と述べたものである。

発汗療法の要点をまとめると
①お粥を啜って薬力を助ける。
②温覆して汗が出るようにする。
③汗が出ないと更に薬を追加して汗が十分出るまでやる。
④一服で汗が出て病が治ったらもう飲まない。汗が出なければ出るまで飲む、と念を押している。
が、全身にじっとりと汗をかく程度にして、流れるように発汗させるのはよくない。と述べている。しかし実際は体から汗が出て下着を三回位変えるほど出すのがよい。『傷寒論』の記載は発汗の程度が少し足りないようである。

● 発汗療法の時期と意味

汗法(発汗療法)とは、解表法のうちの風寒表証に対して行う辛温解表剤による治療法である。体が風寒に侵されると変調を起こしてウイルス性感冒やインフルエンザが発病する。そして、発熱のた

１ 麻黄－桂枝●発汗解表作用（鎮痛作用）

めに体温が昇りきるまでの間に悪寒や悪風が起きる。甚だしいときは悪寒戦慄となってガタガタ震えることもある。この体温を上昇させる時期で、寒気のあるときに発汗療法を行う。ウイルス、細菌などが感染して熱が出るのは、体がこれらの病原微生物の繁殖を制して治そうとするときの防御反応の結果ではないかと考えられる。体温の上昇は恐らく病原体の種類によって異なると考えられ、37.5～38℃以下は軽症で、それ以上は重症である。

前述の如く発汗させるためには、速やかに体温を上昇させなければならない。同時に起きる寒気の程度の最も軽症は悪風である。次いで悪寒で、最も激しいのは悪寒戦慄である。戦慄では筋肉を痙攣させて熱を産生して速やかに体温を上昇させる。この寒気（悪寒）の程度は、病原体の種類（毒力の違い）、暑い寒いなど外気、外環境の条件によって差ができると考えられる。

以上述べたように、病原体の毒力、環境条件、正気（体力など体の条件）の違いによって病態に差ができる。それに応じる方剤にもまた差ができるのである。

●なぜ発汗療法なのか

病原体が感染し発病したとき、生体は体温を上昇させて病原体をやっつけようとするのではないかと考えられる。体温の上昇は、病邪と正気の関係で差はあるが、一定の温度まで上昇するとそれ以上は上がらなくなる。この熱が昇りきるまで寒気があり、体を温めると速やかに一定の体温に達する。そして、それ以上に体を温めても、その熱は汗となって出て体温は上昇しない。常に汗を出しながら数時間熱を保っていると熱は下がって病は治る。だから、汗法、発汗療法は感染症の初期に行う治療法である。

●発汗剤の主薬

よく知られている方剤に葛根湯がある。桂枝湯も麻黄湯も発汗剤である。葛根湯や麻黄湯の発汗剤の主薬は麻黄・桂枝であり、桂枝で体表を温め、麻黄で発汗する。寒気があって汗が出ないものに用い、体表を温めて発汗させるための方剤である。麻黄湯は麻黄と桂枝を合わせた強力な発汗剤で、病

邪が実で、発熱があって寒気があり、無汗で発汗しにくいものに用いられる。強力に発汗しなければならないために、止汗作用のある芍薬が配合されていない。

桂枝湯の適応症は、寒気は軽く、温かく布団を覆って寝ていると温まって自汗が出るような者で、少し温めてやるとすぐに発汗する。これは病邪が弱いためで、桂枝・生姜で外表を温めるだけで発汗する。また、それでも発汗過多となることを恐れて止汗作用のある芍薬を配合してある。

葛根湯は麻黄湯と桂枝湯との中間位の病邪の者に用いられる。強力な発汗剤である麻黄・桂枝に、止汗作用のある芍薬が配合されている。

●なぜ葛根湯が効かないか

カゼに葛根湯といってよく宣伝されているが、葛根湯を飲めばカゼが治ると勘違いしている人が大勢いる。葛根湯を飲めばカゼが治るのではない。葛根湯は発汗療法のうちの一つで、うまく発汗させなければカゼは治らないのである。

葛根湯を飲んで夜勤や深夜勉強をしたら、熱ばかり上がって苦しいだけで少しも効かなかったという体験の人も多い。葛根湯を飲んで、さらに発汗を促すために、たくさん着込んで、うどんのような温かいものを食べて、布団をかぶって寝かせるようにしてうまく発汗させなければならない。カゼでもインフルエンザでも、最初は体を温めて発汗させておくと、ある程度病原微生物を殺せるから、後の治療が軽くすむのである。

現代の母親たちは子供が発熱すると異常なまでに恐ろしがって、すぐに氷枕で冷やしたり、解熱剤の坐薬を使ったりして無理やり熱を下げようとするが、これをやると予後が悪くなり、病をこじらせてしまうことが多い。発熱したら、最初は温かくして、むしろ熱を出して発汗を促すように、布団に寝かせて、湯たんぽを入れてやるなど工夫してほしいと思う。そのほうが予後が良いのである。

葛根湯のエキス剤は発汗剤としての効きが悪い。それは発汗剤の主役である桂枝・麻黄などに含有される揮発成分が濃縮の過程でとんでしまって含まれていないからである。このため、葛根湯に生薬

1 麻黄－桂枝 ● 発汗解表作用（鎮痛作用）

の桂枝末を加えるなどして発汗作用を強めるように工夫しなければならない。

● 一発療法（発汗療法）のできない病人

　一発療法（発汗療法）はよい治療法であるが、これができない人がいる。それはどういう人かというと、老人、心不全の人、低血圧症、循環無力症などの人たちである。葛根湯を飲んで布団蒸しなど苦しくてとても我慢できないのである。

　麻黄湯や小青竜湯などの麻黄剤を使えない者には、参蘇飲、苓甘姜味辛夏仁湯などを用いる。正気の虚している人（体力の無い人）は感染症のとき、闘病力が弱いために発熱しない。そして、脈も沈である。これは少陰病である。少陰病は無理に発汗させてはいけない。しかし、少陰病といっても、初発の2、3日、まだ裏証のないときは麻黄附子甘草湯で少しだけ発汗させてやる。

　発病したとき、発熱があり脈が浮であれば太陽病であるから発汗できるが、虚証の人は脈が沈む。それで強く発汗させると、へばるから、乾姜や附子で裏を温め補って、麻黄・細辛で微発汗して対応するのである。

　病初、発熱、脈浮のこともあるが、発熱、脈沈のこともある。正気の虚している者は、太陽病で始まってもすぐ少陰病に落ちる。だから麻黄附子細辛湯を用いるのである。

2 小児の発熱性疾患で高熱の持続するときは、「柴胡、黄芩、知母、石膏」など、清熱薬の配合された処方（小柴胡湯合白虎加人参湯）を用いて解熱せよ。

●強い消炎解熱作用（全身性の炎症症状）

知母－石膏

　漢方の消炎解熱剤として用いられる。特に石膏は強い消炎解熱作用がある。知母は消炎解熱作用と脱水を防ぐ作用がある。

Group：**白虎加人参湯、（白虎湯）、消風散**

白虎加人参湯	**知母－石膏**（人参、粳米、甘草）
白虎湯	**知母－石膏**（粳米、甘草）

▶白虎加人参湯『傷寒論』

（解説）　本方は『傷寒論』に「桂枝湯を服し、大いに汗出でて後、大煩渇解せず、脈洪大の者は、白虎加人参湯之を主る」とある。太陽病の時期に桂枝湯で発汗したが、発汗療法がうまくいかないと、熱が昇りつめて高温が持続（稽留）するようになり、高熱による発汗過多で脱水を伴う炎症の強い陽明病といわれる時期になる。この時期は「知母－石膏」といった組み合わせの薬物が配合された、白虎加人参湯のような消炎解熱作用の強い処方を用いて解熱する。小児の感染症には小柴胡湯を合方して治療する。

（応用）　❶感染症、熱射病：高熱を出して発汗が盛んで、このため脱水して、口渇があり水を飲まんと欲する者に用いる（西洋医学の解熱剤に相当する）。

　　　　❷関節リウマチ：関節に熱はあるが浮腫のない者に用いる。慢性化したものには桂枝芍薬知母湯を、関節に熱があって関節水腫のあるものには越婢加朮湯を用いる。

漢方解熱剤の使い方

●漢方解熱剤の使い方

西洋医学では古くから体温計をつくって、体温を測定し、発熱時、体温の上昇の程度を定量化してきた。情報の客観化、定量化は必要であるが、西洋医学は体温の上昇があれば熱であり、熱があれば冷やす…と考えて治療してきた。

漢方は体温計を使用しない。したがって体温の上昇があっても、悪寒のあるときは寒と考えた。だから、悪寒のあるときは、温める治療をしたのである。鳥肌が立って寒いのは表寒であり、四肢厥冷は裏寒である。表寒には桂枝・細辛・羌活・生姜・葱白などで表を発汗する位まで温めて治療する。裏寒には乾姜・附子などを用いて治療する。

発病時、体温の急激に上昇するときは悪寒を感じる。たとえ客観的に体温の上昇があっても寒なのである。冷やすことを患者は嫌う。温めるべきなのだ。悪寒のあるとき、ダンロップの赤い枕を見ると小児は身震いして嫌がるものだ。西洋医学は体温の上昇があればこれは熱があるとして冷やしたがる。解熱剤や、水や氷の物理的冷却などを使って。ところが近年ライ症候群の出現以来、解熱剤に対する風当たりが強くなった。

それでは漢方では消炎解熱はやらないのかというと、とんでもない話で、悪熱するようになったら、当然これを行うのである。

悪寒がなくなり、発汗が始まり、体があつく感じられる。極端に言うと「あつい、あつい」と言って衣類を脱ぎ、布団を足で蹴飛ばし、踏み脱ぐ。この時は熱である。清熱剤（抗炎症解熱薬）を用い、冷やすべき時期である（陽明病）。この時期には冷やすと気持ちがよくなる。石膏・知母の配合された白虎湯が代表処方である。

山本先生が、あるとき恩師の中島随象先生に「先生、どうしてスペインカゼであんなに多くの人が死んだのでしょうか」と尋ねた。すると先生は言下に、「氷枕と氷嚢ですよ」と答えられたそうである。昔は、伝染病をはじめ多くの熱病に氷枕や氷嚢を使って物理的に冷やしていた。冷やすことを嫌う子供もいて、嫌がるのを無理に

冷やしていた。熱があれば冷やすと気持ちがよくなるはずであるのに、氷嚢をあてると、寒いと身震いして嫌がる子供もいた。

　昔、抗生物質のなっかたとき、ヒマシ油を常備して、熱が出ると必ずのませて誤った下法を行っていた。疫痢が恐ろしかったためである。『傷寒論』の中に誤って之を下し、というのも沢山ある。下法を誤って使った例であるが、昔のヒマシ油もその多くは、下すべき時でないのに下していた。

　漢方と西洋医学では、寒と熱の判定法、治療法が違う。冷やすべきか、温めるべきかそこが問題である。

補　足

1 熱感を訴える者（風熱表証）

　銀翹散、葛根湯加桔梗石膏などで辛涼解表法を行う。発熱初期に少し悪寒があったが、診るときにはもう悪寒はなくなり、熱感があり、体は熱く、頭痛、咽痛、四肢痛、脈浮数などの表証があるときには、銀翹散や葛根湯加桔梗石膏といった辛涼解表剤を用いる。一般的にはこれらに小柴胡湯を合方して用いる。

2 高熱が持続して発汗し口渇の強い者

▶ 白虎加人参湯『傷寒論』

（組成）　知母、石膏、甘草、粳米、人参
（構造）　❶知母・石膏…消炎解熱作用(強力)。
　　　　　❷粳米・人参・甘草…脱水を防ぐ作用、健胃作用。
（主治）　「服桂枝湯、大汗出後、大煩渇不解、脈洪大者、白虎加人参湯主之」。
（応用）　漢方消炎解熱剤。
　　　　　初発の太陽病(主に発汗療法を行う)の時期に、十分に発汗しなかったため治癒せず、熱が高く稽留して、悪熱するようになり、全身から発汗し、汗が出るため口渇し、いくら水を飲んでも口渇が

止まず、尿量は減少して色が濃くなる。これは高熱による発汗で脱水が起きるための現象で、口は乾燥して、舌苔も黄色を呈する。この時期は陽明病の前期で、消炎解熱効果の強い「知母・石膏」の配合された本方が用いられる。一般には小柴胡湯と合方して用いられる。

3 高熱が持続して便秘する者
▶**大承気湯**『傷寒論』
(組成) 大黄、厚朴、枳実、芒硝
(構造) ❶大黄・芒硝…消炎解熱作用、瀉下作用。
　　　 ❷枳実・厚朴…腸蠕動亢進作用、鎮痙作用。
(応用) 漢方消炎解熱剤。

枳実が腸蠕動を亢進し、厚朴は腸管の痙攣を止めて、腹痛を抑える。高熱が持続すると、腸内の水分も乾燥し、大便は硬くなる。腸管麻痺が起きて便秘し、ガスにより腹が膨満する。この時期が陽明病の極期で、抗炎症解熱作用のある大黄・芒硝に腸の運動をよくする枳実・厚朴といった薬物を配合して承気湯類で下法を行う。大黄は大腸性の下剤で効果発現は服用後6～8時間を要する。枳実は消化管の蠕動を速やかにして食物を下方へ送るので、大黄による瀉下効果を急速にしたいときには枳実を配合すると1～2時間に短縮される。特に腸管麻痺があるときには必要で、高熱、うわ言などがみられるときには一刻を争うので枳実の配合が要る。大承気湯がその例である。小柴胡湯合大承気湯で大柴胡湯の方意に近くなる。小柴胡湯加大黄の人参の変わりに蠕動促進作用のある枳実と、鎮痙作用のある芍薬を加え、甘草を除いたものが大柴胡湯である。

3 発熱性疾患には、消炎解熱作用のある「柴胡・黄芩」の配合された処方(小柴胡湯)を中心に加減して用いよ。

●弱い消炎解熱作用

柴胡－黄芩

　胃にやさしいマイルドな消炎解熱作用がある。柴胡は表を、黄芩は裏を消炎解熱する。主に、咽、耳、気道、食道、胸部、心窩部など少陽の部位(半表半裏)の炎症に用いられる。

Group：**大柴胡湯、小柴胡湯、柴胡桂枝湯、柴胡桂枝乾姜湯、乙字湯**

大柴胡湯	柴胡－黄芩（半夏、枳実、芍薬、大棗、生姜、大黄）
小柴胡湯	柴胡－黄芩（半夏、人参、生姜、大棗、甘草）
柴陥湯	柴胡－黄芩（半夏、人参、生姜、大棗、甘草、黄連、栝楼仁）
柴胡桂枝湯	柴胡－黄芩（半夏、人参、生姜、大棗、甘草、桂枝、芍薬）
柴胡桂枝乾姜湯	柴胡－黄芩（桂枝、乾姜、天花粉、牡蛎、甘草）

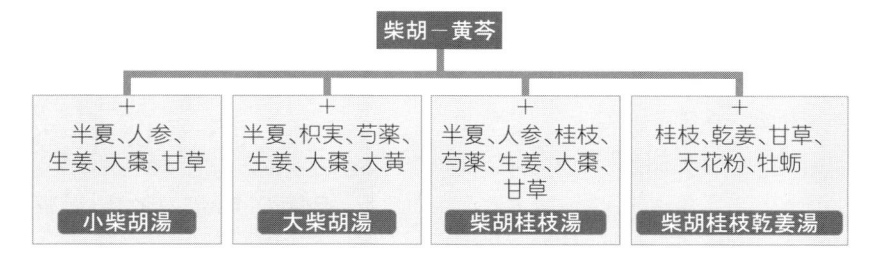

```
                    柴胡－黄芩
        ┌───────┬───────┼───────┬───────┐
        +       +       +       +
    半夏、人参、 半夏、枳実、芍薬、半夏、人参、桂枝、 桂枝、乾姜、甘草、
    生姜、大棗、甘草 生姜、大棗、大黄  芍薬、生姜、大棗、 天花粉、牡蛎
                                甘草
      小柴胡湯    大柴胡湯    柴胡桂枝湯   柴胡桂枝乾姜湯
```

　太陽病の時期を過ぎて熱(体温の上昇)があって体が熱く感じ、汗が出るようになるが、発汗しても病が治らず、しかも陽明病の方へは行かずに少陽病になると、病は半表半裏の証(少陽病の炎症症状)になり、熱は熱い時と寒い時が交互にくる往来寒熱(弛張熱)を呈するようになる。この時期は、咽、耳、気道、食道、胸部、心窩部といった少陽の部位の炎症を呈するので、消炎解熱作用はあまり強くないが胃腸にやさしい「柴胡－黄芩」の配合された処方を用いる。代表処方に小柴胡湯がある。

3 柴胡—黄芩●弱い消炎解熱作用

▶ 小柴胡湯『傷寒論』

（解説）●本方は『傷寒論』に「傷寒五六日、中風、往来寒熱、胸脇苦満、黙黙として飲食を欲せず、心煩、喜嘔、或いは胸中煩して嘔せず、或いは渇し、或いは腹中痛み、或いは脇下痞鞕し、或いは心下悸して小便不利し、或いは渇せず、身に微熱あり、或いは咳する者は、小柴胡湯之を主る。」とある。本方は、柴胡・黄芩という解熱、消炎の薬物に、半夏という鎮咳薬と、人参・生姜・甘草という胃薬を配合した方剤である。

●カゼ症候群、気管支炎、扁桃腺炎などの熱証で熱がある時、悪寒のある時期は太陽病といって解熱剤を用いるのはよくない。温めて発汗療法を行うべきである。熱があって熱く感じ、汗が出るようになると、本方のような消炎解熱剤を用いる。

（応用）❶消炎解熱剤：耳下腺炎、扁桃腺炎、頸部リンパ腺炎、中耳炎、気管支炎、胸膜炎に用いる。炎症の強いときや化膿性炎症には桔梗石膏を加えて小柴胡湯加桔梗石膏を用いる。

❷急性肝炎：小柴胡湯合黄連解毒湯を用いる。黄疸があればさらに茵蔯蒿湯を加える。

▶ 柴陥湯「本朝経験方」

（解説）小柴胡湯に黄連・栝楼仁を加えると、小柴胡湯と小陥胸湯（黄連、半夏、栝楼仁）を合方した方剤となる。柴陥湯は結胸の薬で、結胸とは「心下満して硬痛するもの」で、心下部が膨満し圧すと硬くて痛いのである。膨満して硬いのは心下痞鞕という。これは半夏瀉心湯の使用目標である。小柴胡湯に黄連を加えると半夏瀉心湯と小柴胡湯の合方になり、胸脇苦満にも心下痞鞕にも効く。栝楼仁は胸痛によく効く。心下の痛みから胸部の痛みにかけて鎮痛作用がある。さらに去痰作用もある。小柴胡湯は呼吸器の炎症が主であり、半夏瀉心湯は、胃腸・消化器の炎症に用いられる。柴陥湯は両者にまたがっている処方でありその応用範囲は広い。かぜ、

気管支炎で、咳が出て痰があり、胸痛がするときに最もよく使う。
(応用)❶感冒、気管支炎…咳をするとき胸が痛むというものに用いる。
❷肋間神経痛、肋膜炎。
❸胸部ヘルペスの痛み。
❹胃の痛み。

▶大柴胡湯『傷寒論』
(解説)●本方は『傷寒論』に「太陽病、過経十余日、反って二三之を下し、後四五日、柴胡の証仍在る者は、先ず小柴胡湯を与う。嘔止まず、心下急、鬱々微煩の者は、未だ解せずとなすなり、大柴胡湯を与えて、之を下せば則ち癒ゆ。」とある。
●柴胡・黄芩は消炎解熱作用があり小柴胡湯で述べた少陽の部位の炎症に用いる。枳実・大黄は瀉下薬で腸内の毒物を排出する。芍薬はその際の腹痛を止める。半夏・生姜は胃の内容が上がって嘔吐するのを抑える。本方は少陽病と陽明病の小承気湯(=大黄、厚朴、枳実)を合方したような処方である。小柴胡湯より、さらに消化器(胃腸)の炎症症状が加わって、嘔吐が激しく、心窩部が膨満して、圧迫すると痛むものに用いる。
(応用)❶感染症：感冒、インフルエンザ、肺炎などで少陽病と陽明病を兼ねた時期に用いる。
❷消化器疾患：胃炎、胃潰瘍の心窩部痛、嘔吐、消化器の炎症(胆嚢炎、胆石症)に用いられる。
❸呼吸器の炎症性疾患：気管支炎、肋膜炎に用いられる。
❹筋緊張性の肩こり、便秘、癇症(イライラして腹が立つ人)などに用いられる。

▶柴胡桂枝湯『傷寒論』
(解説)●本方は『傷寒論』に「傷寒六七日、発熱微悪寒、支節煩疼、微嘔、心下支結、外証未だ去らざる者、柴胡桂枝湯之を主る。」とあり、

③柴胡－黄芩 ●弱い消炎解熱作用

『金匱要略』には「外台柴胡桂枝湯方、治心腹卒中痛者。」とある。
●本方は桂枝湯と小柴胡湯の合方である。少陽病の症候とともに悪寒、頭痛などの表証が見られるとき、小柴胡湯に桂枝を加えて発汗させる。胃弱者でカゼ、気管支炎、中耳炎、肋膜炎などの症状が残り、取れにくいもの、治りにくいもの、発熱時に腹痛するもの、などに用いられる。

(応用) ❶発熱性疾患：胃弱者でカゼの症状が残り、治りにくい者。発熱時の腹痛。
❷急性胃炎、胃潰瘍、胃酸過多症、肝炎、胆石症等に伴うストレス性の腹痛。
❸神経症、心身症、不眠、月経前期症候群、てんかん、などに用いられる。
❹カゼを引きやすい人や、自家中毒を起こしやすい子供の体質改善に用いる。

▶柴胡桂枝乾姜湯『傷寒論』

(解説) ●本方は『傷寒論』に「傷寒五六日、已に発汗し、而して復之を下し、胸脇満微結、小便利せず、渇して嘔せず、但頭汗出で、往来寒熱、心煩する者は、これ未だ解せずと為す。柴胡桂枝乾姜湯之を主る。」とある。発熱性疾患に発汗、瀉下を行ったが治癒せず、往来寒熱、いらいら、胸脇部の膨満感、心下部の痞えという少陽病の症候があり、口渇、尿不利して悪心、嘔吐はない。
●これは発汗、瀉下による脱水症状により生じたためで、天花粉で生津し牡蛎で止汗し、燥性の半夏・生姜を除いている。乾姜・甘草・桂枝は下痢、腹痛を止めるための配合で、桂枝・甘草・牡蛎は鎮静作用があり、心悸亢進を鎮める作用がある。熱病におけるこのような状態は現在では殆どみられず、肺結核の患者で、微熱や弛張熱を呈する虚弱者に用いられることがある。

(応用) ❶肺結核：虚弱者の結核に用いられた。

❷向精神薬：柴胡加竜骨牡蛎湯が適応するような神経症、心身症で、痩せたり下痢をするような虚弱者に用いられる。

山本巌先生語録

●熱病（太陽病、少陽病、陽明病）の経過と治療法

小柴胡湯を一名「三禁湯」というんです。熱病の治療法には「汗、吐、下」といって発汗療法、嘔吐させる治療法、瀉下させる治療法の三つがあるんです。その三法がどれもやれない時期、つまり三つを禁止する時期に使うといいですね。発汗も嘔吐も下しもしなくて治療する。和解するようなものだというので「和解法」とか「和法」といいますが、そういう目的のためにつくられた処方です。

熱病の初めに使うのが発汗法で、そのときは発熱、悪寒があって脈が浮なんです。この時期を「太陽病」というんですが、しばらく経つと次の段階に入っていくわけです。悪寒じゃなくて「往来寒熱」を示す時期になる。往来寒熱というのは寒い寒いと思っているうちにバーッと熱くなって、熱くなったと思うとまた寒くなってくる。熱い寒いの繰り返しをいうんです。熱型も上下してだいたい弛張熱を示します。口が苦く、のどが渇いて、立っているとフラフラする。「口苦、咽乾、目眩」という症状ですね。ムカムカして食欲がなくなったり、胸脇部の脹ったような苦しい感じがする。脈は弦になる。この時期を「少陽病」というわけです。太陽病から少陽病にいくかというと陽明病の方へ行く場合もある。太陽病の時期にうまく発汗療法をやると一発で治ることがありますが、すべてが治るかというとそうじゃない。汗が出たのに熱は下がらずにどんどん上がって持続し、ますます汗が出るようになります。口が渇いていくらでも水を欲しがる。このときは悪寒とか往来寒熱じゃなくて熱いばっかりです。「あつい、あつい」といって布団を除けたり、手足を外に出したりします。これを「悪熱」といいますが、炎症が非常に強くなった状態ですね。持続的な高熱、稽留熱の熱型になります。これが陽

明病です。陽明病から少陽病へといくこともある。体に抵抗力というか防御反応がある場合には、この三つの時期があるわけです。図で示すと、次の三角形のような関係になります（図1）。

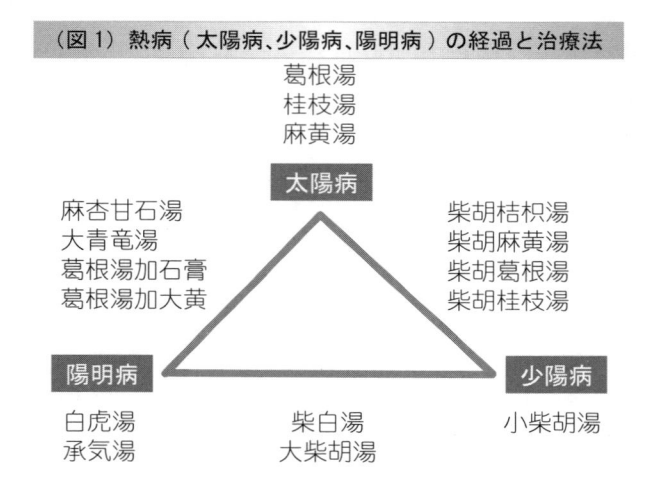

（図1）熱病（太陽病、少陽病、陽明病）の経過と治療法

```
                    葛根湯
                    桂枝湯
                    麻黄湯
                    太陽病
   麻杏甘石湯                    柴胡桂枝湯
   大青竜湯                      柴胡麻黄湯
   葛根湯加石膏                  柴胡葛根湯
   葛根湯加大黄                  柴胡桂枝湯

   陽明病                          少陽病

   白虎湯        柴白湯          小柴胡湯
   承気湯        大柴胡湯
```

●太陽病と解表法

『傷寒論』でいけば、太陽病のときには、解表法つまり発汗療法で、桂枝湯、麻黄湯という薬を使います。桂枝湯というのは「悪風、自汗」に使うんです。悪風というのは、じっと布団を着て暖かくして寝ていると何ともないんですが、トイレにでも出ていこうかと思って起きて廊下にでも出て風に当たると、ゾクゾクッと寒い。そういう悪風があって、じっとしているとジワッと汗がでる「自汗」があるときには桂枝湯を使う。麻黄湯は「悪寒、無汗」といって布団を着てもガタガタ震えるぐらい寒くて汗が出ないときに使います。麻黄湯のほうが発汗力が強いわけです。それから、桂枝湯を使う状況で肩がこるときには桂枝加葛根湯を使う。麻黄湯を使うようなときの肩こりには**葛根湯**です。

こういう薬で発汗させるときには、熱いものを食べさせて温めてやる。そうすると発汗作用の弱い薬でも汗が出ます。これも大事なことですよ。とにかく、発汗療法をやって治す時期が太陽病です。

●少陽病と和解法

この時期を過ぎて、口が苦く食欲がなくなってムカムカするようになると、少陽病に入ってくる。この時期は、和解法を用います。代表的な方剤が小柴胡湯です。柴胡と黄芩を組み合わせた消炎解熱剤といえますね。ただし、ここまででいく間に「肢節煩疼」といって、ふしぶしが痛いとか、頭痛がするという太陽病の症状がまだ残っていることがある。それには桂枝湯と小柴胡湯を合わせた柴胡桂枝湯というのを使う。麻黄湯と小柴胡湯を合わせた柴胡麻黄湯というのは『傷寒論』にはないんですが、柴胡麻黄湯という方剤が存在してもかまわないと思います。

●陽明病と清熱法

陽明病になると清熱法を主体にします。承気湯と白虎湯のような、抗炎症作用の強い方剤を中心に使います。承気湯というのは下剤で、大黄、芒硝が主薬になっていて消炎と同時に瀉下するわけです。炎症性の腸管麻痺がある場合に用いる処方ですね。白虎湯は石膏と知母が主薬の消炎剤で熱を抑える。

少陽病と陽明病の間には、大柴胡湯と柴白湯のような方剤を使うことになります。大柴胡湯は小柴胡湯と承気湯の合方ですし、柴白湯は白虎湯と小柴胡湯の合方になります。

太陽病と陽明病の間には麻杏甘石湯、大青竜湯、葛根湯加石膏、葛根湯加大黄といった方剤を使うことになります。陽明病というのは炎症の極期ですからね。

まず熱が出て寒気がして、まだかぜかインフルエンザか肺炎かわからない時期には麻黄湯、桂枝湯ですけれど、やがて肺炎になると麻杏甘石湯を使うんです。麻杏甘石湯は、麻黄湯から桂枝を除いてあまり発汗させないようにしたもので麻黄と杏仁で鎮咳と呼吸困難を改善して、石膏で炎症を抑える。白虎湯と麻黄湯を合わせたような方剤です。

肺炎でも、胃の悪い人だったらムカムカして麻杏甘石湯は受けつけない。そのときは小柴胡湯に枳実や桔梗、栝楼仁を加えて柴胡枳桔湯というのを使うんです。このときは陽明病の方じゃなくて少陽病の方へ向いていっているわけです。枳実、桔梗、栝楼仁には去痰

排膿作用がありますから肺炎とか気管支炎のときに加えます。炎症が強く口渇の強いときには、さらに石膏も加えます。太陽病とか少陽病では舌はそれほど変化がなくて、薄い白苔があるくらいの程度です。陽明病になると、炎症が強いし脱水が起きてくるので、舌は紅くなって乾きますし、舌苔は黄色く厚くなってきます。

●和解（表、裏、半表半裏）

『傷寒論』の時代の考え方を大雑把に言うと、人間というのは竹筒みたいになっていて、外側が「表」つまり体表部で、なかが消化管「裏」ですね。中間が「半表半裏」で、ここは半ば「表」で半ば「裏」なんだと。表のところに炎症があるのが「太陽病」、消化管まで炎症が進むと「陽明病」で、その中間の半表半裏に炎症があるのが「少陽病」ということになっているんです。こういう考えからすると、半表半裏というのは筋肉かなんかに見えますけれども、実は横隔膜を中心とした、肺、肋膜、肝臓、胆嚢、胃腸のあたりの炎症です。それから、のど、首あたりになります。後に経絡的な説が加わって、肝経の緊張とか肝経に沿った部位の炎症があるとかいいますけれど。

表のときは発汗させて邪を外側に追い出す。邪が裏にあるときは、大黄や芒硝で下痢させて病邪を追い出すと考えたのでしょうね。しかし、大黄、芒硝も下痢をさせるのが目的というより、本当は炎症を抑えるというのがメインなんです。というのは単なる下剤の麻子仁丸、潤腸湯では、下痢はしても熱は下がらないんですね。

●一種の清熱法

中間の半表半裏のときには和解する。小柴胡湯を使う。この場合の和解というのは清熱法の一種で、柴胡、黄芩を使って消炎するわけです。半表半裏というような場所に炎症が起きると発汗療法はぐあいが悪いんです。発汗療法をやると脱水症状が起きて陽明病の方へいったりするから。主な症状が嘔で、ムカムカして嘔げそうになったり、みぞおちのところが苦しい。そのために、半夏、生姜を配合して嘔を抑え、みぞおちの苦しみを取るのに人参を加える。柴胡と黄芩が炎症を抑える。そんなふうになっています。こういうことを

「和解」というんですね。

「疎表」というのは外表が寒くて、内部が熱いとき、内部の熱を外表へ疎す、出すことです。麻疹が出にくいとき発疹を出すことにもなります。だから多少の発汗を見る場合があります。もう一つ、節々が痛いとか頭痛がするとか、そういうものにも効くんですね。だから解表という意味ももっている。柴胡だけでは効果は弱いんですけれども。小柴胡湯の柴胡は清熱で、消炎作用が主だと思います。消炎剤としては『傷寒論』の時代には柴胡、黄芩のほかに黄連、山梔子などの抗炎症性の薬物を配合した処方がありました。

みぞおちが固くなって圧痛のあるときに小陥胸湯を使うんです。小陥胸湯は黄連と半夏、栝楼仁でできていまして、柴胡、黄芩の代わりに黄連という消炎の薬物が入っています。半夏は鎮咳、去痰、鎮嘔作用があり、栝楼仁は去痰すると同時に胸痛に効果があります。気管支炎、肺炎、乾性の肋膜炎に消炎と胸痛を止める目的で、小柴胡湯と合方して用いられたんです。これが柴陥湯ですね。

また、心窩部が固くつかえて圧痛のないときは、半夏瀉心湯、生姜瀉心湯、甘草瀉心湯などの半夏瀉心湯類を使います。これらは黄連、黄芩を組み合わせています。ほかに黄連、黄芩、大黄を組み合わせた大黄黄連瀉心湯とか三黄瀉心湯などがあります。これは心窩部に自覚的な痞えを訴えて押すと柔らかいときに使います。

胸の中が熱く詰まったように感じて、苦しくて眠られないというときには山梔子を主とした梔子豉湯類を用いました。こういうものも和解に入ると思います。同じような消炎の方剤ですが、黄連、黄芩、黄柏、山梔子を配合した黄連解毒湯などは『傷寒論』の時代にはまだなかったんです。

『和剤局方』に涼膈散という方剤があるんですが、これには下法も含まれています。黄連、連翹、山梔子が入っているんですけれども、これも横隔膜を中心にした膈の上下を治すという意味で消炎します。下法が入るから、涼膈散は和解だけとはいえないので、ぐあいが悪いとは思いますけれども。和解で消炎の薬としては柴胡、黄

3 柴胡－黄芩 ● 弱い消炎解熱作用

芩だけにこだわらなくていいんです。黄連解毒湯や白虎湯も石膏や知母による消炎剤で、汗、吐、下によらない清熱の方剤ですね。ただ、嘔吐、食欲不振、胸脇部の苦痛なんかを除くための半夏、生姜、人参などの配慮がない。だから和解とはいわないんですね。

● **往来寒熱**

発熱しても悪寒の強い場合でない、稽留した時期でもない、往来寒熱を目標にして柴胡を使っています。だから「瘧」といってマラリアのような悪寒と熱感、発熱を繰り返す疾患に柴胡を使う場合があります。日本ではマラリアを育てるほうが難しくて殺すほうが簡単なんで、マラリアの治療は簡単なんです。アスピリンでも治りますし、昔はキニーネを注射したりしましたけれど、あんなことをしなくても小柴胡湯、柴胡桂枝湯だけで簡単に治ります。南方のマラリアの本場へ行ったとき小柴胡湯が効くかというと、そうはいかないと思いますが。「瘧」というのはマラリア類似疾患をすべて含んでいるようですが、正確な鑑別は困難なんです。例えば、敗血症とか腎盂炎とか胆嚢炎とか、深部に化膿菌が感染したときには往来寒熱が出るんです。腎盂炎とか膀胱炎なんかには発汗療法が使えないんですよ。発汗させると尿が濃くなって血尿が出るから、そんなときには和解法を使わないとぐあいが悪いんです。小柴胡湯だけじゃないけれども、それを主に使います。和解は黄芩と柴胡による消炎が主薬になるんです。往来寒熱というのは熱が一日のうちで上がり下がりするんです。熱型は弛張熱を示すんです。普通の場合には熱は続いておりますけれども、発汗をしたときにはわりと下まで下がります。平熱になる場合もあります。間欠熱と弛張熱と両方含んでいていいんですね。なにしろ昔は、体温計はなくて自覚症状ですから、その点は明らかではなかったんですけれど。マラリアの場合だったら間欠熱でいったんストンと落ちる。三日熱、四日熱、熱帯熱と違いますけれども、往来寒熱が一つの目標となるでしょうが、これにこだわらなくてもいいと思うんです。熱くなったり寒くなったりあまり感じないくらいの振幅、あま

り上がり下がりしないのも往来のうちにとれば、特に熱い寒いは関係ないし…。微熱ではなくて高い熱で弛張する型です。微熱では弛張しないから。また稽留熱ではありません。『傷寒論』では稽留すると陽明病にしています。

◉大柴胡湯

大柴胡湯というのは小柴胡湯を使う時期よりももっと炎症が強くなって、発汗があって消化管が麻痺して便秘するときに使うんです。本来はこういう時期には承気湯を使うんです。大黄、芒硝で炎症を抑えて下痢をさせる。腸管麻痺を改善するんです。ところが承気湯が使えないときがあるんです。それは嘔があるときです。嘔吐するときに承気湯を使ったらよい具合が悪いので、そういうときには、大柴胡湯を使うんですね。例えば腸炎で下痢していても、承気湯を使うことがある。下痢しているときに承気湯のような下剤を使うのはおかしいと思うかもしれませんが、大黄、芒硝を清熱つまり消炎の目的で使うんです。昔の人は病邪を瀉下で除くと考えたんですけれど。それで腸炎だけならいん

ですが、胃腸カタルのときには大柴胡湯でないとぐあいが悪いんです。陽明病の方へ来ているのにまだ少陽病が残っているとき、ちょうどその間で大柴胡湯を使うように元々つくられたんでしょう。しかし必ずしもそうでなくて、例えば胆嚢炎や急性肝炎でも大柴胡湯を使います。

◉発熱性疾患と小柴胡湯

白虎湯だけでなく石膏を小柴胡湯に加えることは、日常の臨床では常に行います。加減ができなければ実際の治療はできませんからね。胃が悪くてムカムカすれば、半夏を加えて**葛根加半夏湯**をやるようになっていますけれども、その場合でも、大棗、生姜、甘草、半夏と入ることになりますから胃薬になる。

同じような意味で小柴胡湯を合方すれば、小柴胡湯の消炎作用と**葛根湯**の解表が一緒になって頭痛、肩こり、筋肉痛などの表証にもよく効く。かぜひきとかインフルエンザで患者が来た場合には、小柴胡湯を基本にしてその中に加えてやれば胃腸障害も起こらないし、よくなるのが早いです。

3 柴胡－黄芩 ●弱い消炎解熱作用

小柴胡湯を私がよく使うのは、抗生物質の効かないウイルス性の感染症とか、炎症がいったん治まって、治ったと思うとまた熱を出したというとき、それと、長いことだらだらとかぜをひいたような、治ったようで治らないような、熱感があるようでないような、何を使おうかというとき。発熱と同時に嘔吐する子供。そんなものに小柴胡湯を使います。それから月経中の発熱の場合に小柴胡湯はよく効きます。月経中にかぜをひいたときですね。あるいは抗生物質だけで治りにくいときとか、抗生物質で胃腸障害を伴うときに併用します。

●慢性疾患と「柴胡剤」
　―その問題点―

柴胡となるとすぐに胸脇苦満といいますが、もともと熱病に使うときでも必発の症状じゃないんですよ。小柴胡湯の条文に「往来寒熱、胸脇苦満、黙々として飲食を欲せず、心煩喜嘔」といろいろな症状をあげているけれど、その『傷寒論』に、「柴胡の証はいろいろあるけれども、そのうちどれでも一つの症状があったらよろし

い」と書いてあるんです。胸脇苦満がなきゃ柴胡剤が使えないということじゃないんですね。もう一つ大柴胡湯の適応になったら、「嘔止まず、心下急、鬱々微煩」とあるだけで、胸脇苦満なんて一言も出てこないですからね。

胸脇苦満というのは自覚症状だと思うんです。胸脇というのは胸と脇でしょう。これが脹って苦しいというのが胸脇苦満だと。そのほかに胸中満、胸満胸痛、脇下満などという症状が小柴胡湯の適応症状に挙げられています。熱病のときによくみられる症状なんです。

ところで、腹証として胸脇苦満ということをいい出したのは湯本求真だと思うんです。湯本求真は、「前肥壁、裏面に沿って触知される圧痛を伴った抵抗物」で、「淋巴腺の腫脹硬結」と考えていたようです。筋肉の緊張が強いとか、肋骨弓下に手を押し込もうとすると入らないとか、ウーッと苦しいというのを、胸脇苦満の腹証だと。そういう腹証に対して柴胡を使うと。私はそういう腹証のある人に柴胡剤と称する薬が有効かどうかというのは、疑問だと思うんです。

こういう症状に対して、ここが硬いものに使って効くかといったら、効かないのがほとんどです。普通触って、こういうものがあるからといって、その人が何か訴えてくるというわけではないです。診察すれば胸脇苦満という腹証をもった人間はたくさんいますけれども。その人が自分で胸脇苦満を訴えるかといったら、訴えていない。しかも、それに薬を使ってその胸脇苦満が消失するかといったら、消失しませんね。そういう症例は非常に多いです。腹証がなくても使います。そのときエライ先生は隠れた腹証というんです。同じようなことですけれど、四逆散を使う目標に、「二本棒」といって腹直筋の緊張が強いことをあげているんです。昔、和田東郭が吉益東洞に「教えてくれ」といったら、「弟子にならんと教えない」と。弟子になってから、薬方と腹証に疑問をもって「先生は長いこと薬を服んでいられるから、さぞかしお腹はきれいでしょう。いっぺんわしに見せてくれ」と。四逆散を使ったからといって簡単にそんなものが消えるはずがないんです。

胸脇苦満というものを参考にはします。効きますから。まったく無関係とはいいません。自覚症状の胸脇苦満にはよく効きます。ただ胸脇苦満がないと使えないとは思いません。

●少陽病の解釈

一部の日本の漢方家が、なぜ、柴胡剤をほかのよりたくさん使うかというと、少陽病を非常に範囲を広げて考えているからだといいます。そういう話です。漢方関係の雑誌の編集者がいろいろな漢方家に「何でみんな柴胡剤をよく使うのだ」と聞いたら、「慢性の病気はたいていは少陽病だ」といったというんです。『傷寒論』しか見る目がなくて、それだけを通して疾病をみたら、みな少陽病に見えるんじゃないですか。小柴胡湯は熱病以外には、『金匱要略』にも出てこないんです。黄疸の腹痛。瘧のときに一つと、それと月経時の感染症による熱入血室。それから婦人科でお産をした後に四肢が煩熱に苦しむときです。「発露して風を得て」とか書いてありますが、そういう条文ぐらいしかないんです。みんな熱病です。今のことと

同じですけれども、日本では『傷寒論』で何でもかんでも治そうとする。それが間違いなんですよ。慢性病でも何でもみなやってしまう。八綱の陰陽、虚実、寒熱、表裏と三陰三陽に分類して何の病気でも治そうというところがぐあいが悪いと思うんです。『傷寒論』はもともと熱病の治療法ですから。小柴胡湯を慢性病、雑病に使ったらいけないというのじゃなくて、慢性病に使うときは使うだけの根拠と理論があって使わないといけないわけですから。ただ『傷寒論』に書いてある条文の一部をあちこちから取ってきて、それを雑病のあるところへ持ってきて勝手に症候群を合成して使おうとするから合わないというんです。

●実際の臨床と小柴胡湯の加減

僕のところでも、普通一般の診療に保険で出すときにはエキスを使うんです。例えば藿香正気散がいいといっても保険で使うわけにいかないから、熱があったり感冒で下痢したら柴苓湯でも使おうと。それは便利いいですよ。診療所に来る患者はおなかをこわしたのとかぜが多いんです。そんなのにバーッとだしておけば効くから、結構よく使うんです。昔、西山診療所ではエキス剤だけで治療していましたから、適当に合方して使うことに馴れているんですね。それと本に書いてある通りの患者は来ないですね。例えば発熱して頭痛と咽痛を訴える。脈は浮数で、寒気がするかと尋ねると、熱いという。汗は出るかというと出ない。こんなときは治療は清熱を主として辛涼解表薬を加えるんです。銀翹散がよいでしょうが、それが使えない。それなら、小柴胡湯加桔梗石膏に葛根湯を加えるといいんです。多少過不足があっても目の前の患者を治さなければならないんですから。

方剤を固定するなら、それに対応する病態をしぼらなければならない。千変万化の病態に固定された方剤でどう対処するか…。それには兼用によって過不足を承知でやらなければならないんですよ。ステロイドでも結構、抗生物質の併用でも大歓迎です。エキス製剤は作用がマイルドですから、効き目が弱ければそれに応じた使い方をするべきです。抗生物質と小柴

胡湯を併用すると、細菌の感染症かウイルス疾患かわからなくてもいいし、発熱や自覚症状が良くなるし、さらに胃の障害も予防しますから。臨床家にはこんな使い方もやむをえないですね。

● 体温上昇と「寒熱」

昭和の初め頃には"うどん屋薬"といって、うどん屋でかぜ薬を販売していたんです。アンチピリンとかアスピリンを熱いうどんといっしょに服用して、布団をかぶって汗を出して治療していたんですね。これは西洋薬の辛温解表療法みたいなものですね。うどんと布団で物理的に温める。それからアスピリンの辛涼で解表する。麻黄湯とはちょっと違うので、**葛根湯**ぐらいの解表になりますかね。

● 熱があるからといって
　冷やしてよいか

大正七年にスペインかぜというのがはやったんです。今ではもうないですが、当時は阿倍野に斎場があったんです。大八車の上に棺桶を積んでどんどん運んできて、いくら焼いてもワーッと山積みになって、下のほうは汁がたれていたというんです。「講釈師見てきたようなうそをいい」といって、私はまだ生まれていなかったので知らないんですが、聞いた話では早く焼いてもらおうと思ったら金が要るといわれたと。そのうちに医者は、流感といったら裏口から逃げ出したという話があるくらいひどかったんですね。医者でさえも流感にかかったら治らないで死んでしまう。うそか本当か知りませんけれども、そのときの死亡率があまり高いので、当時の状況を知っている中島紀一先生に理由を聞いたんです。赤痢にしても今の赤痢は昔のようなひどいものではないし、インフルエンザにしても今のものは昔のスペインかぜとは強さが違いますね。当時のインフルエンザを診ていないから私らには判断がつかないんです。ですから、「先生、どういう理由であんなにたくさん死んだんですか」と聞いたら、「あれは氷枕と氷嚢を使っていたせいだ」と。「はしかは冷やすな」とは一説にいわれていますが、「当時の風習では熱が高いと氷を買ってきて、砕いたものを氷枕に入れて上下から冷やしたから、肺炎を起こしたり脳症を起こしたりして

死んだんだ」というのが中島先生の回答なんです。それが真実かどうかという私の批評は避けますけれども、漢方的な観点からすれば当然だとは思います。

　私が最近診た患者で老人なんですが、ものすごく背中が寒いんです。普段でも「寒い寒い」といっている人なんですが、かぜを引いて熱が出たので解熱剤をやったけれども熱が下がらないんですね。ものすごく弱って、心臓が衰弱したのかどうかわからないんですが、元気がなくなりました。それに麻黄附子細辛湯をやったらよくなりました。体全体が温まって汗が出て熱が下がって治ったんです。ですから冷やす治療というものが、たとえ体温計上の熱があっても必ず適応であるかどうかというのは疑問だと思います。発熱があっても、脈が浮いて悪寒のする時期というのは、漢方では温めて発汗療法する時期です。

　体温が急に上昇するときは、上昇するまでの間が寒いんですね。それは体の表面の血流を抑えて熱の放散を抑え、震えなんかで熱を産生して体温を上昇させるわけで

す。熱は出てもこの状態は寒証ですね。この頃セットポイントの上昇とかいいますけれども、上昇したセットポイントのレベルまで体温を上げていきます。それまでは熱をドンドン産生させているわけです。セットポイントまで来るといくら外部から体を温めてもそれ以上体温は上がらずに、逆に汗が出ます。その高体温の状態をずっと続けておくと、熱も下がるし一般の症状が全部取れます。そういうタイプの発熱性の疾患があります。こういう場合には、体温を上昇させることで身体が病を治そうとするのではないかと思うんです。だからそれを助ける意味で温めることが治療法になるんじゃないかと考えています。

　これも一概にすべてこの方法がいいとは言えません。発熱があって悪寒するというふうなものに対して、温めて発汗させてそれを持続したらすべて治るかというと、そうはいかないんですね。汗が出て頭痛は取れたけれども、熱はますます上がってだんだん具合が悪くなるものもあります。ですから私はまだ辛温解表という発汗療法

が、クリアにこの疾患は治ってこれはだめだというふうに言えないんです。

例えば感染症でウイルス性の疾患であるとかブドウ球菌とか、外から入ってくる起炎菌によってタイプが違いますね。はしかにしても水痘にしてもおたふくかぜにしても、種類が違います。

病原体の種類によっても辛温解表の効果が違います。例えば麻疹なんかでも発汗療法をやってみましたが、それだけでは治癒しません。治療しても免疫を獲得できなければまたかかるんじゃないかということも一つありますがね。ですから軽く治してやるほうが免疫ができて反っていいんじゃないかと思われます。辛温解表をやって良くなるものと良くならないものがあります。良くなっても治ってしまうものと治らないものがあります。

昔の人は「とにかくまずいっぺん発汗をやっておいたほうがあとの処置がしやすい。治らなくても軽く抑えることができるんだ」といっているんですが、果たしてそれが本当かということはこれから検討してもう少し確かめてみなきゃいけない問題だと思います。

●起炎菌、体質などによる違い

起炎菌やウイルスの中でも温めたらいいものと、そうでないものと両方あるんじゃないかと思いますが、それを今までにクリアにこれはこうだとやってくれた人がいないんですね。そのほかにも温度とか湿度とか外部環境も関係があるのではないかと考えています。

だいたい漢方というのは明治時代以前のちょんまげ時代の医学ですから、その時代の頭でものを考えなきゃいけないわけです。その時代の医師は起炎菌なんて全然知らないし、麻疹とか天然痘とかいうのは症候学的に区別していても、それ以外のいろいろな疾患はおそらく鑑別できていないと思います。全体として『傷寒論』とか『温病論』にある理論を応用して治療しているわけです。

傷寒という病は、寒という外部に傷られて発生するもので、必ず悪寒を伴って発病しますから、脈浮、悪寒の時期には麻黄、桂枝などで温めて発汗して治療するんです。ところが発熱しても悪寒しな

③ 柴胡－黄芩 ● 弱い消炎解熱作用

いものもあって、麻黄、桂枝などで温めて発汗させても治すことのできない熱病があるんです。そのために『温病論』がつくられたんですね。日本には『傷寒論』の狂信者ががいて絶対視しますが、必ずしもその通りになるとは限っていないと思います。そういったことをこれから先クリアにして行くことが、今後に残された役目じゃないかと考えています。

●熱型と悪寒、熱感

腸チフスは悪寒がありますが、日本脳炎というのはほとんど悪寒を伴わないですね。上昇期に体温がゆっくり上がるから、本人に熱があるという自覚がないんです。

私が診たのは昭和三十数年頃の話ですが、そのころ日本脳炎がよくはやったんです。その当時私は保健所におりまして、日本脳炎が出たら必ず診に行かされたんです。しかし、いつ熱が出たのかわからない。計ってみると突如三十九度、四十度という熱があるんですね。頭痛がするとかいうけれども悪寒なんか全然ない。

ウイルス性の疾患は温病的なものも多いんですが、悪寒が強いものもありますし、細菌性の疾患でも、一概に言えないですね。腸チフスでも内因と外因との関係で、外因は内因を通して発病させますから、現れる症候がいろいろ違うと思います。それに温度が高いとか低いとか外部環境の条件も加わりますからね。特に短期間にものすごく体温が上昇するときは悪寒戦慄で、もう少しゆっくりしたのは悪寒がないですね。

腸チフスにもいろいろな発熱や熱型を示すタイプがありますけれども、熱が階段状に上がっていくというのが標準だと習いました。しかし昭和二十年代ごろは弛緩するタイプや異型が多かったんです。だから熱型や脈状で診断はできなかった。

途中で波状に上がっていくときには、上がるときに悪寒を感じ、下がるときに熱感を感じるというのを繰り返していくように思います。また、熱病にはマラリアのように間歇熱や波状の熱型を示すものもありますね。

●治療上の違い

急激に体温が上昇するために悪寒を伴うものと、悪寒を伴わずに

3 柴胡−黄芩 ●弱い消炎解熱作用

熱がだんだんと上がってくるものとでは治療方法が違います。熱が上がって持続していく場合は、悪寒・頭痛という表証はなくなって、発汗が持続して口が乾いてきます。そうなると表証ではなくて裏証です。口は渇いて脈は浮ではなくなって大きく洪になってきて、汗はどんどん出て水をいくら飲んでも口が渇くというふうに炎症が強くなってくると、完全に裏の熱証になりますね。その場合は清熱が主になります。『傷寒論』では陽明病に入ったわけです。それに対して、発熱つまり体温上昇があって、西洋医学的には同じ熱病でも、漢方では表寒、つまり寒証と判断して温める治療をするものがあります。そこのところは漢方と西洋医学でずれている面なんですね。

ちょっと図で説明しますと、セットポイントが上昇して発熱が起こって高温に達するまでの❶の時期では体温が急激に上昇する場合、ゆっくり上昇する場合、弛張する場合というように症状が違うんですね（図2）。

❶の時期は病が表にある。つまり表証ですから、解表薬を使う。同じ表証でも悪寒を伴うときは表寒で温める辛温解表薬を使います。

高温が持続する❷の時期は清熱という冷やす治療をします。『傷寒論』の陽明病、『温病論』の気分

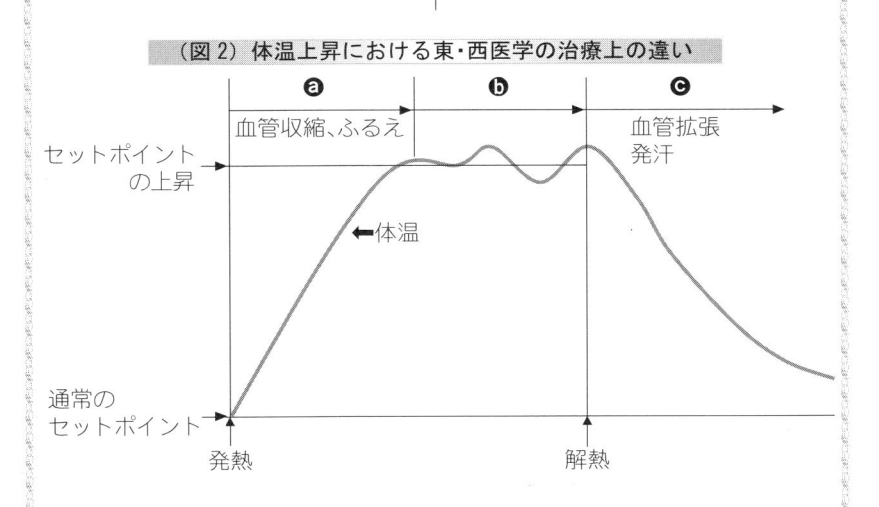

（図2）体温上昇における東・西医学の治療上の違い

❶ ❷ ❸

血管収縮、ふるえ　　　　　　　血管拡張　発汗

セットポイントの上昇

←体温

通常のセットポイント

発熱　　　　　　　　　　　解熱

41

3 柴胡－黄芩 ●弱い消炎解熱作用

証に当たるんですね。裏の熱証になります。

辛涼解表薬を使う状態は頭痛とか筋肉痛といった表証があって、裏の熱証には完全になっていない。半分裏に足をふみ入れているけれど、まだ片方の足は表に残っていると考えられます。ですから辛涼解表剤というのは辛涼解表薬と清熱薬が配合されているんです。

表証がなくなると、完全に裏の熱証になって、清熱薬が主体になります。

●熱証の症候

熱証の症候としては脈が速いとか、遅いとか一つ一つを取り上げると、例えば39℃ぐらい熱があって寒い寒いといっても、脈が浮いて速い場合もあります。だから脈が速いからといって、それだけで熱証だということはいえないわけですね。全体の症候群を見て決めていかなければならないんです。

しかし、例えば大青竜湯なんかを使うときは、体の中には熱感があって、体表部は逆に冷たいんです。麻黄、桂枝みたいな温めて発汗させるものと、内の熱を抑える石膏のような薬と両方合わせた二面作戦的なものもあるわけです。外側は冷たくて汗は出ないのに、中はものすごい熱感がある。皮膚を温めて血行をよくして、発汗させて中の熱を外へ出すという透表とか透熱という考え方でつくった処方もありますから、一概に熱証だけの状態しかないということでもないわけです。

●熱証の病態

熱証とは、西洋医学的な発熱とか体温の上昇ということでなくて、広い意味での炎症ですね。炎症だけかというと、ちょっとずれはあるけれども、だいたいは炎症だと認識するのがいいと思います。清熱というのは抗炎症というような意味で捉えています。起炎菌による感染症だけでなくても、熱傷とか太陽によるものとか物理的な温度によって体に障害を受けた場合に、修復とか、抵抗とか治癒過程に起こる反応を炎症であるととらえますね。急性の炎症、慢性の炎症、局所的な炎症と全身的な炎症に分けられますが、局所の炎症も全身性の炎症も漢方では熱証という捉え方をしてもいいと思います。

局所性の炎症の場合は、発赤が

あったり手で触れるとその部位が熱く感じますね。全身の発熱がある場合もない場合もありますが、そういう局所の症状も熱と捉えて治療します。そういうものも含めて、熱証と西洋医学的な炎症とは非常に近いと思います。

◉白虎湯とその周辺
　—全身性の炎症に

　全身性の炎症と局所性の炎症と違うんですが、白虎湯というのはだいたい主として全身性の炎症に使う薬です。全身性の熱病で表証の時期から裏に入って、体温はどんどん上がって、体が熱くなってくる。全身から発汗して口は渇いて水をいくら飲んでも渇く。しかし体内の水分がそれほどひどくは減っていないという時期に白虎湯を使うわけです。

　それが、腸内の水分がなくなって大便が硬くなって腹痛して便秘するようになると、承気湯を使うんです。

　温病では衛分証、気分証、営分証、血分証に分けていますが、気分証までは物質的に津液までは侵されていませんが、営分証、血分証に入ってくると栄養状態が侵されてきます。気分証までは機能面までの障害で、物質面まで犯されると営分証になります。ですからまだ栄養が侵されていない時期から、さらに発熱が続いて体重減少とか津液が減ってくる時期に移行することになります。御飯を炊くのにたとえたら、炊き始めの釜がグラグラ言う時分が『傷寒論』の陽明病あるいは温病の気分証で、白虎湯ですね。水をいくら飲んでも口が渇いて、脈は大きくなります。炎症の非常に盛んな時期です。口渇があって発汗があるんですが、水を飲んで補いますから脱水にまではならないですね。

　体温上昇から高熱期に転じて、熱の放散が始まって、熱の放散と産生が平行した状態ですね。口渇というのは高熱による症状で、体内の脱水にまでは至っていない…。理論的にはね。知母は清熱と潤燥に働いて脱水を防ぎます。だから口渇を伴う全身性の熱病に、石膏を配合して白虎湯をつくったんです。知母、甘草、粳米、人参などは発汗による脱水を防ごうというものでしょうね。人参は気虚のヘバリというよりは脱水を防ぐとい

う意味が強いと思います。『傷寒論』では生津、止渇に人参を使っています。人参ですからヘバリに使ってもおかしくはないんですが、『傷寒論』の時代には人参の補益という考えはまだないんですよ。白虎湯は熱盛で、白虎加人参湯は大煩渇の脱水が加わったものと、理論的に区別します。白虎湯は細菌性の感染症による高熱に使う機会は少なくなりましたが、昔は急性熱病によく使ったんです。しかし、今でも麻疹、水痘、風疹、インフルエンザ、耳下腺炎、気管支炎、肺炎、ヘルパンギーナからピリン疹、薬疹、ライ症候群、なんでも使えますよ。よく効きます。日射病、熱射病なんかにも使える。白虎湯は解熱剤になりますから。石膏も知母も解熱作用があって、服用すると熱が下がります。西洋薬の副作用を考えると、地黄なんかも含めて、見直すよい機会だと思うんです。熱が出て、解表の時期が過ぎて体が熱く感じ、汗が出て布団を脱ぎたくなった時期に使うと一番いいんです。

●白虎湯とその周辺
　―加減合方して使う

　しかし、白虎湯だけを使うということはあまりないんです。白虎湯の適応は、基本的には大熱、大汗、大渇、脈洪大ですから、汗の出ないもの、渇せざるもの、脈洪ならざるものは服むべからずなんですが、ちょうどぴったりの患者ばかりはいません。移行型がけっこう多いんです。熱が高くて体は熱いけれど、まだ汗がでない。脈は浮数で頭痛がする。そんなときには、**葛根湯加石膏**、**葛根湯加桔梗石膏**を使うんですが、エキスなら**葛根湯**に**白虎加人参湯**を合方するわけです。小児の場合、熱が出たときには脱水が起こりやすいので、白虎加人参湯をよく合方します。麻疹のときなんかですね。肺炎には竹葉石膏湯という形にしたほうが、麻杏甘石湯よりいい場合が多いです。熱が出て嘔吐するとか、薬を服むと胃が悪くなるという患者なら、小柴胡湯に石膏を加える代わりに、エキスでは白虎湯、白虎加人参湯を合方します。実際の臨床は、理論的に厳密にいかないんです。中間型とか移行型が多

いので、原則は原則として臨機応変にやるわけですね。また白虎湯は急性の関節炎とか再燃性の関節炎などに使います。リウマチも含まれますけれども、もうちょっと大きな意味で。

4 黄連－黄芩(大黄)◉中程度の消炎解熱作用

4 炎症性疾患に対しては、「黄連・黄芩」など清熱薬の配合された処方(黄連解毒湯)を中心に加減して用いよ。

◉中程度の消炎解熱作用

黄連－黄芩(大黄)

漢方消炎剤として幅広く用いられる。充血、炎症を抑制し、動脈性の出血を止める。さらに、鎮静作用、健胃作用、降圧作用などがある。

Group：三黄瀉心湯、黄連解毒湯、温清飲、竜胆瀉肝湯(一貫堂)、半夏瀉心湯

三黄瀉心湯	**黄連－黄芩**（大黄）
黄連解毒湯	**黄連－黄芩**（黄柏、山梔子）
半夏瀉心湯	**黄連－黄芩**（半夏、乾姜、人参、大棗、甘草）
温清飲	**黄連－黄芩**（黄柏、山梔子、当帰、川芎、芍薬、地黄）
竜胆瀉肝湯	**温清飲**加連翹、薄荷、木通、防風、車前子、竜胆、炙甘草、沢瀉
柴胡清肝湯	**温清飲**加連翹、薄荷、牛蒡子、柴胡、天花粉、桔梗、甘草

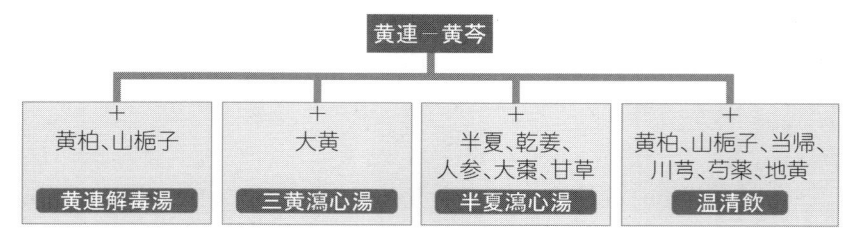

```
                    黄連－黄芩
         ┌──────────┼──────────┬──────────┐
         +          +          +          +
     黄柏、山梔子    大黄    半夏、乾姜、    黄柏、山梔子、当帰、
                           人参、大棗、甘草  川芎、芍薬、地黄
      黄連解毒湯   三黄瀉心湯  半夏瀉心湯      温清飲
```

▶黄連解毒湯、三黄瀉心湯

　黄連解毒湯、三黄瀉心湯ともに同じように使用するが、三黄瀉心湯は便秘症の者に用いられる。一般に各種炎症性疾患には黄連解毒湯をbaseに加減して用いられる。

base：黄連解毒湯

（加減）❶**充血性炎症** ex：日光皮膚炎、軽度火傷など
　　　　　⇒黄連解毒湯を単独で用いる。

　　　　❷**滲出性炎症**(血管から浸出液の漏出を伴う場合)⇒＋**越婢加朮湯**

❹ 黄連－黄芩(大黄) ◉中程度の消炎解熱作用

❸化膿性炎症 ⇒ ＋十味敗毒湯(表層、急性期)
　　　　　　　　＋排膿散及湯(深層、硬結形成)
　　　　　　　　＋桔梗石膏(膿の濃いとき)
　　　　　　　　＋ヨクイニン(膿の薄いとき)
❹出血性炎症(慢性炎症) ⇒ ＋芎帰膠艾湯、四物湯
❺増殖性炎症(ファイブローシスを伴う炎症)
　　　　⇒ ＋桂枝茯苓丸、大黄牡丹皮湯

(応用) ❶消炎(解熱)作用
①全身性の感染症で高熱が続いて、意識障害のある者。
②身体上部の炎症で目、舌、口内、歯牙、歯周、頭部の炎症。
③皮膚の炎症で日光皮膚炎、火傷、化膿性炎症など。

❷止血作用

鮮紅色で勢いよく出る動脈性出血（酒客の出血）に用いる。三黄瀉心湯は『金匱要略』に「心気不定、吐血、衄血、瀉心湯之を主る。」とあり、吐血、鼻血等上部の出血に、黄連解毒湯は下血、血尿等下部の出血にいずれも冷服させる。

❸鎮静作用

顔色が紅い、のぼせ気味の者で、精神興奮（イライラ、怒りっぽい）、甚だしければ狂騒状態を呈する者に用いる。

❹健胃作用

胃粘膜が充血して、びらん、出血、炎症を伴う場合、過酸性胃炎に用いて胃酸の分泌を抑える。ピロリ菌の除菌作用もある。

❺降圧作用

自覚症状の少ない若年型の高血圧症に用いる。

山本巌先生語録

◉黄連解毒湯・三黄瀉心湯と
　その周辺（鎮静、止血）

鎮静効果というのが黄連や山梔子にはありますが、瀉心湯というのは量が少ないんです。『傷寒論』の大黄黄連瀉心湯とか三黄瀉心湯

4 黄連－黄芩（大黄）● 中程度の消炎解熱作用

もそうですが、非常に分量が少ないんですね。あれは抗炎症じゃないと思います。瀉心という意味で鎮静効果をねらっているんです。

「心下のつかえ」などに大黄と黄連を合わせて使います。三黄丸という形態になってきた時点からは、抗炎症の清熱薬に変わっているんです。『傷寒論』の時代とそのあとでは分量と使用法が違ってきて、『千金方』以前のは半夏瀉心湯なんかと同じように心下のつかえなどに使われていたんです。三黄瀉心湯は吐血、喀血、衂血などの止血に使うものと、抗炎症に使うものと、鎮静効果をねらった瀉心湯と、同じ処方が分量の違いによって三つに分けられています。

エキスは鎮静や止血に使うぐらいがよろしいんです。エキス分が薄いですから、「心下痞これを按じて鞕」という場合です。半夏瀉心湯は半夏を入れます。嘔吐とか、むかむかがあるときには。主に精神的なものだと思います。みなそれを炎症だといいますけれども、もともとの瀉心湯はそれではないんです。

三黄にしろ大黄黄連瀉心湯にしろ、瀉心湯という意味では大黄と黄連の組み合わせです。つかえ方が柔らかい場合は、三黄瀉心湯にします。黄連一味でも効くと思いますが、大黄を入れたほうが飲みいいですね。そんな分量では瀉下効果はないですから、頓服で1gぐらいしかないですから、下痢をしないんです。むしろ胃炎があるような場合だったら、大黄のタンニンによる収斂作用があって…。清熱で瀉下する承気湯的な意味ではなく、むしろカタールなんかに対してタンニンで蛋白を凝固させて、粘膜を保護するという意味があると思います。胃炎で胸がつかえてモヤモヤして、頭へきているというようなときにはいいんじゃないでしょうか。鎮静効果を出すには量はそれほど要りませんから、エキス剤なら効果は変わらないでしょうね。炎症があるときに脳の神経も興奮してうわ言をいったりしますから、熱を下げてやると頭もはっきりしてきます。眠り薬とか安定剤のように鎮静的に働くのか、解熱するというのが中枢にうまく作用するのかはわからないです。

●黄連、黄芩と大黄で味が変わる

 三黄瀉心湯はどんな味がすると思いますか。苦くないんです。黄連を溶かすとものすごく黄色くて透明で、とても苦いんですね。黄芩は番茶とかお茶ぐらいの苦さで、苦いといっても知れているんです。大黄は渋いんですね。その三つを合わせますとサーッと濁って沈殿するんですが、上澄みを飲んだらちっとも苦くないんです。その沈殿したものを溶かしてやろうと思って塩酸なんかを入れても、人工胃液とか腸液ぐらいでは沈殿がとれませんね。したがってあれを服んでも、おなかの中では変化しないでそのまま出るんです。

 そうすると残った黄連と大黄が化学的に反応するのかどうかわかりませんが、残りのなかに鎮静作用のある物質があると思うんです。それは苦くないんです。ですから黄連の鎮静作用はベルベリンではないと思うんです。ベルベリンは黄柏でも黄連でもいっしょですが、吸収して脳の血液関門を通らないんですね。だいたいベルベリンというのは、腸から吸収されないらしいですね。ベルベリンを一生懸命に定量しているというけれども、そんなものは見当違いをやっていると思うんです。違うものを定量している。

 なぜそんなことをしたかといいますと、赤ん坊に甘草と桂皮と紅花をいれた五香湯というのを服ませますね。"まくり"のことです。黄連が入っているのになぜ子供が飲むのか、どれだけ苦いのかと思って自分で飲んでみたらおいしいんですわ。それで三黄瀉心湯はどうかと思ってやってみたら、苦くないんですね。三黄瀉心湯は振り出しにして飲みます。止血のときもそのほうがいいですが、止血のときは冷やして飲ませます。熱いのを飲むとかえって出血しますからね。黄連も苦いですし大黄も渋くて苦いですし黄芩も苦いですから、三つも入ったらものすごく苦いと思ったら、違うんですね。鎮静と止血に使います。

 大黄黄連瀉心湯も苦くないんです。これは大黄と黄連の二つということになっていますが、三黄が入っているとか入っていないとか、いろいろ論争があるんです。『傷寒論』には心下痞に大黄・黄連で、

4 黄連－黄芩(大黄) ●中程度の消炎解熱作用

『金匱要略』は嘔吐、衂血に大黄・黄連・黄芩ですね。

● 梔子豉湯

山梔子というのも清熱の作用がありますね。酒皻の発赤や膀胱炎にもよく使われます。発熱があって吐法、下法をやって、しかも熱が胸の中でモヤモヤして寝苦しくて、起きていてもじっとしていられないというような症状のあるとき、ほかの熱よりも胸部の煩熱を訴えるときに山梔子を使います。炎症による熱のためでしょうね。「虚煩眠るを得ず、反復転側、心中懊悩す」と書いてあります。

山梔子は中枢性の鎮静効果があると思います。私はよく逆流性の食道炎に使います。梔子豉湯だけでなく、山梔子を加えるわけです。また黄連・山梔子を加えて、平胃散加黄連・山梔子とか五積散加黄連・山梔子というようにします。梔子豉湯や山梔子を、黄連湯でも半夏瀉心湯でもいいですし、柴陥湯なんかの中に入れてもいいです。胃炎ももちろん同時にありますからね。

5 慢性炎症性疾患には、四物湯合黄連解毒湯の温清飲加減（竜胆瀉肝湯）を中心に加減して用いよ。

竜胆瀉肝湯（一貫堂）

（解説）●本方は出血性炎症や慢性炎症性疾患に用いられる基本処方の温清飲に、発汗解表作用の防風・薄荷と清熱(消炎解熱)の連翹・竜胆・薄荷と、利水の木通・車前子・沢瀉を配合した処方である。結核に罹りやすい体質（解毒体質）を改善する目的で、一貫堂の森道伯先生が作られた処方である。解毒体質とは慢性炎症性疾患に罹りやすい体質であり、年齢と化膿性炎症の起きる部位が異なることから、これを柴胡清肝散、荊芥連翹湯、竜胆瀉肝湯の三種に分類している。本証は青年期から淋病、尿道炎、膀胱炎、ソケイリンパ腺炎、婦人の外陰炎、子宮内膜炎、卵管炎などになりやすい体質である。

●柴胡清肝散は幼児期中耳炎や、扁桃腺炎、頸部リンパ腺炎など側面の化膿性炎症を治す目的でつくられた処方である。

●また、荊芥連翹湯は青年期蓄膿症や膿疱性痤瘡といった、正面の化膿性炎症を起こすものを目標につくられた処方で、10歳くらいから青年期に用いられる方剤である。

（応用）❶一貫堂解毒体質の改善

❷慢性炎症性疾患

ⓐ泌尿器、生殖器の慢性炎症性疾患：

ⓑ慢性肝炎、肝硬変：竜胆瀉肝湯合補中益気湯を用いる。

ⓒ慢性胆嚢炎、胆管炎：竜胆瀉肝湯合桂枝茯苓丸を用いる。

ⓓ慢性腎炎：慢性腎不全に移行する者は桂枝茯苓丸や通導散を合方して用いる。

ⓔ皮膚科疾患：湿疹皮膚炎群で慢性化して暗赤色、乾燥性を呈する者。炎症性角化症（乾癬、毛孔性紅色粃糠疹）、帯状ヘルペス、う

っ滞性皮膚炎などは、桂枝茯苓丸や大黄牡丹皮湯を合方して治療する。

ⓕ眼科疾患：結膜炎、角膜炎、強膜炎、ぶどう膜炎など慢性炎症性疾患に用いられる。

ⓖ肛門周囲炎、肛門周囲膿瘍：桂枝茯苓丸や大黄牡丹皮湯を合方して用いる。

ⓗ膠原病および類似疾患：膠原病に伴う関節炎、腎炎、紅斑、口内炎、ぶどう膜炎等各種慢性炎症性疾患に桂枝茯苓丸や大黄牡丹皮湯と合方して用いる。

ⓘ関節炎（関節リウマチ、痛風）：滲出性炎症で腫れる場合は越婢加朮湯を合方する。

❸炎症性出血性疾患：女性性器出血（血性帯下）、胃潰瘍・痔・眼底の出血に桂枝茯苓丸や大黄牡丹皮湯を合方して用いる

❹代謝、内分泌異常：糖尿病、甲状腺機能亢進症、痛風などに用いる。

❺脳、神経疾患：神経質でイライラ、怒りっぽい者に用いる。

❻循環器疾患：うっ血肝（右心不全による肝うっ血）に桂枝茯苓丸や大黄牡丹皮湯を合方して用いる。

❼尿路結石：結石のできやすい体質の者に猪苓湯を合方して長期に服用させる。

慢性肝炎の治療

慢性肝炎は肝炎ウイルスの持続感染とそれに対する宿主の免疫応答により発症し、持続する。治療の基本方針は病態を正しく把握し、抗ウイルス薬によって病因ウイルスの増殖停止、ALTの正常化、肝硬変や肝臓癌への進展防止により長期生存を得ることである。抗ウイルス薬の適応でないものには肝庇護療法として漢方薬を用いて治療する。あるいは抗ウイルス薬の副作用を抑える目的で使用する。

1 慢性肝炎の肝庇護療法

base：竜胆瀉肝湯合補中益気湯

▶ **竜胆瀉肝湯**（一貫堂）
（組成）黄連、黄芩、黄柏、山梔子、当帰、川芎、芍薬、地黄、連翹、薄荷、木通、防風、車前子、竜胆、沢瀉、甘草
（構造）❶黄連、黄芩、黄柏、山梔子（＝黄連解毒湯）、連翹、竜胆…消炎、解熱、鎮静、止血、抗菌、抗ウイルス。
　　　　❷当帰、川芎、芍薬、地黄（＝四物湯）…補血、活血、止血作用。
　　　　❸木通、沢瀉、車前子…消炎利水作用。
　　　　❹防風、薄荷…発汗解表作用。

▶ **補中益気湯**『内外傷弁惑論』
（組成）黄耆、人参、白朮、炙甘草、当帰、陳皮、升麻、柴胡、大棗、生姜
（解説）◉漢方では一般に急性炎症に対しては清熱剤の黄連解毒湯（＝黄連、黄芩、黄柏、山梔子）を base の処方として用いることが多い。これらの清熱薬がリンパ球を主体とする炎症性の細胞浸潤を抑えると考えられる。

　　　　◉一般に慢性炎症は、炎症に血虚の病態が加わるために黄連解毒湯に四物湯を合方して温清飲やその加減方である竜胆瀉肝湯が用いられる。血虚とは物質の不足を意味し、慢性肝炎では赤血球、白血球、血小板、アルブミン、凝固因子等の物質の低下が起きる。四物湯（＝当帰、川芎、芍薬、地黄）はこれら物質の不足を補う補血の作用がある。また、当帰・川芎には肝臓の血流を良くして線維化を抑える活血の作用があり、さらに芍薬・地黄には止血の作用がある。

　　　　◉一般に、慢性肝炎では、肝臓の機能低下を来してくる。肝臓は消化吸収機能の一部を担っており、この消化吸収の低下した状態を漢方では気虚と呼んでいる。補中益気湯はこの気虚を治す黄耆・人参・白朮・炙甘草といった補気薬を含み、肝臓の機能も含めて消化吸収機能をよくして元気を補い、さらに免疫系の賦活作用などもあり、抗ウイルス的にも働くと考えられる。

　　　　◉このように、慢性肝炎の病態は漢方では炎症＋気虚＋血虚＋瘀

5 温清飲加減（竜胆瀉肝湯）

血である。このため、一貫堂の竜胆瀉肝湯に補中益気湯を合方して用いる。しかし、四物湯には駆瘀血作用が弱いので、線維化が進んで肝硬変を来たしてくれば、駆瘀血薬をさらに加えて用いなければならない

 合方・加減方
❶難治性、ファイブローシスに対して ⇒ ＋通導散合桂枝茯苓丸
❷急性増悪、活動期 ⇒ ＋黄連解毒湯
❸黄疸 ⇒ ＋茵蔯蒿湯、茵蔯五苓散
❹イライラ、緊張の強いもの ⇒ ＋加味逍遙散

●慢性肝炎に対する小柴胡湯の副作用について

　慢性肝炎に対して、小柴胡湯を投与しておくと、投与しなかった患者に比べて、明らかに肝細胞癌の発生が低くなるという事実に基づき、小柴胡湯エキス7.5g(1日量)の長期投与が行われた結果、間質性肺炎等の副作用を発症したとされる問題について考えてみると、小柴胡湯は本来、急性肝炎に黄連解毒湯と合方したりして、短期間用いる処方である。
　もし、慢性肝炎に小柴胡湯を用いるのであれば間質性肺炎等の副作用を起こさないよう注意して使う必要がある。
　慢性肝炎は、慢性炎症状態において漢方で言うところの気血両虚の病態を呈してくる疾患である。このため、小柴胡湯を長期に使用する場合は、気虚を治す四君子湯と血虚を治す四物湯といった処方を合方して用いる必要がある。つまり、四君子湯合四物湯加黄耆、肉桂の十全大補湯のような処方を合方して用いなければならない。このような使い方をすれば、慢性肝炎に対して小柴胡湯単味で用いるより、より有効でしかも副作用の少ない治療ができるのである。

❷抗ウイルス薬の副作用を抑える作用
　現在は、慢性肝炎の治療は、抗ウイルス薬治療が主体になっているが、

漢方薬を用いてその副作用をいかに抑えるかが問題である。

> base：補中益気湯合十全大補湯 or 補中益気湯合六君子湯

（解説）抗ウイルス薬の副作用は一般に、発熱、食欲不振、白血球や血小板減少症などであるが、補中益気湯は気虚を治す作用即ち、消化吸収機能を亢めて発熱や食欲不振などの副作用を抑える働きをする。さらに十全大補湯は血虚を治す四物湯と、気虚を治す四君子湯（＝人参、白朮、茯苓、甘草）加黄耆に、肉桂が加わった処方であり、四物湯に物質（白血球、血小板）の不足を補う作用がある。このため、白血球、血小板などの減少するものには四物湯を増量して用いる。なお、老人で気虚のために抗ウイルス薬の副作用として食欲不振、体重減少がみられ、治療の継続が不可能になるものには、補中益気湯合六君子湯をあらかじめ投与しておくことで、この食欲不振や体重減少を防ぐことができる。

肝硬変の治療

■1 代償期

症状として、手掌紅斑、くも状血管腫、女性化乳房、こむら返り、出血傾向などがみられる。

> base：竜胆瀉肝湯合補中益気湯合通導散（少量）

（解説）一般に慢性肝炎と同じ治療を行う。

■2 非代償期

症状として腹水、黄疸、肝性脳症、消化管出血などを認める時期で、肝機能低下と門脈圧亢進に基づく明らかな症状のうち一つ以上を認める病態。肝細胞の再生が不十分で、線維化の進行に伴ってアルブミンが 2.5/dℓ 以下になると腹水がたまるようになる。

ⓐ一般に

▶血分消湯（＝分消湯血鼓加減）『万病回春』

（組成）蒼朮、陳皮、厚朴、枳実、香附子、猪苓、沢瀉、大腹皮、縮砂、木香、当帰、赤芍、紅花、牡丹皮、灯心草、生姜

5 温清飲加減（竜胆瀉肝湯）

(構造) ❶大腹皮・猪苓・沢瀉・蒼朮・厚朴・縮砂…利水作用、腹水を除く。
❷厚朴・木香・香附子・陳皮・枳実…腹痛、腹部膨満を除く（理気止痛）。
❸当帰・赤芍・紅花・牡丹皮…活血化瘀。当帰で血流をよくし、赤芍・紅花・牡丹皮でうっ血を除き、ファイブローシスを改善する。

(解説) 肝細胞は再生力が旺盛であるから、壊された細胞の跡へ新しい細胞が再生してくるが、この壊される割合が高度になり、再生が不十分になるとその跡に線維化の進行が進んで肝硬変になる。また、これを繰り返す過程で、肝細胞の遺伝子が傷ついてガン化して肝臓癌になる。漢方では線維化を伴う増殖性の炎症を治療する時には、炎症を抑える清熱涼血薬の生地黄・牡丹皮・玄参に、さらに増殖を抑える作用のある駆瘀血薬である桃仁・紅花・蘇木・当帰尾などを合わせ用いて治療する。本方は活血化瘀薬で肝臓の線維化を抑え、利水薬で腹水を除き、理気薬で消化管の運動を良くして、腹痛や腹部膨満を除くように配慮された処方である。

合方・加減方

❶慢性肝炎に対して ⇒ ＋竜胆瀉肝湯合補中益気湯
❷黄疸 ⇒ ＋茵蔯蒿湯
❸肝性脳症 ⇒ ＋大黄
❹肝臓癌 ⇒ ＋通導散合補中益気湯

ⓑ腹水、便秘、体力の低下したもの

base：三和散

▶三和散『和剤局方』

(組成) 沈香、紫蘇葉、大腹皮、木香、陳皮、檳榔子、木瓜、羌活、白朮、川芎、生姜、甘草、（茯苓、縮砂）

(構造) ❶沈香・紫蘇葉・大腹皮・檳榔子・木瓜・生姜・白朮・羌活・（茯苓・縮砂）…利水作用（腹水を除く）。
❷木香・陳皮・沈香・紫蘇葉・大腹皮・檳榔子…消化管の運動を良くして腹痛、腹部膨満感を除く（理気止痛）。

❸檳榔子…瀉下作用

（解説）本方は肝硬変や癌性腹膜炎などによる腹水に用いる。肝硬変には一般に分消湯血鼓加減を用いるが、便秘して、食欲がない、胃に痞えて、悪心があって薬が飲めないというときに、本方に縮砂・茯苓を加えて用いる。

山本巌先生語録

●慢性肝炎

わたしは、小柴胡湯はほとんど急性肝炎のときに使って、慢性肝炎になったらほかの処方を使います。活動性の慢性肝炎で、自覚症状として口が苦いとか食欲がないとか吐き気がするというような症状があれば、小柴胡湯は使えると思います。けれども、慢性肝炎はあまり自覚症状がありませんからね。それで急性シューブみたいなものを起こしているときだったらいいでしょう。自覚症状に対してもよく効くと思います。ただし、小柴胡湯単味だけでは効きにくいのと違いますか。現在、柴胡サポニンが肝炎にどうとかという話がありますから、果たしてそうかは私はわからないです。私は慢性肝炎であれば急性の反応のあるときに一時使います。だけど小柴胡湯だけということはないです。

慢性肝炎の場合は、小柴胡湯に芍薬などを配合せずに、小柴胡湯単味で用いては悪い影響が起こってきますね。理由は省略しますが、私は慢性肝炎には平肝流気飲を骨格にして、増殖性の炎症ファイブローシスに対しては駆瘀血剤を併用します。ついで肝硬変には、腹水型は分消湯血鼓加減、門脈高血圧型には竜胆瀉肝湯を軸にします。

●芍薬の配合

芍薬、この場合は白芍ですが、これには収斂作用があるんです。例えば桂枝湯の場合でいいますと。桂枝湯というのはあまり強く発汗させてはいけない状態に使います。ひとりでに汗が出ているぐらいですから、桂枝で発汗はさせたが出過ぎては困る。それを止めるのが芍薬なんです。あまり発汗させすぎないように、利水もさせすぎないように、下痢もさせすぎないよ

5 温清飲加減（竜胆瀉肝湯）

うに、というので芍薬を入れると、そういうのが出て行かないんです。だから、芍薬を入れておくと小柴胡湯でも。疎肝に使うときなんかは、慢性にわりと気長く使えると思います。

● **食道静脈瘤**

食道静脈瘤ということになれば、基本的には駆瘀血を主としますね。だから、ちょっと清熱涼血の範疇とは違いますね。肝硬変の腹水なら分消湯の血鼓加減を使います。分消湯に当帰、芍薬、紅花、牡丹皮を加え、白朮、茯苓を去る。駆瘀血薬を加えるんですが、止血薬は入れませんね。

6 くしゃみ、鼻水、鼻閉、咽痛などのある初期のカゼやアレルギー性鼻炎には、抗アレルギー作用のある「麻黄・附子・細辛」の配合された処方（麻黄附子細辛湯、小青竜湯加附子）を中心に加減して用いよ。

●抗アレルギー作用、鎮痛作用
麻黄－細辛－附子

温経散寒（外表を温める作用）により、抗アレルギー作用、鎮痛作用のほか、発汗解表作用、利水作用、鎮咳去痰作用などがある。特に、麻黄には発汗解表、利尿、気管支拡張（鎮咳）作用、細辛には、発汗解表、鎮痛、鎮咳去痰、温経散寒作用、附子には温経散寒、強心利尿、鎮痛作用などがある。

Group：麻黄附子細辛湯、小青竜湯加附子、苓甘姜味辛夏仁湯加附子

麻黄附子細辛湯	麻黄－細辛－附子
小青竜湯加附子	麻黄－細辛－附子（桂枝、芍薬、半夏、五味子、乾姜、甘草）
苓甘姜味辛夏仁湯加附子	細辛－附子（茯苓、五味子、半夏、杏仁、乾姜、甘草）

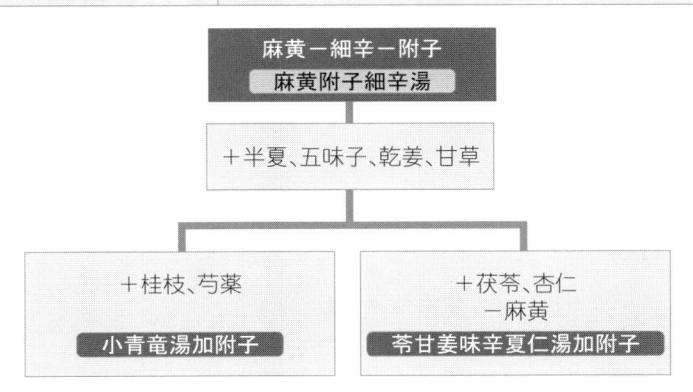

```
         麻黄－細辛－附子
          麻黄附子細辛湯
                │
                ▼
        ＋半夏、五味子、乾姜、甘草
           ┌────┴────┐
           ▼         ▼
      ＋桂枝、芍薬   ＋茯苓、杏仁
                    －麻黄
       小青竜湯加附子  苓甘姜味辛夏仁湯加附子
```

▶ 麻黄附子細辛湯『傷寒論』

（解説）本方は『傷寒論』に「少陰病、始めて之を得て、反って発熱し、脈沈の者、麻黄細辛附子湯之を主る。」とある。外感病で、発熱時

6 麻黄－細辛－附子●抗アレルギー作用、鎮痛作用

に、発熱悪寒のあるとき、脈が沈のものは、陽病の発熱ではなく陰病の発熱である。このときは本方を用いる。本方は陽虚の者の外感（少陰病）に用いる解表薬である。陽虚とは気虚に寒証の加わったもので、元気がなく、冷え症の者、またはショックや虚脱で四肢厥冷を起こしたものなどをいう。

（応用）❶アレルギー性鼻炎

　　　クシャミ、鼻水、流涙、鼻粘膜蒼白等を示すクシャミ型の者に用いられる。このタイプは寒い風に当たるとかクーラーで冷えた部屋に居ると増悪し、温まると軽くなる。アレルギー性鼻炎が長く治らないと、分泌物が少なく、粘くなり、鼻粘膜が浮腫状に腫れて発赤し、鼻閉を訴えるようになる（鼻閉型、熱証型）。鼻閉型には麻杏甘石湯を用いる。クシャミ型は多いが、長期の者では鼻閉型とクシャミ型を伴う混合型が多い。混合型には麻黄附子細辛湯合麻杏甘石湯や小青竜湯合麻杏甘石湯加附子を用いる。

❷上気道炎、普通感冒（カゼ）

　　　鼻水、クシャミ、咽痛などで始まる初期のカゼに。

❸少陰病

　　　「少陰の病たる、脈微細、但寐んと欲するなり」という少陰病の条文に従って、脈微細で微熱があり、いつまでも寝ていたいという者で、体力のない者や老人の少陰病の初期に用いる。寒証、陰証の者は陽虚で、苦しくて麻黄湯や葛根湯で発汗療法ができない。麻黄附子細辛湯で強く温めて少し発汗するのがよい。

❹帯状疱疹

　　　帯状疱疹の神経痛様疼痛に用いる。

▶ **小青竜湯**『傷寒論』

（解説）本方は、『傷寒論』に「傷寒、表解せず、心下水気あり、乾嘔、発熱して咳し、或いは渇し、或いは利し、或いは噎し、或いは小便利せず、少腹満し、或いは喘する者は、小青竜湯之を主る。」とある。悪寒があり、くしゃみ、鼻水、咽痛、咳、痰など上気道炎寒

証型のカゼに用いられる。本方も麻黄－桂枝に芍薬が配合されており葛根湯と同様に寒邪を追い出す作用はやや弱いが、半夏・五味子といった鎮咳去痰作用の薬物と、乾姜・細辛といった内部（気道〜肺）を温める薬物の配合により、鼻水や薄い痰を伴う寒証の上気道炎を治す作用がある。

（応用）❶普通感冒、アレルギー性鼻炎

附子を加えて小青竜湯加附子として用いる。

❷気管支炎、気管支喘息

杏仁・石膏を加えて小青竜湯合麻杏甘石湯として用いる。

❸浮腫

ネフローゼなどの浮腫の寒証型には附子を加えて用いる。熱証型には小青竜湯合麻杏甘石湯を用いる。

山本巌先生語録

●小青竜湯とその周辺

　小青竜湯には半夏と麻黄が両方入っていますから、中枢性と末梢性の両方の鎮咳作用があって咳を止めます。小青竜湯はだいたい温める薬からできています。五味子というのは冷えている咳に効きますし、去痰作用もあります。ただ乾姜と合わせないと効かないんですね。それに湿が多いから温める利水の麻黄と細辛を合わせています。寒痰で、くしゃみ、鼻水、よだれが出て、痰でも粘稠度の薄い、水の多い痰が出る場合に使う、温める薬です。ふだん冷え症の人が冷えてくるとそういうことになりますね。そのほか感染症の初期に発熱があっても悪寒を伴うときに、同じ現象がありますね。案外西洋医学では冷えということに対する認識がないんですが、冷えると鼻水が出て、透明で薄い痰が出ますね。あれは痰か飲かわからないけれども「くっさめ」というのが出て、水様の鼻水が出るんですね。それと似た状態が、例えばアレルギー性の鼻炎です。アレルギー性鼻炎では少し気温の低い空気が刺激になって、クシャミが出ます。冷えてクシャミが出たり鼻水が出たり

6 麻黄－細辛－附子●抗アレルギー作用、鎮痛作用

するのは、中国流にいうと肺の冷えによるものでしょう。鼻は肺の穴になるわけです。脾胃、つまりおなかが冷えると、よだれが出て、口の中に飲み込めないような唾がたくさん湧いてくるんです。若い人でも年寄りでもそうですけれども、比較的多いのは、老人と子供です。子供はよだれですね。よだれかけにベタベタにたくさん出るのがそうです。寒痰というふうに言うとすれば、私はそれが寒痰、寒飲に属すると思うんですね。腹が冷えると乾姜で中を温めます。鼻のくしゃみが出るときは肺の冷えで、わりに外側ですから、外も温めます。風寒束表といって、寒さのために汗腺が閉じて汗が出ないので、不感蒸泄として出て行く水分が体内に貯留して、外に出ないんです。それは外を温めるという意味で麻黄とか細辛、附子、桂枝、当帰といったもので温めて、外へ発汗させると同時に利水で水分を除くと治ります。ですから小青竜湯とか麻黄附子細辛湯とかが効くわけです。

●喘息様気管支炎

小青竜湯には鎮咳効果もありますが、一番よく効くのは、小児によくあるんですが、生まれたときから体の水分が多くて、冬が来て冷えると「ゴロゴロ、ゼリゼリ」という喘鳴が聞こえるものです。背中でも聞こえますが、喘息様気管支炎とか喘鳴を伴う気管支炎といわれているんですが、熱が出るわけではなく、気管支炎の症状はひとつもないんです。喀痰が多いために「ゼロゼロ、ゴロゴロ」という、昔から滲出性体質といいますけれども、体に湿の多いよく太った子供で、夏にはならないんですが、冬季に起きてくる喘鳴を伴ったものに一番効きます。外国ではあまり聞かないですが、日本ではそういうんです。普通の気管支喘息のような呼吸困難もないんです。喘鳴だけで。湿があるということは、案外尿が出にくくて、体内に水分がたまるんです。冷えたら汗が出ないので、そのかわりに小便が多量出なきゃいけないんですが、出ないから肺に痰がたまります。

小青竜湯は温める効果と小便を出すのと二つをよく配合して湿を追い出すわけです。大青竜湯、小

青竜湯は『金匱要略』の中では浮腫に対する利水剤になっています。

●気管支喘息には効きが悪い

麻黄の平喘には二通りあって、一つは利尿作用、もう一つは気管支の痙攣を止めるエフェドリン様の作用です。小青竜湯が効く喘は、肺や気道の水分が多いための喘鳴で、呼吸困難の場合でも心不全による肺水腫の起座呼吸の方になります。気管支喘息の呼吸困難には効きが悪いんです。本当の意味の気管支喘息には、小青竜湯だけでは非常に効きが悪いんです。麻黄は気管支拡張作用と末梢性の痙攣性咳嗽を鎮める作用があり、麻黄・細辛などは抗アレルギー作用を持つんですが、それでも効果が悪いんです。

●射干麻黄湯

小青竜湯加杏仁石膏

気管支喘息というのは、寒による薄い多量の痰というものだけでなく、少量の粘稠な痰という熱（炎症）の側面がありますから、清熱の薬を配合してやる必要があるんです。射干を入れたり…。射干麻黄湯のように射干が入っている方がいいということは、小青竜湯なら石膏を入れたらいいんです。小青竜湯加杏仁、石膏、蘇子、桑白皮という形にしたら、よく効きます。麻黄・細辛の組み合わせは、くしゃみ、鼻水、水様の痰というように、分泌された水に有効なんです。麻黄・石膏や蘇子・桑白皮・杏仁というのはむしろ粘膜下の浮腫に効くんです。

気管支喘息の発作の初発には、痰が粘稠でほとんど無痰です。ですから、温肺利水の小青竜湯より清肺平喘の麻杏甘石湯の方がいいです。

射干も桔梗も牛蒡子も皆似ていて、咽頭を刺激して去痰に作用します。このために、粘痰を喀出するのにはよろしいんですが、桔梗は胃粘膜に対する刺激と悪心作用が強いので、ムカムカして、咳にも呼吸困難にもよくないんです。喀血のときにも高熱時にもよくないし、胃潰瘍のある人にも悪いです。それで古人は半夏や枳殻などの、悪心、嘔吐を抑えて胃の運動をよくする薬物を配合して使っています。下気といいますが…。

杏仁・蘇子・桑白皮というのは、中にある水分を小便のほうに出す

6 麻黄－細辛－附子 ● 抗アレルギー作用、鎮痛作用

んです。桑白皮のほうは熱を冷ます方で、蘇子の方は温めるほうです。ですから、両方混ぜて使います。小青竜湯は、温めるほうで、石膏は冷やすほうですから、相手によって、その比率を上手に加減するわけです。寒と熱の間に幅がありますから、症状によって比率を判断するんです。寒、熱といっても、この場合は炎症、発熱とは違って、粘稠な痰か、水分が多い希薄な痰かということなんです。

● 子供と痰証

赤ん坊は水分が多くて、しかも体表面積が広く、外界の寒冷の影響を受けやすいですね。水肥りの乳児が喘息様気管支炎になる。小児喘息になる乳児というのは、今の相撲の朝潮を小さくしたようなよく太ったタイプです。そして約3歳ぐらいのときには、身長が伸びて体重が増加しませんから、水肥りがスマートになると小児喘息はなくなるんです。治療なんかしなくても…。気管支喘息は、1歳以下はまずありません。2歳以下もほとんどないです。だいたい3歳になってから発症しますね。

標治と本治に分けて考えますと、冷えて喘咳のある子は、小青竜湯をやって、標を治して、良くなった時点で、今度また悪くしないために、体を良くする意味で、われわれは体質改善というんですけれども、中国流にいう「本治」と称して六君子湯加減のような処方をやるわけです。

● 表証を伴うとき

麻黄だけを使うと、発汗にはならないんですね。桂枝と麻黄が組み合わされると、解表のほうで発汗させるというようになるわけです。ですから、小青竜湯というのは、麻黄・桂枝の組み合わせで発熱時には発汗させるわけです。例えば、麻黄湯というのは、麻黄と桂枝と杏仁と甘草なんです。麻黄と桂枝を合わせてあるというのは、体の外を温めて汗を出させ発汗作用を強めて、発汗療法によって治療するという意味になります。ところが、桂枝を除くと発汗しないんです。麻黄湯から桂枝を除いたものを三拗湯といいます。麻黄だけなら、むしろ利尿作用のほうに働きます。三拗湯にしたのは、桂枝を除いて発汗させずに治療するわけです。平喘薬になっています。

6 麻黄－細辛－附子●抗アレルギー作用、鎮痛作用

これは治療法で発汗させる必要がないときに使います。かぜやインフルエンザの初期で、発熱して悪寒があって、脈が浮いて、汗が出ないという表証があるときには、発汗させる必要があるんです。外感表証がなくて、痙攣性の喘鳴が出るときには三拗湯です。止咳剤と書いてあるんですけれども、これだけを咳止めに使うと、中枢性の止咳薬が入っていないために、非常に効きが悪いんです。

三拗湯は止咳平喘ですが、咳よりも寒痰で、色の白い痰の多い喘に使った方がいいと思います。喘鳴の方ですね。咳には効きが悪いんです。半夏を入れたほうがいいです。喘にはいいけれども…。ですから、さらに半夏を入れたり、いろいろ処方を発展させているわけです。とにかく咳止めには麻黄だけでは効きが悪いです。小青竜湯は、単に利水剤として使用することもありますね。

◉小青竜湯と苓甘姜味辛夏仁湯

苓甘姜味辛夏仁湯を使うような人は麻黄が合わないんです。麻黄を入れたら厥が起こるんですね。脱汗を起こしたりして、具合が悪いので、麻黄は使えないんです。『金匱要略』の本文にも書いてありますが、表が虚しているというか、麻黄ををやると脱汗を起こしたりして、具合が悪いんです。だから発汗に働く麻黄・桂枝で利水する代わりに杏仁と茯苓で水を尿にとるようにして、発汗させないんです。他は変わりません。麻黄・桂枝・芍薬と茯苓・杏仁の入れ替えになるわけです。小青竜湯も苓甘姜味辛夏仁湯も見たところは同じようなものです。ただ「小青竜湯をやるとよくない」という患者がいるわけです。麻黄が向かないんです。桂枝・麻黄を使うとくたばるんです。汗が出てしんどくて、「あの薬を服んだら悪いですわ」といってきます。服ませたらわかります。食欲不振とか体がしんどいとか必ず訴えてきます。「先生、あの薬を服ませたら、子供が元気がなくて、しんどそうだ」といってきます。「これは合わないな」と思って換えるんです。

『金匱要略』では「手足厥逆、手足痺、衝気」と書いてあります。衝気というのは、動悸が上にあがって胸が苦しくなる心不全の症状

6 麻黄－細辛－附子●抗アレルギー作用、鎮痛作用

でしょう。苓甘姜味辛夏仁湯に換えるとよくなります。次からよく覚えておかないといけないから、ちゃんとカルテには「麻黄はいけない」と書いておくんですよ。エキス剤で十分起きます。子供は元来麻黄に強いんです。麻黄で子供がやられることはめったにないんですが、100人とか1000人の中には1人や2人はいるんです。それが、どれかといわれると、あらかじめわかりにくいんです。小青竜湯も苓甘姜味辛夏仁湯も温める利水剤ですから、津液が少なくて、やせているタイプに使うのは誤用です。

●利水、平喘としての使い方

桂枝が入っていても、熱があるとか、悪寒があるとか、脈を診ると浮であるとかいう表証がないときには、麻黄・桂枝の入った麻黄湯をやっても、小青竜湯をやっても、めったに発汗しないんです。発汗するのは、熱があって、悪寒があるといった表証のあるときです。

例えば三拗湯がなっかたら麻黄湯をやっても同じように効きます。平喘という意味では、小青竜湯でも苓甘姜味辛夏仁湯でも同じよう に使います。温肺化飲という点でもいっしょで、小青竜湯には散寒解表があるという点が違うということです。平喘でも、かぜなどの風寒によるものには小青竜湯を使いますが、心不全の肺水腫のようなかぜではない寒湿のような場合は、苓甘姜味辛夏仁湯とか降気湯類がよくて、小青竜湯は、普通はあまり使いません。私たちがよく使うのは、滲出性の中耳炎などで水が取れない場合で、小青竜湯がよく効きます。苓桂味甘湯、苓甘姜味辛夏仁湯というのもわりに取れるんです。ともに利水剤ですから浮腫の治療に用いますが、小青竜湯はネフローゼとか急性腎炎の浮腫にはよいのですが、うっ血性心不全の浮腫にはあまり使いません。心不全のときには、麻黄でショックを起こして四肢厥冷と脱汗が起きます。苓甘姜味辛夏仁湯は茯苓杏仁甘草湯の加方で麻黄がないんです。

『金匱要略』には「咳逆倚息するもの」つまり起座呼吸に小青竜湯をやれと書いてあるんです。そのあとに「小青竜湯を服んでおかしくなったら苓桂味甘湯を与え、お

かしいのが治って咳や胸満がまた出てきたら苓甘五味姜辛湯をやって咳満を治せ、咳と満が止んでまたおかしくなったら…」というように加減を述べているんですよ。結局、『金匱要略』でも、小青竜湯で心不全を起こすときに、麻黄を除いた加減方としての利水剤をあげているわけです。

● アレルギー性鼻炎の治療法

アレルギー性鼻炎は小青竜湯加附子で、エキス剤なら小青竜湯と麻黄附子細辛湯を合方します。麻黄附子細辛湯はいいですよ。もともと少陰病を治療する目的でつくった方剤ですが、アレルギー性鼻炎によく効きます。一般には石膏を入れないほうがいいです。なかには石膏を入れないと顔がほてって赤くなりかえって具合が悪いことがありますが…。

私は普通は小青竜湯と麻黄附子細辛湯を混ぜて使います。麻黄附子細辛湯というのは、味はまずいし胃は悪くなるし、長いこと続けて服ませられませんので、小青竜湯に合わせてやります。エキスで両方混ぜて1回分6gぐらい混ぜたら、目が痒いとか、鼻が痒いとか、鼻の奥が痒いというものでも、たいていは15分あったら止まります。クシャミは5分ぐらいで止まります。ですから、私は講演に行くときはいつも分包して持っていきます。お医者さんですから、「この中にアレルギー性鼻炎の先生はいませんか」といってすぐに服んでもらいます。10分経って効かなかったら、もう一服服ませます。すぐに効きますよ。講演している間にどうですかと聞くと、「いやあ、鼻が通りました」と。10分ですな。5、6人バラバラッと実験をやるのは簡単なものです。それに相当する西洋医学的薬といえば抗ヒスタミン剤とステロイドの入ったセレスタミンが一番よく効きます。実験するときは、小青竜湯3gと麻黄附子細辛湯3gです。普通は1回2g1日6gずつ出しますが、「効かなかったらたくさん服みなさい」と「保険ではこれだけしか通らない」というんです。

「附子や麻黄、細辛では」とよくおっしゃいますけれども、事実なんですからしょうがないんです。まず90％は大丈夫です。私は今まで100例以上もある症例から言

っているんですから。あと治らないものは、回ってきたらどうにかするということで、それは違うんです。例えば、即時型以外に遅延型のアレルギー混合型もあります。「附子は温薬だから冷えに使う」と考えますが、利水薬なんですよ。細辛も、麻黄もそうです。私も初めは副作用があるかと心配したんですが、麻黄附子細辛湯の3～5gの頓用で、そういう症例は1例もありません。確かに遅延型が絡んでいるのが困難で、駆瘀血剤や黄連解毒湯といった清熱剤の類や、補益をやらなければならないですね。

● **発生原因について**

私のところでもほとんどIgE RASTとIgE RISTの検査をやっているんです。鼻汁のエオジンも血中のエオジンも測ります。アレルゲンが五つだけは保険が通るんです。季節によって変わりますが、今だったらハルガヤとかカモガヤ、杉とかハウスダストとかダニ、それに犬猫などのペットです。杉だけなのも入るし、2種類から3種類のもあります。また、症状的に見てIgEの値が低くて抗原の明らかでないもの、エオジンとも併行しないものもありますね。抗原がハウスダストでも、カモガヤでも治療はみな一緒です。昔は花粉症やアレルギー性鼻炎なんかはなかったんですよ。杉の花粉は何千年も昔からありますが、アメリカが言い出したんですね。しかし、インディアンはおそらく花粉症にかからなかったんじゃないですか。中国などでは、まだアレルギー性鼻炎は少ないと思います。甘いものを食べたら皆なります。果物もたくさん食べるといけません。甘いものを食べると湿がたまってきて、それに反応するわけです。内が変わっているから、外から外因に応じるわけです。中年から悪太りになったり、いびきをかいたり、目が回るとかいうのは、皆甘いものを食べるとなりますね。ただ証明してはいないんです。ミカンをどのくらい食べたとか、どのくらい砂糖を消費したとかいうデータをとっていないですから。アレルギー性鼻炎などは、私が学生のときには本に書いてあるんだけれども、患者は診られなかったんです。やかましく言われるのは、この10

年ぐらいですよ。はじめは季節性のアレルギーもやがて通年性になるんです。杉だけでなくだんだんとほかのものにもアレルギーになってきます。ハウスダストというけれども、昔ははたきをかけたんですからね。要するに体の湿気を取ったら治るわけです。ただそれをいつまでやっても、甘いものを食べて片方で湿をつくったら治らないというだけです

7 麻黄－石膏●消炎利水作用

7. 滲出性炎症や浮腫を伴う疾患には、消炎利水作用のある「麻黄・石膏」の配合された処方(越婢加朮湯、小青竜湯合麻杏甘石湯)を中心に加減して用いよ。

●消炎利水作用—炎症の強いとき(滲出性炎症に用いられる)

麻黄－石膏

　麻黄に利水作用があり、石膏に消炎解熱作用がある。このため、主に滲出性炎症を伴った浮腫に用いられるが、一般の浮腫で、浮腫の強い時にも用いられる。

Group：麻杏甘石湯、越婢加朮湯、小青竜湯合麻杏甘石湯

麻杏甘石湯	麻黄－石膏(杏仁、甘草)
越婢加朮湯	麻黄－石膏(蒼朮、生姜、大棗、甘草)
小青竜湯合麻杏甘石湯	麻黄－石膏(桂枝、乾姜、甘草、細辛、半夏、芍薬、五味子、杏仁)

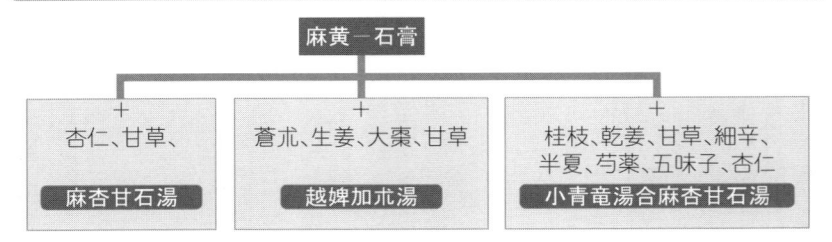

```
                    麻黄－石膏
          ┌────────────┼────────────┐
          +            +            +
       杏仁、甘草、   蒼朮、生姜、大棗、甘草   桂枝、乾姜、甘草、細辛、
                                          半夏、芍薬、五味子、杏仁
       [麻杏甘石湯]   [越婢加朮湯]   [小青竜湯合麻杏甘石湯]
```

▶ **麻杏甘石湯**『傷寒論』

(解説)　本方は『傷寒論』に「発汗後、更に桂枝湯を行うべからず、汗出でて喘し、大熱なき者は、麻黄杏仁甘草石膏湯を与うべし。」とある。本方は、石膏に抗炎症性解熱作用があり、麻黄・杏仁に利尿作用がある。それで、滲出性の炎症に用いられる。体に湿(水滞)のある、水肥りの者がカゼを引くと、麻黄湯で発汗しても体内に湿が残り、高熱(大熱)はなく、裏に熱があって汗が出て、気管支粘膜の浮腫や、気道の水が残って喘鳴が起きる。このような時に

(応用) ❶気管支喘息の熱喘…口渇があり、痰は少なく、切れが悪い。気管支筋に痙攣があり、ヒューヒューという喘で、ゴロゴロという痰喘ではない。汗が出る。「汗出でて喘す」。

寒喘には小青竜湯加附子を用いる。気管支喘息で最も多いのが、その中間の小青竜湯合麻杏甘石湯を用いるタイプである。

❷肺炎…大葉性肺炎の滲出性炎症に用いる。

❸気管支炎…小青竜湯合麻杏甘石湯を用いる。

❹痔核のカントン、血栓性静脈炎。

▶ **越婢加朮湯『金匱要略』**

(解説) 本方は『金匱要略』に「裏水には越婢加朮湯之を主る。甘草麻黄湯之を主る。」とある。越婢加朮湯、甘草麻黄湯共に麻黄・甘草という利尿薬を含んでいる。本方は石膏を含んでいるから炎症性の浮腫・水腫に用いられる。裏水は一身面目黄腫で全身性の浮腫である。蒼朮が入っているため利尿作用が増強される。さらに茯苓・附子を加えてやると利水作用と鎮痛作用が増強される。

(応用) ❶変形性膝関節炎やRAの関節水腫、疼痛に用いられる。

❷滲出性胸膜炎、炎症と胸水を除く。

❸ネフローゼ、腎炎の浮腫、水腫、蕁麻疹、湿疹の水泡、びらん、滲出液。

❹緑内障…前房水を利尿により除いて眼圧を下げる。

山本巌先生語録

◉**清熱利水**

麻黄と石膏の組み合わせ

代表的なものは、越婢加朮湯です。麻黄と石膏と薏苡仁という組み合わせです。炎症性の浮腫に使うんです。腎炎にも使います。やけどの水疱なんかも炎症性の浮腫ですし、局所的なものでも結構ですよ。全身性の浮腫にも使いますけれども。局所に侵襲がありますと、まず動脈性の充血が起きて、毛細血管が拡張して赤くなり、血

流が停滞します。それから細静脈の側でうっ血が起こって、そこから血液成分の滲出が始まりますが、それが滲出性の浮腫です。それには殆ど麻黄と石膏を使うんです。

● 防已黄耆湯と越婢加朮湯

防已黄耆湯は変形性膝関節炎なんかによく使います。だいたい中年以後に使うことが多いですね。それから関節炎の場合は、越婢加朮湯を使うものは、発赤があって、熱感が強くて、触ったら熱いんです。熱があって手で触ると熱い、関節をおさえていると熱いというのには、防已黄耆湯は使わないんです。熱があったら、石膏とか薏苡仁を入れたものを使います。急性でも慢性でも、結核性の関節炎でも関節リウマチでも、関節の局所に熱があって、触って熱かったら越婢加朮湯を使います。越婢加朮湯を使うものは熱がきついですよ。ただし関節の炎症が強くても、筋肉が瘦せてくるとかいうふうになってくると、人参とか当帰の入った続命湯を使います。変形性関節症でも、痛みと腫脹という自覚的な訴えがあるときは、ていねいに触診すると局所に軽度の熱感をもつものが非常に多いんです。左右で比較すると熱の強いほうがよけいに温かく感じます。ちょっと触れたときは冷たく感じても、しばらく手をあてていると熱の強い側の関節では冷たさが少ないんです。紀三井寺の石段を上下したあとなんかの人が、膝が痛いといってきたときには熱が強くなっています。高架、地下、ビルなんかのように都市には階段が多くて、日常、上下しますから、慢性関節炎では、急性シューブでなくてもしょっちゅう炎症に強弱があって、熱と腫脹の増減をみることが多いですよ。そんなふうに熱感があって、さわって熱く、発赤のあるときは、防已黄耆湯は使いません。清熱の薬が入っていないですから、炎症を抑えるには弱いのです。そんなときは越婢加朮湯がいいんです。

8 変形性関節症の関節水腫と痛みに、消炎鎮痛作用のある「防已・黄耆」の配合された処方(防已黄耆湯)を中心に加減して用いよ。

◉消炎利尿、鎮痛作用(炎症の弱いとき)

防已－黄耆(白朮)

防已には利尿作用があり、重力の作用で下に溜まる水を除く(下腿浮腫)、また消炎作用がある。白朮は関節や筋肉内の過剰な水を血中に吸収して利尿する作用がある。黄耆は皮膚、四肢、顔面の浮腫(水)を利尿作用により除き、自汗を止める作用がある。

Group：防已黄耆湯、防已茯苓湯

防已黄耆湯	**防已－黄耆－白朮**(生姜、大棗、甘草)
防已茯苓湯	**防已－黄耆－茯苓**(桂枝、甘草)

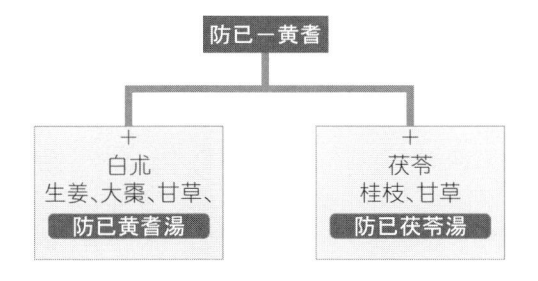

```
            防已－黄耆
           ┌─────┴─────┐
           +           +
          白朮         茯苓
       生姜、大棗、甘草、  桂枝、甘草
         防已黄耆湯       防已茯苓湯
```

▶ **防已黄耆湯**『金匱要略』

(解説) ◉本方は、水肥りのカゼ薬としてつくられた。即ち『金匱要略』では風湿の方剤の一つであり、「風湿、脈浮、身重、汗出、悪風者、防已黄耆湯之を主る。」とある。もし、風湿でなく、中風なら桂枝湯で「中風、脈浮、汗出、悪風の者」となる。『金匱要略』では中風と風湿の違いを身重という文字で表している。

◉防已は利尿作用があり、重力で下に貯まる水を除く。寝ると背中に、立っていると下肢の浮腫になる水を利尿する。また、抗炎

8 防已－黄耆(白朮) ●消炎利尿、鎮痛作用

症作用もある。黄耆は利尿作用があり、ことに肌表の水をさばく。したがって自汗、盗汗を治す。白朮にも利尿作用があり、関節内の水や、浮腫の水を血中に吸収して利尿する。

(応用) ❶変形性膝関節炎の水腫…炎症の強い時は越婢加朮湯を合方する。
❷浮腫…下肢の浮腫(身重、中年の肥満した水太りの婦人に多い)、陰嚢水腫、腎炎、ネフローゼの水腫。
❸多汗症…汗が出やすく、下半身に浮腫が強いもの。
❹水太りのカゼ薬(風湿)。

9 一般の浮腫、水腫には、利水作用のある「白朮・茯苓」の配合された処方（五苓散、苓桂朮甘湯）を中心に加減して用いよ。

●利尿作用―過剰な水分を血中に吸収して利尿する

白朮―茯苓

白朮、茯苓ともに消化管の水や、関節内の水、筋肉内の浮腫、組織間の水など、過剰な水分を血中に吸収して利尿する。

Group：五苓散、苓桂朮甘湯、苓姜朮甘湯、当帰芍薬散、真武湯

五苓散	白朮―茯苓（猪苓、沢瀉、桂枝）
苓桂朮甘湯	白朮―茯苓（桂枝、甘草）
苓姜朮甘湯	白朮―茯苓（乾姜、甘草）
当帰芍薬散	白朮―茯苓（沢瀉、当帰、川芎、芍薬）
真武湯	白朮―茯苓（芍薬、生姜、附子）

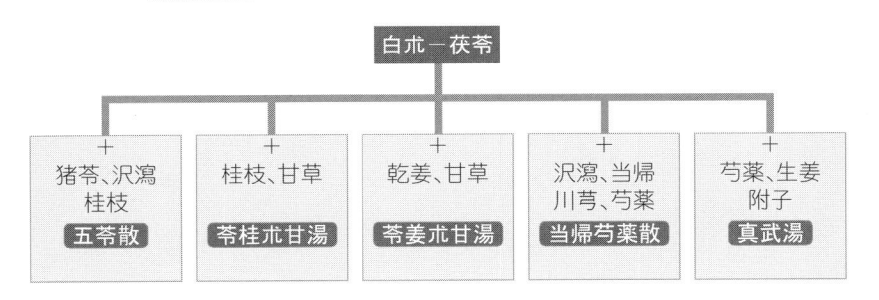

```
                      白朮―茯苓
    ┌──────┬──────┬──────┬──────┬──────┐
    +      +      +      +      +
  猪苓、沢瀉  桂枝、甘草  乾姜、甘草  沢瀉、当帰   芍薬、生姜
   桂枝                         川芎、芍薬    附子
  [五苓散]  [苓桂朮甘湯] [苓姜朮甘湯] [当帰芍薬散]  [真武湯]
```

▶ **五苓散**『傷寒論』

（解説）　●本方は『傷寒論』に「太陽病、発汗後…若し脈浮、小便利せず、微熱、消渇する者は、五苓散之を主る。」とある。これは熱病による脱水症の例で、熱病で発汗療法して、汗が大量に出たが、熱病が残存し、脈が浮いて微熱がある。さらに消渇つまり、口が渇いて水を飲ませるが、いくら飲んでも渇が治らず、小便が少ししか出ない。これは脱水による症状で五苓散を用いる。

● 「中風、発熱六七日解せずして煩し、表裏の証有り、渇して水を飲まんと欲し、水入れば則ち吐する者は、名づけて水逆と曰う。五苓散之を主る。」とある。この水逆の嘔吐は口渇して水を飲むと、その水が血中に吸収されないで嘔吐する。普通の嘔吐と違うところは、悪心がないのと、大量の水を吐き出すようにゴボーッと出すことである。血中の水は不足している（脱水）から、口は渇き、小便は出ない。しかし胃腸には大量の水がある（胃内停水）。五苓散はこの消化管の水を血中に吸収して利尿する。この水逆の嘔吐はロタウイルス感染症の場合に見られる。この嘔吐の場合、薬の飲ませ方は、五苓散のエキス剤を葛湯、片栗、重湯のような粘り気のある液に溶かして練り、少しずつ口に入れる。水で飲ませると嘔吐して薬が効かない。服用して 15 分嘔吐しなければ効く。15 分以内に嘔吐すればもう一度飲ませる。

● 本方は、白朮・茯苓が組織間や胃腸内の水を血中に吸収し、猪苓・沢瀉が血中の水分を腎臓で尿として排出し、桂枝は、腎血流量を良くして利尿を助けるといった、利尿作用の薬物で構成された利尿剤である。下痢、浮腫、水腫、緑内障などに用いられ、その応用は広い。

（応用）❶ 熱病の脱水症。

❷ 水逆の嘔吐。

❸ 下痢…水様性の下痢（胃腸内の水を吸収して、下痢を止める）。

❹ 浮腫、水腫…皮下、筋肉、関節、組織間の水を除く。

❺ 緑内障…前房水を除いて眼圧を下げる。

❻ 二日酔い、頭痛。

▶ 苓桂朮甘湯『傷寒論』

（解説）● 本方は『傷寒論』に「傷寒、若しくは吐し、若しくは下して後、心下逆満、気上って胸を衝き、起きれば則ち頭眩し、脈沈緊、汗を発すれば則ち経を動かし、身振振として揺をなす者は、茯苓桂枝白朮甘草湯之を主る。」とある。傷寒という急性熱病にかかって、

嘔吐し、または下痢した後に、心下部が膨満して下から上の方に突き上げ、心悸亢進して、胸がどきどきして、起つと頭がふらふらし、脈が沈緊のとき、もし発汗させると、筋肉がふるえて、身体がゆれるようになる者には、本方を用いるというものである。

●また、『金匱要略』には「心下に痰飲あり、胸脇支満、目眩するもの、苓桂朮甘湯之を主る。」とあり、胃拡張、機能性胃腸症などで胃内に停水があり、胸脇につっかい棒が入っているような感じがして目まいがするときには、苓桂朮甘湯を用いるというものである。

●上の二つの条文では病態は異なるが、いずれも腹部に血液が集まり、脳貧血を起こして、めまいと心悸亢進を起こすというものである。

●本方は、茯苓・白朮・桂枝で水分を血中に吸収して排尿し、桂枝で脳の血行を良くし、茯苓・桂枝・甘草で心悸亢進を鎮静する。

●さらに、『金匱要略』に「夫れ短気で微飲あれば、当に小便によって去らしむべし。苓桂朮甘湯之を主る。腎気丸之を主る。」とある。息切れがするとき、潜在性の浮腫があれば、その水を小便として出せばよい。苓桂朮甘湯、腎気丸を用いる。というもので、これは左心不全の初期で、軽症で浮腫のあるものに用いられる。本方の利尿作用でこの浮腫の水を除く。

(応用) ❶起立性調節障害、神経循環無力症、起立性低血圧症、本態性低血圧症。

❷めまい(良性頭位眩暈症)、たちくらみ(脳貧血)。

❸心悸亢進…貧血、脳貧血、不安神経症、低血圧症などによるものに、苓桂朮甘湯加牡蛎を用いる。

❹心不全の浮腫…左心不全初期で潜在性浮腫のあるものに用いる。

❺不安神経症、心臓神経症、パニック症候群…苓桂朮甘湯加牡蛎あるいは柴胡加竜骨牡蛎湯を用いる。

9 白朮－茯苓●利尿作用

▶ **苓姜朮甘湯**『金匱要略』

(解説) 本方は『金匱要略』に「腎著の病は、其の人、身体重く腰中冷えて水中に坐するが如く、形は水状の如くで、反って渇せず、小便は自利し、飲食は故の如し。病は下焦に属す。身労し汗出で、衣裏が冷えて湿り、久々にして之を得れば、腰以下冷痛し、腰が重いこと五千銭を帯びるが如し。甘姜苓朮湯之を主る。」とある。これは腎著の病は体が重く、腰が冷えて、水の中に坐っているように冷たい。外見上浮腫があるが、予想に反して、口渇はなく、尿量も多い（寒冷のため発汗が少なく、尿量が増加している）。飲食は異常がない。身体が疲れると汗が出て、衣服の裏は汗で湿って冷える。これが長く続くと、腰から下が冷えて痛む、体が重く、ことに腰が重い。まるで腰に重い物（五千銭）をくくりつけているように動きにくい。立つときも、"よっこらしょ、どっこいしょ"と手を着かないと立てなくなる。このような時に本方を用いる。本方は温裏（体の内部を温める）の甘草乾姜湯に茯苓・白朮という利尿剤を配合した方剤である。水太りで腰から下が冷えて腰痛するものに用いる。

(応用) ❶浮腫、ことに下半身の浮腫、こむら返り（婦人の高齢者に多い）。
❷腰痛(坐骨神経痛)…腰冷痛、腰以下冷痛、腰重。
❸婦人の白色大量の帯下。
❹夜尿症…水肥りの子供でよだれの多い者は冷え症で尿量も多い。

▶ **当帰芍薬散**『金匱要略』

(解説) ●本方は『金匱要略』に「婦人懐娠、腹中疞痛するは、当帰芍薬散之を主る。」とある。本方は、婦人の腹痛、妊娠中の腹痛を治すためにつくられた方剤である。

●当帰・芍薬は平滑筋の痙攣を抑えて腹痛を止める作用があり、当帰・川芎は血行をよくして体を温める作用がある。特に川芎は上半身の血行を良くして、頭痛を治し、当帰は四肢・下半身の血

行を良くして温め、冷え症を治す作用がある。白朮・茯苓・沢瀉には利尿作用があり、体内の過剰な水分を尿に排出して浮腫を治す。このため本方は、浮腫があり、血行が悪い、顔色が蒼く血色が良くない女性の冷え症に用いられる。

(応用) ❶生理痛、妊婦の腹痛。

❷浮腫…妊娠腎炎、慢性腎炎、脚気の浮腫、妊娠中毒症。

❸習慣性流産の予防。

❹冷え症…浮腫があり(水肥りのことが多い)、血行が悪く手足の冷える者。

❺帯下…白色透明で多量のことが多い。

❻老人性痴呆…当帰・川芎で脳の血流を良くする。

❼アレルギー性鼻炎の体質改善(補中益気湯合当帰芍薬散加附子)。

▶ **真武湯**『傷寒論』

(解説) 本方は『傷寒論』に「少陰病、二三日已まず、四五日に至って、腹痛し、小便不利、四肢沈重疼痛し、自下利する者は、此れ水気有りと為す。其の人或いは咳し、或いは小便利し、或いは下利し、或いは嘔する者は、真武湯之を主る。」とある。これは、腎臓で利尿されず、身体に水が貯って浮腫があり、筋肉にも水がたまり、小便は不利し、浮腫のため四肢沈重、疼痛して、腹痛を伴って下痢をする、というもので本方を用いる。本方も五苓散などと同様、茯苓・白朮で、皮下や筋肉の浮腫や、消化管、特に腸内の水分を血中に吸収して浮腫や水を除く。また、附子・生姜は強心利尿の作用があり、腎臓の血流を良くして利尿を助け、芍薬は下痢に伴う腹痛を治すために配合されている。

(応用) ❶下痢(水様性)、腹痛…腹痛して下痢し、尿量少なく、冷えを伴うもの。

❷浮腫を伴う筋肉痛、神経痛…皮下、筋肉に水が溜まって痛むもの。

山本巌先生語録

●五苓散の使い方 ── 水逆の嘔吐

　五苓散というのも、利用の範囲がものすごく広いんです。浮腫一般にも使うしもう一つは腸管とか胃内とか腹の中の水を取るんです。何に一番使うかといわれると困るんですけれども、まず「水逆の嘔吐」に使います。「水逆の嘔吐」というのは、口が渇いて、いくらでも水を飲んで、飲んだ水をゴボーッと吐くんです。そのときに下痢を伴うこともあります。昔は小児仮性コレラといったんですが、この頃は乳児下痢症とかに名前が変わりました。原因になるウイルスがわかってから名前が変わったんですね。そういう吐瀉で脱水を起こすときに五苓散を使うんです。これには一服だけで嘔吐が止まります。輸液なんかはやったことないです。エキスでも結構ですけれども、普通は散のほうがよく効きます。エキスだと1gぐらいで結構止まります。対象が赤ん坊とか一歳ぐらいの子供ですから、量はたくさんは要らない。ただ服ませ方があるんです。カタクリ粉とか重湯、葛湯のようなネバッとしたものを盃のなかに入れて、そこに溶かし込むんです。さらに砂糖を入れても、蜂蜜を入れても結構です。それをスプーンですくって、なめさせる。お腹に入ってから15分嘔吐しなかったら、まず効きます。輸液なんかやったことないです。15分以内に嘔吐した場合には、もう一度服ませます。もう一度服んだらたいてい止まりますよ。胃にも腸にも水がたまっているんです。血液中の水分が消化管の中に出る。それをゴボーッと出すわけです。口渇があって小便が出ないということをよく目標にするんですが、これは体そのものに脱水があるんです。しかも嘔吐、下痢をする。つまり消化管の中に水はどっさりあるんです。だから、口が渇くから水を飲むと、飲んだ分量以上にゴボーッと出る。唇は渇くし、子供は水をくれとはいえない。けれども、「チュッチュッ」といって水を欲しがります。ところが水を与えたらドボーッと出る。結局水を口から入れても吸収されないんです。だから上下に出ます。嘔吐も下痢も両方します。下痢だ

けだったら水分をやればもつんですが、嘔吐がある場合には水分がとれないから、どうしても子供なんかは脱水を起こします。五苓散をやると、脱水症状がおさまって小便が出る。つまり、消化管の中にある水が血液中に吸収されて、体が潤って口渇がなくなり、小便が出るわけです。同時に悪寒のある場合は発汗するんです。小便も出る。面白いですね。水分を補給しないのに脱水症状が治るのは、消化管に余分の水があるとしか考えようがないんです。胃や腸に水が出てくるんです。その水を吸収させるのに五苓散が使われるんです。乳児に使いますが、そういう状態を漢方では「水逆の嘔吐」というんです。大人でもそういうときは使います。悪心は伴わないで噴水のようにブワーッと出ます。ゲーゲーというのとは違います。

●**五苓散（下痢）**

水割りとかビールを飲むときは、五苓散を服んでおくほうがよろしいですな。今のは水逆の嘔吐ですけれども、そうではなく普通の下痢をする場合にも、たいてい五苓散を使います。普通の下痢というのは小腸性の下痢です。大腸性の下痢を「痢病」というんです。痛くてビリビリといってチョビッと出る大腸カタル。細菌性のものですね。あれじゃなくて、水気の多いザーッと出るものです。

昔の人は発想法が違うんです。小腸と大腸の間に「蘭門」という門があると考えたんです。肛門とか噴門・幽門というふうに。その蘭門から濁水は膀胱に。糟糠つまり「かす」は大腸へと分かれる。その分ける作用がうまくいかないと、小腸から膀胱に行かなきゃいけない水が大腸へ行くから下痢をするんだと考えてるんですね。だから水を膀胱に行かせれば下痢が止まるというような発想—たぶんそうだろうと思うんです。蒼朮、白朮、茯苓なんかの利水薬を使うと腸内の水が血中へ吸収されて、結果的に小便として出るし便も水分が少なくなって固まるということなんです。蘭門なんていう門はないんです。どだいそこから膀胱へ行くはずがないんですから。昔の中国でそのように考えていたというだけです。

細菌性の下痢であろうとどんな

下痢であろうと、下痢をしているときに水分を吸収して除くという発想で使うんです。細菌性だったら、消炎効果のあるほかの薬とあわせて使えばいいんで、とにかく水分を除くだけの話です。

● 浮腫

浮腫でも同じことです。浮腫の場合も、利水薬が組織内の水を血中に吸収すると考えていいと思います。血中の水分が増えて小便として排出される。それで、結果的に浮腫が取れるということになります。ただ、これは利水薬全般にいえることで、五苓散に限った話とは違いますよ。

● 五苓散の加減

例えばお腹が冷えて下痢をする場合は人参湯を使うのが定石です。人参湯というのは便が溏するときに使うんです。鴨溏といって水鳥の便のようなベタベタの便が出て、シャーッと出ない。冷えて出るときはベターッとしたのが出ます。お腹が痛く、トイレへ何回も行って、こういうベタベタが少しずつ出るときは、人参湯を使うんです。それで水分が多かったら、五苓散を加えた参苓湯という形にするん

です。

なぜ鴨溏になるかというと、寒冷刺激のため腸管の運動が速くなってまだ水分が吸収されないうちに出るからです。そのうえに蠕動が速いから少量頻回になる。だからお腹を温めてその動きを止めてやればいい。人参湯には利水薬は白朮だけしか入っていないんです。乾姜で温めるのが主で、あまり利水の効果はない。だから、同じような状態で腹がガラガラ鳴って水のような便が出る場合には、人参湯に五苓散を加えた参苓湯という形にして使う。

それから平胃散を使うようなときですね。平胃散というのは利水薬が蒼朮だけしか入っていないんで、下痢を止める効果は弱いんです。下痢を止めたいときは四苓散でいいんですけれど、エキス剤の場合は五苓散を合方するわけです。これに腹痛を止める芍薬を加えると、『万病回春』の「胃苓湯」という形になる。それも平胃散と五苓散を合わせたものです。物を食べ過ぎたり、飲みすぎたり…。今言っているのは、それほど何べんもは行かない下痢のことで、ごちそ

うを食べ過ぎて、腹が悪くなって、帰ってから下痢したと。また痛むので、また行く。そんな状態です。そういうときに便の水分が多かったら、平胃散だけでは止まらないので五苓散のような利水剤を入れたらいいし、腹が痛かったら鎮痙の芍薬甘草湯をほうり込んだらいい。そうすると胃苓湯という形になるわけです。

● 苓桂朮甘湯

苓桂朮甘湯というのは『傷寒論』の処方で、もともと熱病のときに起きる状態に対してつくられているんです。それと同じような状態というわけで『金匱要略』には「それ短気、微飲あるは、まさに小便よりこれを去らしむべし苓桂朮甘湯これを主る。腎気丸またこれを主る。」と書いてある。つまり潜在性の浮腫があるとか、呼吸の幅が狭いとき、うっ血性心不全があって階段を上がると息切れがするというようなときに使うのが一つです。

もう一つは、立ちくらみに対して使う。「心下に痰飲があって、胸脇支満、目眩するもの」と書いてあるんです。胃の中に停水、つまり溜飲があって立ちくらみをするときに、胃の中の水を茯苓と白朮で取る。胃内停水が多い人はバッと立ったりすると立ちくらみしやすいんです。茯苓というのは、それと同時に心悸亢進を抑える作用もあるんです。桂枝も心悸亢進を抑えます。立ちくらみがして、一過性の脳貧血を起こすようなとき、桂枝は脳の血管拡張作用もあるのでいいんです。だから、熱病でドキドキして心悸亢進のあるようなときに桂枝甘草湯だけでも使います。苓桂朮甘湯を基本にして、めまいに使う薬は多いんです。定悸飲とか、茵蔯湯とか、いろいろあります。私が一番よく使うのは、苓桂朮甘湯に香附子と牡蛎を加えたもの、心悸亢進でドキドキしたり、心臓神経症とか、ノイローゼというような人がいたら、黙ってそれを先にやるわけです。それが合わなかったら柴胡加竜骨牡蛎湯のようなものを使って鎮める。竜骨、牡蛎といった重鎮安神薬をやります。

苓桂朮甘湯は、心不全の浮腫、立ちくらみの脳貧血を起こすとき、心悸亢進というのが一番適応が多

いと思います。貧血性の浮腫と貧血による心悸亢進に使います。苓桂朮甘湯を単味で使うわけではないけれども。水を抜くと、なぜ心悸亢進が止まるのかはよくわからないですけれども。

●苓姜朮甘湯
（「冷えと湿」には温陽利水）

冷えと一緒に湿とか水がたまる人は、温陽利水の方法をとるわけです。温陽利水の方法でも、水の停滞が原因で冷えがあるというのだったら、水を取れば冷えは解消しやすいんです。苓姜朮甘湯とか真武湯とか桂枝加朮附湯といった形のものを使います。例えば、利尿にはあまり影響がないとき、つまり小便はよく出るのに水が腰から下にたまって、冷えて痛みがあって、重たいというようなときは、苓姜朮甘湯を使います。乾姜と茯苓、白朮、甘草が入っています。乾姜で温めて血行をよくして、茯苓と白朮で水を取りますね。湿とか水よりも寒のほうが強い場合には、温めるのが目的の五積散のようなものを使います。ただ循環障害のほうが先か、水がたまっているほうが先かというのは、ちょっ

とわかりにくいとは思うんですが。苓姜朮甘湯のような場合は、温めるのと水を抜くのと両方ですね。恐らく下肢の水分を血管の中へ取るのが茯苓、白朮で、血行をよくして温めてやるのが乾姜であると。苓姜朮甘湯を使う目標は、腰から下が水の中に座っているように冷たい。排尿には異常がない。それで重いんです。立つときに「よっこらしょ」となる。膝が痛くても「よっこらしょ」ですが、腰とか腰から下が重くて「よっこらしょ」なんです。こういう症状というのは、こちらが聞いてやらないとはっきりわからないんです。例えば、月経前期症候群というのがありますね。私のところに見学に来ている先生なんかがいうには、私が患者に聞いて治療しているのを見たあとで、帰ってからそれを頭において そういう患者がいないか気をつけて診ると、今まで気がつかなかったけれど、そんなのがたくさんいるというんです。苓姜朮甘湯の「よっこらしょ」も、診る目がなかったら、そんな患者はいないんです。そういうつもりで聞いてみると出てくるんです。たくさん

いるんです。利尿に障害がないのに水がたまっていて、冷えて痛んで浮腫があるというのにはよく効きます。坐骨神経痛とか脊椎の変形とか、いろいろ診断をされてくる患者が多いです。脊椎分離症だとかいって来るんですが、薬を服ませたら簡単に治る。リチャード氏病なんていう名前がついてくるものもありますし。ヘエー、というような感じでね。西洋医学的な診断の結果を本人がいうけれども、どの程度の先生が診断しているかわからないんです。というのは、じゃまくさいし、痛いというから調べてみても異常がない。何ともないというのもおかしいから、神経痛とか、変形性脊椎症とか診断をつけるんです。変形しているから腰が痛いわけでもないんだけれども。だけれども、腰が痛いといって整形外科へ行くと、そういう診断になって戻ってくるわけです。いろいろやっても治らないというので来る人が多いわけです。

腰が冷たいという訴えがあればいいと思いますけれどもね。それから重くて、動かしにくいというもの。運動がしにくい。動きにくいんです。だから俊敏な動作ができない。車が来ても横にサッと避けられない。飛び上がって足をパンパンするなんてことはできないんです。尿の色が薄く尿量が多い。よだれやツバがどんどん出てしかたないという訴えもありますね。あとは冷えて起こる夜尿症とか、そんなものにも苓姜朮甘湯が効きますよ。人参湯なんかと一緒で、甘草乾姜湯で温めるという意味になります。

◉当帰芍薬散

当帰芍薬散というのは、もともとは『金匱要略』に婦人のわけのわからない腹痛と、妊娠中のわけのわからない腹痛に使うという処方なんです。当帰、川芎、芍薬というのがそういう面に働くのです。妊娠中というのは、わりと水気が多くて浮腫が起こりやすいんです。中毒症にならなくても浮腫が起きます。どうして痛みが止まるかといわれると。ちょっと困るんです。婦人科の先生に、「いろいろ検査してもわけのわからないという腹痛には、これをやるといい」といっておいたら、「なるほど効きます」と。妊娠中とか、婦人の腹痛、

月経困難症とかを含めて使われますね。女の人の腹痛はいったい腹のどこが痛いのかわからんのです。子宮が痛いのやら、胃腸が痛いのやらわかりません。わけのわからない腹痛に使うんです。水気が多いか少ないかという診断に、痛みと重さというのがあるんです。鎮重といって、重たいとか動かしにくいとか、そういう痛みがあるわけです。また、水がたまると冷えるんです。だから当帰芍薬散というのは、このごろは冷え症の薬になっているくらいです。例えば、リウマチの朝のこわばりと痛みというのは、筋肉の中に水がたまっているためです。だから動かしているうちに筋肉の中の水が組織のほうへ筋肉の外へ寄って楽になるんです。水を組織の中から血管とかリンパのほうに取り込むのは、白朮、茯苓、沢瀉の作用で、入ったものの循環をよくするのは、当帰、川芎じゃないかと思うんです。冷えが強いときには、もっと循環を強める附子を使います。当帰芍薬散も使い方ですね。それだけで単味で使うということは非常に少ないんです。習慣性流産なんかには非常にいいです。何回でも妊娠はするけれども流産する人にね。それから、妊娠中の浮腫、私は紫蘇和気飲を使いますけれども、この中に当帰芍薬散が入っているわけです。

● 当帰芍薬散

当帰芍薬散は昔は妊娠中の腹痛とか女性の腹痛に使ったんです。このごろは冷え症に使うようになってしまって、婦人の腹痛は忘れてしまっているんじゃないかと思うぐらいです。婦人科の先生に、わけのわからん腹痛で婦人科的にも産科的にも異常がないのに、当帰芍薬散をやったらよく効きますといっておいたんです。そうしたら、検査してもどうしようもないものに使ったらよく効きますと報告がありました。私は婦人科と違うから、そういう場合に使う機会が非常に少ないんです。

当帰芍薬散を使う人というのは、冷え症で、ブチャッとして水膨れの人が多いんです。だから地黄を入れると反って腫れてぐあいが悪いんじゃないかと思うんです。当帰芍薬散は婦人の冷え症に使うんです。私が一番よく使ったのは一

最近では使いませんけれども、古い昔に使ったのは習慣性流産の人です。妊娠はするんですが、なんべんしてもみな流産するという人に、当帰芍薬散がよく効きます。当帰芍薬散を使うような人というのは、水膨れがあって、表面の皮はかさかさしている。中の水膨れは、茯苓、白朮、沢瀉で取る。水がたまっている人は、冷えやすいんですね。水滞があると血管を圧迫して血流が悪くなるし、血流が悪いと色がブラスになる。アネミーじゃないですよ。色は悪いけれども、あれは仮性貧血というか血管を圧迫するためであって、血色素が減少しているわけじゃないんです。

10 浮腫、水腫の強いときは、利水作用のある「猪苓・沢瀉」の配合された処方（猪苓湯）を中心に加減して用いよ。

●利尿作用−血中の水分を尿として排出する。

猪苓−沢瀉

腎臓での再吸収を抑制して血中の過剰の水分を尿として排出する。

Group：五苓散、猪苓湯

五苓散	猪苓−沢瀉（白朮、茯苓、桂枝）
猪苓湯	猪苓−沢瀉（茯苓、滑石、阿膠）
五淋散	沢瀉（茯苓、滑石、車前子、木通、山梔子、黄芩、当帰、赤芍、地黄、甘草）

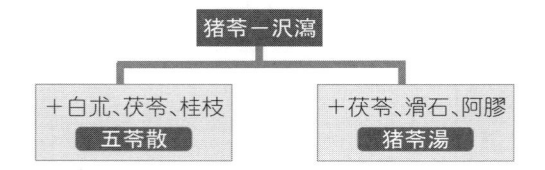

```
        猪苓−沢瀉
       ／      ＼
  ＋白朮、茯苓、桂枝   ＋茯苓、滑石、阿膠
      五苓散          猪苓湯
```

▶猪苓湯

（解説）本方は『傷寒論』に「陽明病…若し脈浮、発熱し、渇して水を飲まんと欲し、小便不利の者は、猪苓湯之を主る。」とある。熱病で熱が持続して悪熱し、発汗が続いて、口渇して水を飲まんと欲するが、小便が出ない。これは体内（血中）に水が不足して脱水を起こしている状態プラス中毒症、即ち燥と熱毒のためで舌質も紅になる（傷陰）。このため、茯苓と滑石で消化管の水を血中に吸収すると同時に滑石で熱を制して熱毒を治し、猪苓・沢瀉で吸収した水を尿から排出する。阿膠は止血作用があり血尿を治すとともに、利尿作用の行き過ぎを抑えて脱水を防ぐ作用がある。五苓散は発熱の初期（太陽病）で悪寒がして、発汗しない"傷津"に用いる。本方は、陽明病で悪熱し、発汗している"傷陰"に用いる。したがって、本方を浮腫や消化管に水がない場合に用いるときには、

水を多量に服用させなければならない（例えば、尿路疾患に用いる場合）。
（応用）❶尿道炎、膀胱炎、尿路結石による排尿困難、排尿痛、血尿。
　　　　ⓐ尿道炎、膀胱炎…本方の利尿作用により濃縮された尿を薄くして、膀胱や尿道の粘膜の刺激を和らげる。炎症の強いときには竜胆瀉肝湯や五淋散を合方する。
　　　　ⓑ血尿…猪苓湯合四物湯を用いる。
　　　　ⓒ尿路結石…猪苓湯合大建中湯、排石湯などを用いる。
　　　❷前立腺肥大症…排尿困難に猪苓湯合八味丸を用いる。
　　　❸下痢…熱証タイプの下痢（例えば麻疹の下痢）に用いる。

山本巌先生語録

●猪苓湯

猪苓湯には白朮もないです。白朮は温性ということと、組織間、細胞間の水を吸収するということで除いたと思いますが、あっても特に変わらないようです。これはもともと下痢を止めるためにつくられた処方です。中国ではどうか知らないですけれど、日本では猪苓湯を下痢には使わないんです。もともと下痢を止めるための処方であるにもかかわらず、膀胱炎の症状ばかりに使われるようになって、下痢に使うという例はないです。使う病態があるとかないとかにかかわらず、私は知らないんです。滑石も入って収斂作用もあるし炎症を抑える作用もあるし、下痢を止めるのに使います。五苓散は、温めたり発汗作用のある桂枝が入っているので、熱があっても悪寒がある時期に使います。発熱や口渇はあっても、まだ炎症が強くなくて、悪寒があって発汗のないときは五苓散でいい。だけど熱が持続して発汗が続き、脱水して不眠とかイライラが起きてきたときは猪苓湯のほうがいいんです。口が渇いて胸が熱くなるし、舌も紅い。口の渇きも、五苓散を使う場合の渇きはあまり強くないです。舌質もあまり紅みが強くないし、舌苔もない場合が多い。あっても白い。猪苓湯になったらそうはい

かないです。舌は紅色で舌苔は黄色くなります。つまり熱証が明らかになって脱水の程度も強い。

▶ **五淋散**『和剤局方』

（組成）山梔子、黄芩、芍薬、甘草、当帰、地黄、茯苓、車前子、滑石、沢瀉、木通

（構造）❶山梔子、黄芩、生甘草…消炎作用。

　　　　❷芍薬、甘草、当帰…鎮痙鎮痛作用

　　　　❸沢瀉、滑石、茯苓、木通、車前子…利尿作用、消炎利水作用。

（解説）●下部尿路の炎症を抑える薬の代表的なものは山梔子であり、炎症の激しいときはこれに竜胆、黄連、黄芩、石膏などを加えて用いる。五淋散には山梔子と黄芩が入っている。膀胱炎に対してはさらに炎症を抑えて小便を出す薬である篇蓄、瞿麦、冬葵子、木通、車前子、茵蔯蒿、滑石と淡滲利水薬である茯苓、白朮、沢瀉、猪苓などを加えて尿量を増やして、尿の浸透圧を下げ、膀胱粘膜の刺激を弱めてやる。水をたくさん飲んで、小便の量を増やして、しかも炎症を抑えるために上のような薬を用いる。さらに効かせるためには抗菌剤や抗生物質を併用する。

●膀胱炎では、後部尿道から膀胱三角部にかけて炎症性の刺激があると、痙攣が起きて頻尿になったり、尿が淋瀝する。そこで、痙攣を抑えるために芍薬・甘草を入れる。この意味で五淋散には芍薬甘草湯が配合されている。

●発熱性疾患を伴う膀胱炎では、葛根湯や麻黄湯などで発汗療法を行うと尿が濃縮して高浸透圧になり、症状が増悪して血尿が現れたりする。このようなとき発汗療法は禁忌であり、小柴胡湯を中心にした和解法で対処する。膀胱炎には猪苓湯を、血尿には四物湯、芎帰膠艾湯を合方して治療する。

●なお、五淋散は竜胆瀉肝湯のような炎症症状の強い解毒証タイプではなく、炎症症状の軽い当帰芍薬散タイプの者に用いる。

11 脚気様症候群に伴う浮腫に対しては、利尿作用と瀉下作用を兼ね備えた逐水薬、「檳榔子・大黄」の配合された処方（九味檳榔湯）を中心に加減して用いよ。

●逐水作用（利尿作用＋瀉下作用）

檳榔子－大黄

　檳榔子には利尿作用と瀉下作用があり、浮腫や水腫を除く。大黄は瀉下作用があり、檳榔子の逐水作用を助ける。例えば、関節リウマチ、関節炎などの関節水腫や下肢の浮腫に、牽牛子と大黄の末を服用させると、腫れが引いて穿刺の必要がなくなる。檳榔子・大黄にも、緩和だがこの作用がある。

Group：**九味檳榔湯加呉茱萸茯苓**

九味檳榔湯加呉茱萸茯苓	檳榔子－大黄	（厚朴、陳皮、桂枝、紫蘇葉、木香、生姜、甘草、呉茱萸、茯苓）

▶ **九味檳榔湯加呉茱萸茯苓**『勿誤薬室方函口訣』

（組成）檳榔子、厚朴、陳皮、桂枝、紫蘇葉、木香、生姜、甘草、大黄、呉茱萸、茯苓

（構造）❶檳榔子…逐水作用（体内に貯留した水分を瀉下、利尿により排除する）。

❷大黄、厚朴…逐水作用を強める（大黄には瀉下作用が、厚朴は利水作用があり、瀉下による腹痛を止める作用もある）。

❸陳皮、厚朴、紫蘇葉、生姜、甘草…健胃作用。

❹桂枝、甘草…強心利尿作用。

❺呉茱萸、茯苓…健胃、利尿作用。

（解説）九味檳榔湯は脚気（Beriberi）に対する浅田宗伯の代表処方である。脚気は症候の違いにより以下の二つに分けられていた。

❶湿脚気（浮腫型）…ビタミンB_1欠乏が急激に起こったもので、浮腫を伴う運動麻痺、知覚麻痺も現れることが多い。また浮腫が強

11 檳榔子－大黄 ●逐水作用（利尿作用＋瀉下作用）

いときには、右心不全が生じることがあり、これを脚気衝心（Beriberi heart）と呼び、急死することが多く恐れられていた。
❷乾脚気（麻痺型）…ビタミンB_1の欠乏が徐々に起こったもので、筋肉の萎縮、知覚麻痺、運動麻痺がみられ、浮腫は生じない。
●浅田宗伯は湿脚気と脚気衝心のうちで体力の低下がないものに、九味檳榔湯およびこれに呉茱萸・茯苓を加えたものを用いた。特に右心不全による脚気衝心の予防に重点を置いた。
●処方中の主薬は檳榔子で、牽牛子に似た逐水作用を持ち浮腫を消退させる。大黄・厚朴の配合は逐水を強めるためである。また脚気は心下部の痞え、腹部膨満感、便秘などの胃腸症状を伴い、胃腸症状から始まることが多いので、陳皮、厚朴、紫蘇葉、生姜、甘草などの胃腸薬が配合されている（このため脾胃気滞にも使用できる）。桂枝・甘草は強心利尿薬とみなしてよい。以上のような逐水を主とした処方であるから、虚弱者には向かず、比較的軽症の湿脚気（右心不全）に広く用いる。衝心の予防あるいは利水を強める目的では、呉茱萸・茯苓を配合した九味檳榔湯加呉茱萸茯苓を用いるとよい。
●脚気は白米病であり、ビタミンB_1の欠乏によるものである。九味檳榔湯加呉茱萸茯苓はあくまでも逐水剤で、利水を目的として用いる方剤であり、右心不全の予防のために用いられる。脚気そのものを治す方剤ではない点に注意が必要である。

山本巌先生語録

●「標治」としての逐水

　逐水薬のなかで、葶藶子とか牽牛子はよく使います。また檳榔子というのは逐水薬に入っていないんですが、これも緩和な逐水薬と考えています。この三つは非常によく使います。葶藶子は肺や上部の水に、牽牛子は四肢、関節の水に使うというような違いがあります。葶藶子は大棗とだけでなくて、人参、黄耆、桑白皮、麻黄、杏仁などを配合したり、ほかの方剤に

11 檳榔子－大黄 ● 逐水作用（利尿作用＋瀉下作用）

加えて使います。ただ、甘遂、大戟、芫花、商陸といった峻烈で毒性のある逐水薬は使わないほうがいいと思います。今は利尿剤のいいのがたくさんありますから。わざわざそんなにこわくて、場合によったら効かないというようなものは、使わなくてもいいんじゃないですか。

　それから、漢方薬には強心剤がないんです。ジギタリスが一番よく効きます。ラニラビットとかジゴキシンなどはいいですね。簡単ですし、1日経ったら消えてしまうし。利尿剤にジギタリスも併用するわけです。葶藶子などを使って一発は下しますが…。　ただ呼吸困難だけが取れてもまた水がたまってくるわけです。気管の周囲のリンパの浮腫とか肺胞の中にたまってくるようなものを取らなければしょうがないんです。

12 当帰－川芎●温経散寒作用

12 冷え症や、冷えによる腰痛を治療するには、「当帰・川芎」など温経薬の配合された処方（五積散、当帰四逆加呉茱萸生姜湯）を中心に加減して用いよ。

●温経散寒作用…外部を温める作用、活血作用、冷え症を治す作用

[当帰－川芎]

　経絡(＝外部、殻、Shell)－皮膚、筋肉、関節、骨、神経等－を温める作用。外表、四肢末梢の血行を促進して冷え症を治す。動脈の血流を良くする（活血作用）。駆瘀血の作用を助ける等の働きをする。当帰は主に四肢、下半身の血流を良くして冷え症を治す。川芎は主に上半身の血流を良くして頭痛などを治す。

▶経絡の寒証(冷え症)

　寒冷の刺激(寒邪)が四肢・躯幹など外表を犯したもので、疼痛、しびれ、知覚麻痺、運動麻痺等が発生し、腰痛、筋肉痛、神経痛、凝り、冷え、しびれ等を訴える。治療は経絡を温めて寒邪を除く温経散寒薬である当帰・川芎のほかに、桂枝、麻黄、細辛、附子などを用いる。代表処方に当帰四逆加呉茱萸生姜湯、当帰芍薬散、五積散などがある。

Group：**当帰芍薬散、当帰四逆加呉茱萸生姜湯、(五積散)**

当帰芍薬散	**当帰－川芎**(芍薬、白朮、茯苓、沢瀉)
当帰四逆加呉茱萸生姜湯	**当帰**(桂枝、細辛、木通、芍薬、大棗、甘草、呉茱萸、生姜)
五積散	**当帰－川芎**(麻黄、肉桂、白芷、甘草、芍薬、茯苓、半夏、陳皮、枳殻、蒼朮、桔梗、乾姜、厚朴、大棗)

▶当帰四逆加呉茱萸生姜湯『傷寒論』

（解説）●本方は『傷寒論』に「手足厥寒、脈細にして絶せんと欲する者、当帰四逆湯之を主る。若し其の人、内に久寒ある者、当帰四逆加呉茱萸生姜湯に宜し。」とある。これは、「手足厥寒し、脈細にして触れにくいものは、当帰四逆湯を用いる。もし患者が平素から

内臓も冷えて腹痛、嘔吐などある者は当帰四逆加呉茱萸生姜湯を用いる。」というものである。

●本方は、厥陰病篇にあるが、厥陰病の四逆湯の四肢厥冷とは異なる。動脈機能障害による手足の血行不良や寒冷刺激による自他覚的四肢の冷えで、脈も細くて触れにくいというものに適する。厥寒は自覚症状である。冷え症の者に本方を用いて血行を良くし、手足を温める。厥陰病は熱病のショック時の四肢厥冷で、本方の手足厥寒とは全く異なる。厥冷は冷えを自覚しない。

●当帰・桂枝・細辛は末梢血管を拡張し、血流を良くして冷え症を治す。桂枝は上半身の血行を良くする。当帰は下肢の血行を良くし、細辛は体を温めるとともに鎮痛作用がある。本方は、下肢、足の動脈を拡張して血流を良くする。当帰四逆加呉茱萸生姜湯は内に久寒ある者に用いる。つまり、胃や腸も冷えている者ということで呉茱萸・生姜を加えて用いる。

これは当帰四逆湯と呉茱萸湯の合方と考えられる。

(応用) ❶凍瘡(しもやけ)…予防には桂枝茯苓丸を合方する。

❷動脈機能障害…レイノー現象、四肢の動脈血行障害、脱疽(バージャー病)

❸腰冷痛、坐骨神経痛、腹痛、悪心、嘔吐、生理痛、冷え症…寒冷刺激による。

▶ **五積散**『和剤局方』

(解説) ●本方は『和剤局方』に「中寒、寒邪に感冒し、頭疼、身痛、項強拘急、悪寒、嘔吐、腹痛するものを治す。又内生冷に傷られ、胸膈脹満し、外風寒湿気に感じ、経絡に客して、腰脚酸疼し、及婦人難産、経調わず、或いは血滞通ぜざるを問うことなく、並び治す。」とある。

●本方は、平胃散、二陳湯、桂枝湯、桂枝加芍薬湯、苓桂朮甘湯、苓姜朮甘湯、当帰芍薬散、続命湯など、様々な処方の複合とも考

えられ、少し加減すれば非常に多方面に応用できる。

（応用）❶腰痛、腰腹股攣急…冷えによる腰痛に用いる。風呂に入るなど温まると楽になり、冷えると悪化する腰痛（腰冷痛）、腰股攣急、少腹痛、頭痛、臀痛、肩痛、腹痛、下肢痛等に用いられる。老化（腎虚）の腰痛には補陰湯、独活寄生湯を、軽症には八味丸を用いる。ぎっくり腰、打撲、外傷など瘀血の腰痛には桂枝茯苓丸や桃核承気湯を合方する。本方は寒邪が経絡に中って起きる冷房病にも用いられる。

❷慢性胃炎、胃潰瘍
ⓐ嘔吐の止まらないときに用いる…他の薬で嘔吐の止まらぬものに用いる。
ⓑ下痢、腹痛に用いる…お腹が冷えて下痢する者に平胃散合芍薬甘草湯の方意がある。
ⓒ胃酸過多症、胃・十二指腸潰瘍…普段は食欲のある過酸症の胃炎や胃・十二指腸潰瘍に黄連解毒湯を少量（3〜6g）加えて用いる。
❸軽症のカゼ…本方は、桂枝湯加麻黄白芷の方意があり、発汗解表の感冒薬として用いられる。また、桔梗・枳殻の去痰薬や半夏の鎮咳薬を含んでいるため、総合感冒薬としても用いることができる。さらに、平胃散加芍薬甘草が入っているので、胃腸型の感冒にも用いられる。冬季の感冒、老人や冷え症の者の感冒、葛根湯や麻黄湯で胃腸障害を起こすものなどに適している。

山本巌先生語録

●当帰四逆湯（手足の冷え）

『傷寒論』には当帰四逆湯と四逆湯を区別するために「手足厥寒、脈細にして絶せんと欲す」と書いてあるんです。四逆湯を使う「厥冷」のときは、自覚的には冷たくないんです。ショック状態のときですから、死人を触るように冷たいけれども、本人は冷たいという自覚症状がないんです。当帰四逆湯の「手足厥寒」というのは、本人が、手足が冷たいといいますし、

脈も細いです。そういうときに血液の流れをよくして冷たいのを治すというのが、当帰四逆湯です。
「もし久寒があったら、呉茱萸、生姜を加える」と、腹も冷えていて、ムカムカするようだったら、呉茱萸と生姜を加える。人参が入ったら呉茱萸湯ですけれども、呉茱萸・生姜でも呉茱萸湯を合方してあるようなものだと思います。レイノー現象にも使います。ただ治りませんけれども、温まります。自覚症状が取れて冷たいのがよくなるということで使います。バージャーには、私は駆瘀血剤を使います。また、冷えて起きた腰痛とか坐骨神経痛に使います。冷えて痛いという月経痛にも使います。しかも腹痛とか嘔吐のあるときは、呉茱萸・生姜を加えた当帰四逆加呉茱萸生姜湯を使います。

　実際は、当帰四逆湯だけを、坐骨神経痛とか腰痛に使うかというとそうじゃなくて、五積散のような複雑な処方になってきます。

●**五積散（冷えによる体の痛み）**

　これはさっき申しましたように、腹の中寒に対して経絡の中寒に使います。苓姜朮甘湯、苓桂朮甘湯、当帰芍薬散の合方みたいなものだと考えればいい。外側が冷えているのを温める。中も温まりますが、中よりむしろ外のほうを温めます。それから、蒼朮・厚朴・茯苓・半夏といった利水に働く薬が入っていますから、寒と湿が重なっているために起きた痛みに使います。

　私が一番よく使うのは、クーラー病です。タクシーなんかに乗りますと、ものすごく中を冷やしてくれている。入った途端にスーッと気持ちがよくなるんですが、しばらくたつと頭が痛くなります。そういうふうに冷えたときなんかに一服飲むとスッとよくなります。経絡の中寒でクーラー病といいますか、急性にちょっと起きたような冷えによる、外だけ冷やされたしびれとか、痛み、凝り、痙攣によく使います。

　それから腰痛症のファーストチョイスとして、腰痛といったらまず五積散を中心に考えます。

　香月牛山は「腰痛するものはまず五積散を与うべし。…総じて腰痛腿痛の証、筋骨疼痛するものは、経絡を温散すべし、五積散主方なり」と書いています。

12 当帰－川芎 ● 温経散寒作用

● 五積散（風邪薬、胃薬として）

　桂枝湯に麻黄、白芷というような薬物が入りますから、当然、解表薬、かぜ薬になります。年寄りのかぜに非常にいい。桔梗、半夏、茯苓、厚朴、枳殻なんかが入っていますから、去痰にも、鎮咳にもなるし、そういう意味で、風邪薬として非常にいいです。しかも平胃散、二陳湯、桂枝加芍薬湯というのが入っていますから、胃薬にもなるので胃腸障害も起こりません。案外大風呂敷な処方ですけれども、風邪薬として、特に老人の風邪薬に非常に効く、私もよく使います。このかぜは、体温の上昇はあっても、悪寒があります。桂枝湯加麻黄白芷があると頭痛にもよく効く。平胃散とか二陳湯に桂枝加芍薬湯を加え合わせたようなことから考えますと、胃の薬に使いますね。矢数格先生というのは、五積散に黄連・山梔子を加えて加味五積散と称して、たいていの胃病に胃薬として使ったんです。安中散とちょうど反対に使ったわけです。食後に痛みのある場合ですね。どっちかというと、特に胃腸の虚弱なものでなく、急性胃腸炎、慢性胃腸炎で、心窩部の疼痛、膨満感、むねやけ、ゲップ、嘔吐、悪心などのある場合ですね。

13 お腹の冷えや、冷えによる下痢、腹痛、嘔吐には、「乾姜、甘草、呉茱萸」など温裏薬の配合された処方（人参湯、大建中湯、呉茱萸湯）を中心に加減して用いよ。

● 温裏作用…内部を温める

乾姜－甘草

臓腑（＝裏、核、nucleus）を温める。乾姜が主にお腹を温めて、冷えによって起こる腹痛、下痢、悪心、嘔吐を治す。甘草は冷えによる腹痛を治すために乾姜と合わせて用いられる。

▶ 臓腑の中寒（お腹の冷え）

冷たい飲食物（果物や冷蔵庫で冷やした物）を摂ったり、下肢の冷却による冷えた血液の腹腔内への流入、腹壁や腰部の冷却による腹腔内の冷えなどにより発生する。症状としては、腹痛、下痢（泥状便）、嘔吐などが最もよくみられる。これは寒冷刺激で消化管の蠕動運動や胃腸が痙攣することにより生じる。口渇はなく、尿量が多いことも大きな特徴である。治療には、服用すると腹が温まり、腹痛、下痢、嘔吐が止む温裏去寒薬を用いる。代表的薬物が乾姜で、肉桂、呉茱萸、附子などがよく用いられる。基本処方は、甘草乾姜湯で、乾姜でお腹を温めて、炙甘草で腹痛や痛みを止める。代表処方は人参湯で、このほか大建中湯、呉茱萸湯、小青竜湯、苓姜朮甘湯などがある。

Group：❶ 上焦（肺〜気道）の冷えに…小青竜湯、苓甘姜味辛夏仁湯

❷ 中焦（胃腸）の冷えに…人参湯、大建中湯、呉茱萸湯

❸ 下焦（腰〜足）の冷えに…苓姜朮甘湯、四逆湯

小青竜湯	**乾姜－甘草**（麻黄、桂枝、細辛、芍薬、半夏、五味子）
苓甘姜味辛夏仁湯	**乾姜－甘草**（細辛、茯苓、半夏、五味子、杏仁）
人参湯	**乾姜－甘草**（人参、白朮）
大建中湯	**乾姜**（蜀椒、人参、膠飴）

13 乾姜－甘草 ● 温裏作用

呉茱萸湯	**呉茱萸**（人参、生姜、大棗）
安中散	**良姜－甘草**（桂枝、茴香、延胡索、縮砂、牡蛎）
苓姜朮甘湯	**乾姜－甘草**（白朮、茯苓）
四逆湯	**乾姜－甘草**（附子）

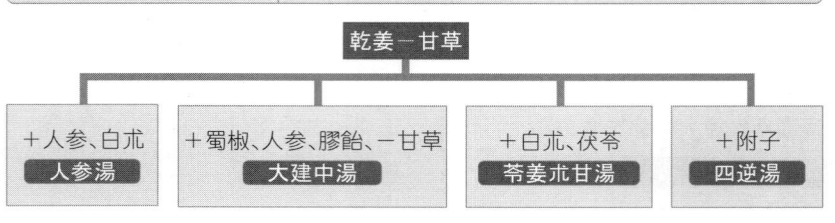

```
             乾姜－甘草
   ┌──────┬──────┬──────┐
+人参、白朮  +蜀椒、人参、 +白朮、茯苓  +附子
           膠飴、－甘草
  人参湯    大建中湯    苓姜朮甘湯   四逆湯
```

▶ **人参湯（＝理中湯）『傷寒論』**

（解説）本方は『傷寒論』に「霍乱、頭痛、発熱、身疼痛し、熱多く水を飲まんと欲する者は、五苓散之を主る。寒多く水を用いざる者は、理中丸之を主る。」とある。霍乱というのは急性胃腸炎で、疫痢のように急激に経過する病気である。霍乱で嘔吐、下痢して、頭痛、発熱し、身体が痛み、脈は浮で、いくらでも咽が渇いて水を飲む。炎症性のもので熱が多く、口が渇くというものは五苓散を用いる。嘔吐や下痢をするが、口渇もなく、手足も冷え、腹痛があるとき、炎症でなく寒冷による場合は理中丸を用いる。五苓散の証は脱水症となって、小便はほとんど出ない。理中丸の証は嘔吐や下痢で水分を失っても脱水せず、口渇もなく、尿量も多い。本方は乾姜が冷えを温める主役で、人参・甘草は腹痛を止め、心下部の痞えをゆるめる。白朮で下痢を止める作用がある。

（応用）❶お腹が冷えて腹痛、下痢(泥状便)するもの。

①下痢の量は多くなく、ベタベタで頻回である。

②大便、ガスは臭くない。

③下痢をしても、尿量が多く、口渇はない。

④口に薄い唾液がたまる。

ⓐ四肢の冷える者には附子を加えた附子理中湯を用いる。

ⓑ下痢の水分が多いものには白朮・茯苓の配合された真武湯

を用いる。

　　　　　ⓒお腹が冷えてガスが多く、腹痛の激しいときは大建中湯を用いる。
　　　❷貧血症…人参には増血作用がある。
　　　❸低酸症…人参には胃酸を増加させる作用がある。

▶ **大建中湯**『金匱要略』
（解説）　◎本方は『金匱要略』に「心胸中、大寒痛し、嘔して飲食する能わず、腹中寒え、上衝して皮起こり、出でて頭足あるを見、上下痛み触れ近づくべからざるは、大建中湯之を主る。」とある。胸部から心窩部にかけて、寒冷の作用を受けて痛み、そのため嘔気がして飲食ができず、お腹が冷えて、腸の蠕動が亢進してまるで頭と尾があるような様子で、それが上に行ったり下に行ったりして痛み、手を触れることもできないときは大建中湯を用いる。

　　　◎本方は、お腹を冷やして腹痛のあるとき、腸の蠕動亢進がみられ、その動きが見えたり、手で触れたりできることがある。本方は蜀椒・乾姜が主薬で、腹中を温める。蜀椒は、消化管の蠕動亢進、胃腸、胆管、尿管の蠕動亢進や痙攣を抑制し、それらによる痛みを抑える作用がある。人参は、上腹部痛・胸痛を止める作用がある。膠飴は蜀椒の刺激を抑えて胃酸の分泌亢進を防ぐ。

（応用）　❶お腹の冷えによる腹痛、胃痛。
　　　❷ヒルシュスプルング氏病。
　　　❸胆石、尿路結石の痙攣性疼痛…疼痛発作を抑える（発熱など熱証のときは、熱や炎症を抑える薬物や方剤を併用する）。
　　　❹腸重積。
　　　❺回虫症…回虫の運動を麻痺させる。

▶ **呉茱萸湯**『傷寒論』
（解説）　◎本方は『傷寒論』に「乾嘔して、涎沫を吐し、頭痛する者は、

呉茱萸湯之を主る。」とある。

◎乾嘔は即ち空えずきして、胃内容は出ず、涎沫(よだれ)を出し、頭痛するものは呉茱萸湯を用いる。本方は胃を温めて、胃の冷えによる片頭痛を止める。胃が冷えて、悪心、嘔吐するのを止める作用がある。呉茱萸が主薬で、呉茱萸は半夏のように悪心、嘔吐を抑える作用、乾姜・生姜のようにお腹を温める作用、茯苓・白朮のように胃の中の水を吸収する作用、枳実のように、消化管の蠕動をスムーズにする作用などがある。人参は胃の痞えや痛みに対して配合されている。

(応用) ❶片頭痛…本方を用いる片頭痛の特徴は、女性に圧倒的に多く、生理の始まるころや、疲れたときに発作的に起きる。頭痛の起きるときは、先ず頸筋(くびすじ)が凝ってくる。そして痛みが耳のうしろから、こめかみの所へきて、そこから頭の中へくると言う。そのとき、めまいや悪心、嘔吐を伴うことが多い。嘔吐はほとんどが乾嘔で、吐物は少なく、粘液、胆汁である。冷え症の人に多く、手足が冷えている。冷たいものを食べて胃が冷えると起きる片頭痛である。

❷嘔吐、吃逆…胃が冷えて起きる者(寒証)に用いる。

▶ **安中散**『和剤局方』

(組成) 桂枝、良姜、茴香、延胡索、縮砂、炙甘草、牡蛎

(構造) ❶延胡索、良姜、茴香、甘草、桂枝…鎮痛作用（胃の痛み、腹痛を治す)。

❷縮砂、茴香…悪心、嘔吐を止める。

❸牡蛎…制酸作用。

❹良姜、茴香、桂枝…温裏作用(お腹や内臓を温める)。

(解説) 本方は「空腹時痛とむねやけ、酸水の嘔吐」を目標に用いるとよい。寒冷の飲食物、例えばビール等で胃を冷やし、上腹部が痛み、酸っぱい水様物(酸水)を嘔吐する者で、慢性的な冷えによるもの

では空腹時痛が多い。胃の疼痛が主であることから、乾姜を良姜に変え、桂枝・延胡索・小茴香・縮砂を加えている。これらはすべて腹を温めて腹痛を緩解させる薬物である。酸水の嘔吐に対しては牡蛎・縮砂が配合されている。ただし下痢に対する配慮はない。痩せている人は血虚、陰虚で熱証を呈することが多く、肥満の人に冷える人が多い。日本の漢方家がよくいうような「痩せ型で」とか、「体力が比較的低下している」とか、食欲不振、倦怠、のぼせ、神経質などすべて無関係である。冷えによる腹痛や生理痛に用いるとよく奏功する。

冷えによる下痢（中寒の下痢、虚寒の下痢）

(概要) 寒が内臓に中ると腹痛、泄瀉、腹満などの症状が起きる。この病は非常に多い。しかし困ったことに、西洋医は中寒という病に対する認識が全くない。したがって、ほとんど見過ごされている。しかも最近では赤痢などはほとんど影をひそめ、また症状も昔のようなひどいものはなくなった。細菌性の腸炎も抗生物質などの出現で治りやすくなった現在、むしろ寒による下痢は非常に重要で、しかも見落とされている疾患である。

(原因) ●冷たい飲食物の摂取と下肢の冷却の二つがその大部分を占める。夏季のみならず、冷蔵庫で冷やして食物を摂る。果物や冷えた飲食物を多量に摂取すると、胃袋を氷嚢代わりにして腹中を冷やすことになる(冷蔵庫病)。

●また、下肢を冷やすことは、下肢に行った血液を冷やして、冷えた血液が腹腔に帰ってくるため、腹を内部から冷却することになる(クーラー病)。

(症状) ❶腹痛

寒冷の刺激を受けると、痙攣性の腹痛が起きる。痛みが強くなったり弱くなったり波動のようになる。古人はこれを疝または寒疝と呼んだ。現在でも疝痛(colic pain)という名称が使われている。

下肢を冷やしても、外部から腹を冷やしてもこの腹痛は起きる。腸の蠕動が亢進し、痙攣性の腹痛になる。

❷下痢…泥状便

　寒冷の刺激で消化管の蠕動が亢進し、消化が充分にされないので泥状便となる。これを「溏」という。その形状が水鳥の糞に似ているため「鴨溏」と呼ばれる。寒冷の刺激による下痢の標準は「溏」といわれる泥状便である。もし、腸に水分が多いときは水様の下痢便になる。寒湿の下痢は水様になる。炎症(熱)の下痢と違って臭気が少なく、色も淡く、便も熱くない。炎症、腐敗、発酵が少ない。重症になると完穀不化といって、消化されない食べたままの状態で排出される。熱の下痢は大便の臭気が強く、濃く、汚い色で、熱い(腐敗、発酵による)。尿量は少なく、色は赤い。

❸尿量多く、尿色は薄い

　下痢をすれば体内の水分が減少するため尿量は少なくなるのが道理である。しかるに下痢で水分を失うにもかかわらず尿量が多い。それは冷えによる発汗の減少があるためだと考えられる。寒いときはよく排尿し、尿量も多く、その色は薄いものである。下痢や嘔吐があっても、寒による場合は、尿量は多く色は薄い。この点が熱による下痢と異なる点である。漢方ではこのように症状から寒と熱の鑑別をする。

❹口中、舌は湿潤して口渇がない

　嘔吐や下痢で水分を失うにもかかわらず、脱水症状がなく、口渇を訴えず、口中は乾燥せず、むしろ湿潤して、飲み込めないような唾液があとから、あとから多量に出てくる。熱痢(湿熱の下痢)は口渇して舌苔が乾燥してくる。

❺脈は遅

　熱があると脈は「数」で、1分間の脈拍は多く、寒の脈は1分間の脈拍の数が少ない。

❻温かいものを好み、温めると症状は良くなる。

❼ 上焦の中寒では、鼻水、クシャミ、悪寒がある

　寒冷が外部から作用して皮膚から冷えると、上焦、肺中冷といって、下痢、嘔吐などはなく、クシャミ、鼻水、悪寒などが症状として現れる。

　以上のようなことを参考にして中寒の下痢と湿熱の下痢（細菌性の腸炎）を区別する。また、治療によってもその結果から判断できる。

山本巌先生語録

●散寒剤

　西洋医学では、環境衛生というのがありますね。寒冷の条件とか、高温の条件とか、日射病・熱射病とか、気圧の非常に高い潜水病とか、いろいろな環境条件が生体に及ぼす影響について研究されています。そういう場合に、寒冷で一番問題になるのが凍傷です。映画の『八甲田山』みたいなものですね。ところが、われわれが一般に寒証といっているのは、そんな凍傷とか凍死というほどひどくはない状態なんです。ごく軽度に起きる寒証です。

　軽度というか普通にあるというか、寒証とわれわれがいう患者は、たくさんいるんですわ。

　西洋医学的には、寒証という認識がないために、形態学的な病変と症状を結びつけていろいろな診断がついておりますけれど。例えば、腹痛・下痢・嘔吐なんかの消化器症状を起こして、胃炎・腸炎・消化不良症・食中毒とされるもの。腰痛・筋肉痛・四肢の知覚麻痺とかしびれ感・動かしにくい・重だるい・鈍い痛みというような症状を訴えて、神経痛とか頸腕症候群・腱鞘炎・関節症と診断されるもの。くしゃみ・水ばな・喘鳴なんかで喘息様気管支炎・小児喘息・アレルギー性鼻炎などとして取り扱われるもの。ほかにも、月経遅延・月経困難症・不妊症・白色帯下とか、夜尿症・頻尿・多尿、まだまだたくさんあります。もちろん、今いったものの全部が全部寒証ではないんですが、寒証と診断して薬をやればあっさり治るもの

が多いんです。西洋医学では寒証という認識がないし、たとえ冷房病という診断はしても治療法がないんです。さっきあげた整形外科の領域の患者でも、西洋医学的な治療ではあまり効果がなくて、サロンパス・エレキバンを使うとか、針灸・マッサージに通うとかしながら悩んでいる人がたくさんいますね。だから、散寒薬、散寒剤はこうした治療上の盲点を補うという意味で非常に価値があると思うんです。現在の診療体系の中に漢方や中医学を取り入れたときに、多いに利用できる部分だと思います。

● **中寒**

先ほどは実寒と虚寒というふうに分けられましたが、昔から『古今方彙』や『衆方規矩』『万病回春』というような後世方の書物では「中寒門」という病門があるんです。中寒というのは「寒邪に中(あた)った」ということですね。実寒あるいは外因による寒証という範疇に入ります。この中寒を分類して、「臓腑の中寒」と「経絡の中寒」に分けます。例えば、冷凍庫のものを出し入れするアルバイトに雇われて、冷凍庫の中に入って足が冷える。冷えた足の血液が腹の中に返って、下腹が冷やされると、腹痛を起こして下痢をする。こういうふうに、冷えによって下痢・腹痛という症状が出るのは、体の内部の寒証になります。つまり「裏」の寒証ですね。冷えによって起こる裏の寒証を、「臓腑の寒証」といいます。

同じような環境で、手足が冷える・手足が痛い・頭痛がする・首が凝るという場合には、外側つまり「表」の寒証です。寒邪が身体の外側にあたった場合は、「経絡の中寒」です。四肢末梢の筋肉とか血管・神経とかに障害が起きます。クーラー病というのはほとんど経絡の中寒と考えてもいいと思います。そのときには肩がこって、首筋がつって、足にコムラ返りが起きるとか、筋肉が痙攣するとか、知覚麻痺が起きてしびれるとか、あるいは神経痛・腰痛という形の訴えが出てきます。一般に神経痛とか腱鞘炎とか頸腕症候群などと診断されて来るんです。ところが、冷えてそうなっているとはいわれない。けれども、経絡の中寒というのは非常に多いです。薬にして

も、温める五積散とか、当帰四逆湯とかを使ったら、神経痛といわれているものでもよくなります。そういうものは、逆に温めるという治療面からすると、冷えによる症状と考えられます。

●寒証の原因

臓腑の中寒といいますが、おなかが冷える場合は、例えば、冷たいものをたくさん飲むと胃袋が氷嚢のかわりになって腹を冷やす。腹を冷やすのはよくないんです。

例えば、虫垂炎のような炎症があるときは、冷やしてもいいんだけれども、ふだんは腹を冷やすと、たいてい悪いです。冷蔵庫が普及したために冷やしすぎた飲食物を摂取するのが原因で、いわば冷蔵庫病ですね。最も腹が冷える原因としては、足が冷えることです。初夏なんかは夜の二時ぐらいまで暑いので、ふとんを剥いで眠っているんですが、4時、5時ぐらいになるとぐんと冷えてきますね。寒いな、ふとんをかけたらいいな、と思うんだけれども、かけないままで眠っているんで、結局は腹が冷える。要するにさっきの冷凍庫病と一緒で、下肢が冷えたために足

へいった血が冷えて、その冷えた血が腹腔に返ってくると、内部冷却して腹が冷えるというのが、われわれの臨床では非常に多いです。

さっき出たように、虚寒に属するといいますか、体のほうが冷え症といいますか、ちょっとした外因とか少しのことで冷えやすいタイプの人もある。『八甲田山』のように非常な低温であれば、非常に元気であろうと熱証であろうと、凍傷を起こして足も手も腐ってしまうようになるけれども、そこまで行かない普通一般の環境で多少冷やすときがある。冷えても気持ちがいいぐらいの人と、ちょっと冷えたらすぐに悪くなる人と、そこに体質の違いがあると思います。

虚寒のタイプで、一番多いのは年寄りですね。昔から「子供は風の子」といって、新陳代謝が旺盛なのか、エネルギーが活発なのか、わりと年寄りに比べると温かいのが多い。ところが老人は新陳代謝がだんだん落ちてきて、体温も低くなってくるためか、わりあい冷え症になる傾向の人が多いです。「爺婆火の子」といって、コタツの中に入って猫と一緒になってい

る。子供は鼻たれても、雪の中へ走っていって暴れまわるというふうな違いはあると思います。

陽虚の人の場合は、ちょっとした寒冷で発病して全身的な冷えを訴えます。特に末梢が強くやられますね。それから体に水気の多い人、つまり、水滞のある人というのは、冷えやすい。寒と湿とは一緒になりやすいと思います。水滞が多い人は、一般に冷えやすいです。だから、よく太っている人に、案外冷え症が多い。太っていると温かそうに思うかもしれないけども、逆に冷える人のほうが多いです。子供でもわりと細い子供は、熱証の子が多いです。特によく食べて、よく動き回る子供は。それからボテーンと大の字になって寝る子も、冷えるたちではないです。寝たら必ずコロッとひっくり返って、うつ伏せに寝る子は、おなかが冷える子です。多分腹が冷えてかなわんから、うつ伏せになるんじゃないかと思います。

● 寒証の診断

寒証というのは、総合判定だと思うんです。内臓の冷えもあるし、手足の冷えもある。あるところは特に冷えていても、あるところはそうでもないこともある。冷えているところは、そのところだけとれば、局所における寒証と考えたらいいんじゃないかと思います。どこかに冷えとか寒さを自覚する。寒さに遭うと症状が悪化する。腰が冷たい、下腹が冷える。下腹が寒い、胃が冷たい、みぞおちのところが冷たいというように、手足が冷たいだけでなしに、どこでも冷たい場所があるときは、一応寒証じゃないかと。これがすべて寒証であるといってしまってはいけないんですが、そうではないかということを念頭に置きます。

▶ 温めると楽になる

その次に、「温めるとどうか」と聞くんです。温まると楽になる。風呂に入って温まったら、腹の調子がよくなって楽になった、腰痛も楽になった、暖かいところへ行くとか、汗を出してみるとよくなった、症状が楽になったというふうに、温めるとよくなるというのも、寒証の一つの参考資料になります。温めてよくなるのが、皆、寒証だというわけではないんですけれども。

▶脈が遅い

それから、冷えている人は脈が遅いです。脈が速いというのは、だいたい熱証です。脈が速いか遅いかというだけで決めるんじゃなくて、ほかのいろいろな症状を参考にして、本当の冷えなのかというのを診る。そのとき脈が遅いというのも、一つの参考になります。基本的には、冷えているときは、脈は熱があるときのように速くはないです。特に陽虚の人は遅いですよ。

ただ、速くても寒でないとはいえないんです。特に局所的な寒証では速い場合もあります。そのほかにも、例えば脳貧血なんか起こしたときだったら、脈を診ると案外速くなっていますし、「恥ずかしいな」と思ったらちょっと速くなるかもわからないし、一概にそれだけでは判定できないとは思います。脈が遅い、ゆっくり打っているというときは、熱より寒であるというふうに参考にします。

▶よだれ・つばが多い

それから、案外おなかの冷えているときは、つばがよく出て、よだれが多いんです。子供でもよだれがたくさん出て、ベタベタになるのは、腹が冷えています。よだれの多い子供は冷えています。子供にも冷え症がいます。滲出性体質で喘息を伴って、喘息様気管支炎とか昔はいわれたものがありますね。例えば(相撲の)朝汐関を小さくしたような感じで、ブテッと太って、首に輪が入って、猫の子みたいに背中を触るとゴロゴロいう子供がありますね。そんな子は、手足は氷のように冷たい。喘鳴があるのに呼吸困難はないんです。こんなときに、温める薬をやったらよくなります。よだれの出る子は、苓姜朮甘湯・人参湯を飲ませたら、簡単に治ります。そういう子は、ちょっと冷たいものをやったり、おなかを冷やしたりすると、下痢をする。またその下痢が止まりにくい。年寄りにもよだれが多い人がいますね。昨日もある先生が私のところへ来て、「おばあさんだけれども、よだれが出てしょうがない。どうしたらいいか」と。「人参湯を服ませておけばいい」といったんですが。年寄りというのは唾液腺にしたって、分泌は少なくなって、腺は衰えて、萎縮して

いるはずですから、出ないと思うのに、どこから出てくるのか、よだれがいくらでも出るんです。飲み込めないようなつばが口の中にたまってくる。タオルで拭いても拭いても後から後から出てくるんです。そういうのがたくさんいます。診断もつかないし、治療法もない。よだれが口から出るのは、中医学的には「脾胃」が冷えているといいます。ゼロゼロいって、くしゃみ、鼻水が出てくるのは「肺」が冷えている。「肺中冷」であると考えます。

ただ、寒証のすべてにつばやよだれが多いのではなくて、陽虚の虚寒の人ですね。ふだん元気な人が、冷たいものを飲んだり、外部からの強い寒冷の作用を受けたときは、あまりつばやよだれは出ないんです。

▶尿・便・口渇

それから、腹が痛くて嘔吐をしたり、下痢をしたら、体の水分が減るわけですが、にもかかわらず小便がたくさん出る。尿量が多いというのは冷えなんです。寒いときは小便によく行きますが、色の薄い小便がたくさん出ますね。これは、冷えている人は発汗しないために、汗に出る水分が小便のほうに回っていくんだろうと思っております。尿量が多くて、色が薄い。

大便も炎症の場合には臭いですけれども、色が薄くてあまり臭くない場合には、下痢をしていても冷えによるものではないかと考えます。冷えが強いときには、食べたものがそのままの、余り消化されない形で出る。「完穀不化」ですね。また、下痢して水分を失っても口渇はないんです。昔から「自利・不渇」といって、嘔吐・腹痛・下痢の場合に、寒によるものを鑑別してたんです。一般には、嘔吐・下痢で水分が失われると口渇・尿量減少がきますね。炎症による場合は、尿の色も濃いです。ところが、寒による場合は、嘔吐・下痢しても尿量は多く、色も淡く、口渇もないんです。しかし、気をつけなきゃならないのは、腹が痛くて来るのに、ブスコパンなんかの注射をしたりすると口渇が出る場合もありますし、そのために口の中が渇く場合もありますから、一概に舌が湿っていないから寒証でないとはいえないと思います。あとは、顔色が

青いとか、皮膚の部分に触れると冷たいとか、そういったものを総合的に判断して「寒証」と診断するわけです。

● 経絡と臓腑の中寒

さっきいったように、臓腑の中寒には、飲み物とか食べ物で胃袋を氷嚢のかわりにして、直接腹を冷やすというのと、足が冷えて冷えた血液が腹の中へ返ってきて、内部冷却するというのがある。子供は足の体積が少ないですから、腹あての「金時さん」でもいけるんです。腹だけ温めていればいい。ところが、大人は腹より足のほうがウエイトが大きいから、足が冷えるということは非常に腹を冷やす原因になると、私は考えています。

経絡の中寒のときには、脚が冷えるという感覚はあるけれど、そのときに冷えよりも膝が痛いとか、コムラ返りが起きて筋肉がつるとか、しびれて感覚がわからんとかという症状を訴えるんです。足は冷えたけれども、ちょっと冷たいぐらいで大したことなくて、腹が痛くなって下痢したといったら、臓腑の中寒のほうが主になります。例えば冷水に脚をつけると、脚が冷たいのはあたりまえですね。だから、中寒の患者は「冷たい」とは訴えないんです。痛みとか下痢の訴えが主ですね。冷えるとか冷たいという訴えが前面に出るのは、中寒よりも「冷え症」で、病態が違います。

急激に冷えてくるときは、臓腑と経絡の中寒が両方一緒に来ると思います。しかし、ゆっくり冷えると、足は冷えに強く、腹は冷えに弱いです。ふだんものすごく元気な人でも、腹が冷えて下痢して困るという人がおるんです。大工さんで、仕事が終わると伊賀のほうへアユを捕りに行く人がいるんです。川の中へ入って捕るので、足は入っているときは冷たいんでしょうけれども、下肢そのものの症状は訴えてこないんですが、下痢するし腹が痛いというんです。理由がわからなかったわけです。普段は酒も飲む元気な人で、なんともないんです。まさか腹が冷えるなんて思っていなかったんですが、たまたま「先生、このごろよう小便に起きるんやけれども、年寄ったんかいね」というから、「何か冷やしているのと違うか」とい

ったら、「仕事が終わってからアユを捕りに、夜遅くまで川の中に入っている」というんです。この人の場合には、体質的には熱証なんです。元気だし、そんなことをして腹を冷やしているなんて思っていなかった。顔も赤ら顔だし、大工さんですから日に焼けて別に冷えそうな感じがしないのに、そういうことが起こったわけです。

　一般に、体質的に陽虚があってからだの新陳代謝も悪く、ふだんから冷えていて、それが外からの弱い寒によって寒証を発生する場合もあるし、わりと熱証の人でも長く寒冷にさらされていると、寒証を起こしてくる場合があります。体質的な虚寒がなくて、実寒といいますか、外側の寒によって起きるものがたくさんいます。

　臓腑の中寒には、足が冷えてなるのと、冷たい飲食物によってなるのと両方ともあると思うんですけれども、足を冷やして腹が冷えるほうを皆見逃していますね。冷えた西瓜・コーラ・牛乳・氷水などを飲んで腹が痛くなったのは、本人がすぐわかる。「おまえ何か冷たいものを食べたんと違うか」といったらすぐわかるんですけれども、夜にふとんから足をボテンと出して、冷やして、腹が冷えたというのが、わりと見逃されるんですね。「寒疝」と称するものはすべてそうです。下から冷えてきて起こすときですね。

　屋台のおばさんが、毎年冬の寒い夜に必ず「胃痙攣の発作だ」といって、かつぎ込まれてくるんですが、屋台の吹きさらしで、寒い日に足から冷えて腹が痛くなって、心窩部の強い疼痛が起きて、七転八倒して病院にかつぎ込まれるという状態になるんです。そのとき脚も冷たいでしょうが、脚が痛いという症状は訴えないんですね。脚というのは相当冷やされても、神経痛とかが起こりにくくて、腹のほうに症状が起きる場合が多いんです。そういう目で診ると、中寒の患者がたくさんいます。

　四肢、特に下肢の経絡の中寒で臓腑の中寒を起こしていない場合は、足に故障があるわけです。一般に、局所の中寒を起こすのは、瘀血とか水滞による循環障害のある人が多いですね。

▶症状はさまざま

いろいろ症状があると思います。例として下痢を挙げたんですが、冷えても蠕動亢進というより痙攣が強いときには、下痢じゃなくて兎糞状になりますね。大黄附子湯とか温脾湯を使って「温下」するのが必要な状態ですね。ほかに膀胱の症状とか腰痛とか、冷えによっていろいろなことが起こってきます。腰痛は経絡の中寒というふうにいいますけれど、冷えて下痢・腹痛を起こすと腰痛を自覚したりしますから、一概には言えないと思います。

かつて胃痙攣といわれたもののすべてが中寒だとはいえないと思いますが、中寒の占める割合は大きいでしょうね。昭和三十年頃まではよく診ました。昔は、回虫症もおりましたし、いろいろあるんです。今は全然いないんですけれども。回虫症の場合でも寒冷によって、症状が急激に起きてくることがあります。年中腹の中におりますからね。何でそれが途端に痛くならなきゃいかんのか。「鴨溏、蛔厥」という表現もありますね。だいたい冷えると、回虫は胃のほうへ上がってくるんです。普通は十二指腸より下のほうにおるんですが、冷えると上へ上がってきて胃の中に入ったり、上の胆道へ迷入したりする。「おまえ、証明できるか」といわれると困るんですが。

◉寒証の病態

▶血管、筋肉の収縮・痙攣

天津医学院の呉先生も温裏散寒というのは、鎮痙作用だといっていましたね。

大建中湯の場合、特に経産婦でおなかが軟らかい人は、動いているのがよく見えます。「頭足ありてあらわれ出で」と書いてある。

▶動脈側の血行障害と疼痛

病態を明確にしていくことは、これから先、若い先生に研究してもらわないと。ただ、私の想像では、強く冷えると消化管の粘膜は白く貧血し、軽症では紫色とか薄ねずみ色ではなかろうかと思うんです。

▶蠕動亢進と痙攣

とりあえず冷えによって起きてくる一つの症状として、腹痛というのが非常に大きなポイントだと思います。それから痙攣と蠕動亢進のために便秘や下痢が起きてく

るんだと、私は考えています。胃がギューッと固まっているときは、腸もそんなに動かないと思うんです。そういう病態もあります。逆に蠕動亢進によって下痢することもある。

寒が強いときは止まるけれども、キューッといくのより、もう少し軟らかい程度では、蠕動亢進が起きます。痙攣を起こしているとき痛いんです。痙攣を起こしているときとか、大建中湯を使うときのような蠕動亢進が起きているときは、嘔吐はくることはあるけれども、あまり下痢しないです。

だから大建中湯には下痢を止める薬は入っていないんです。腸管を麻痺させる蜀椒—山椒の実を使っています。

● 散寒薬

（温裏散寒薬、温経散寒薬）

病態に応じて臓腑の場合と経絡のときに分けます。臓腑にきている場合は、普通は乾姜を主体に処方を組んでいます。

ところが、温めるというけれども、病態が実際にどのように変化するかということも明確にしなければならないですね。肉桂とか乾姜を使うと、どういうことで温まったということになるかというと、わからんですよね。ただ、服んでみたら腹でも温まります。飴湯でも生姜を入れて服むと腹の中が温かく感じますから。直接熱を発生させるのではないと思うんですよ。一般に、温める温裏薬・温経薬というのは、辛味の強い揮発性の成分を含んだ刺激性の薬物ですから、胃腸の粘膜や四肢の血行を盛んにして、冷たい部分を温かくするのだと考えています。局所に炎症を起こさせる作用を持った薬物で、強く作用すると炎症が起こると思うんですね。ほかにも、さっき出た鎮痙作用とか、いろいろな面が関与してくると思います。

● 散寒剤

散寒剤には、後から開発されてきた薬と昔から使われている薬があるわけです。安中散なんかは、ごく新しい薬が多いですね。今、日本で使っている温める薬というのは、わりと古い薬が多いです。乾姜が一番基本になって、それにいろいろ加えて方剤を作っています。甘草乾姜湯に附子を加えたら四逆湯ですし、蜀椒を加えて大建

●温裏散寒剤

▶甘草乾姜湯

甘草乾姜湯という処方はそのものだけでは使わないんです。もともとは『金匱要略』に、「涎沫を吐して咳せざる者」は「肺中冷」で、それに甘草乾姜湯を与える、と書いてあるんです。だけど、つば・よだれが出て咳をしないのなら、「肺の冷え」というより「腹の冷え」だろうと思います。「肺中冷」なら咳や喘鳴があって、甘草乾姜湯に細辛・半夏・麻黄・五味子などを加えた小青竜湯とか苓甘姜味辛夏仁湯を与えるべきですね。だから甘草乾姜湯だけを使うことはまずない。基本方剤として入って、それから派生して他の方剤が組み立てられているというふうな考え方をしたら、わかりやすいと思います。

▶人参湯

本方はよく使われます。人参を補気のために入れているというふうに解釈しているけれども、この場合の人参は主に心窩部の疼痛を取るために配合していると、私は考えています。もちろん、人参湯を四君子湯のように脾を補う補気の方剤として使えないというのではないのですが。それからもっとひどい心窩部から胸に逆槍して、槍でさかさまに突き上げられるような痛みですね。これらの痛みはさっきの中寒の痙攣に当たります。心窩部そのものが痛いというときは、狭心症のように心臓のほうからくる痛みと、中寒の疼痛とで、使用する方剤が違います。「栝楼薤白桂枝湯これを主る。また人参湯これを主る」と、二つ書いてあります。

白朮は下痢に対する配剤だと、一応そういうふうに考えられると思います。「鴨溏」と書いてあるんです。人参湯を使う下痢というのはシャーッと下るのではなく、少量頻回、しかも水鳥の糞のようにベタベタッと出る。水分はそれほど多くない。鴨溏・鶩溏です。これは腸の中の水気が多いための下痢ではなく、蠕動亢進によって通過が早く吸収が悪いために起きる下痢です。しかも、痙攣的な腹痛を伴って、痛みに波があるときに使います。先ほどのアユ釣りに行って、腹が痛くて下痢するという

13 乾姜-甘草●温裏作用

1 漢方治療44の鉄則

のにも人参湯を使いました。

人参湯というのは、人参が主薬のようになっていますから、気虚の場合にも使えます。しかし、気虚には四君子湯があるわけです。人参湯は甘草・乾姜で内臓を温めるのが主体で、冷えを温めるのがもっとも大切な作用です。それに人参と白朮が加わっているという考えをしています。人参は、心下痞を取るというようなことを、昔の日本の古方家がいっております。胸のつかえとか心痛に人参を加えて、甘草・乾姜で温めるのが主な作用であると考えて使っているわけです。内臓の冷えによるものに使うわけです。

書物によりますと、中寒つまり寒にあたるという言葉を使っていますが、外部からの冷えをそう呼びます。しかし、外部からだけでなくて、内部からの、その人の体質的なものからくる冷えもあるし、両方重なったものもあると思うんです。

中寒の治療には、内臓の冷えた場合には、人参湯を使い、四肢のような外側が冷えているときは五積散を使うのが一般的です。冷房病で手足が冷えたとか、しびれて痛いとか、頭が痛いというようなときは五積散をよく使い、人参湯は、腹が冷えて痛いとか下痢をするといったようなときに、腹の中を温めるのに使うようにつくられているわけです。

心下痞というのは、冷えたとき、腹が痛くなると同時にみぞおちがつかえた感じがする。それです。中寒によってそういう症状が出たときに、甘草・乾姜で温めるというのが基本です。さらに人参でみぞおちの痛みやつかえを取るという考え方をしているのです。補中益気湯とか四君子湯の人参というのは、元気を補うという意味です。人参湯のほうは、どちらかというと甘草・乾姜が主体で、それに人参を入れてあるわけです。だからといって人参湯が人参を主薬にして元気を補う理中湯という意味で使えないかというと、それはそうではないんです。しかし、内臓が冷えたときの下痢、腹痛には、平素元気な人や丈夫な人でも使います。

▶大建中湯

大建中湯の適応は、腹痛があって、冷えによって蠕動亢進とか痙

攣が起きて、それがうねうねと動いているのが見える。でも、下痢するほうのタイプじゃないです。痛みと痙攣が主になります。

▷**激しい痛み**

特に痛みです。痙攣性の痛みが非常に強い。苦しんで、バタバタ七転八倒というぐらい動くのがおります。大建中湯を使うときは、だいたい痛みが強いです。痙攣性の強い痛みですね。

▷**グル音の自覚**

それから、蠕動亢進があります。太っている人で蠕動が見えないときも、大建中湯が適応する人は腸の蠕動を自覚しています。外から触ってわかりにくい筋肉の発達した人とか、男の人で大建中湯を使うときは、腹の中が動く感じがあって痛みます。腸管がウネウネと動いて、グルグルッとなるのを自覚します。他覚がわかりにくい場合に、聞いてみると自覚的なものがあります。特に筋肉の緊張が弱い、お産を何回もして腹筋が弱っている人なんかでは、動くのがよくみえます。

▷**嘔吐**

嘔吐することがあります。その

ときの嘔吐はあまり味のないのが多いです。

冷えて下痢した場合、人参湯はしょっちゅう使います。大建中湯を別の意味で私は使いますけれども、普通どっちかといえば人参湯のほうを多く使います。

▶**真武湯**

もとは「玄武湯」といったんです。『千金方』とか『千金翼方』ではそうなっています。玄武というのは北方司水の神ですが、皇帝の名と同じ字を使えないというので「真武湯」に変えたんですね。このごろ中国では「温陽利水湯」ともいっていますが、玄武という名前も水を司るという意味で、要するに利水剤なんです。

▷**温める利水剤**

利水剤としても散寒剤としても、両方いけるということですから。茯苓が主薬で、白朮と散寒の附子を加えた、温める利水剤ですね。出典は『傷寒論』ですが、「太陽病中編」と「少陰病」に出ていて、違った条文があるんです。

本来は処方内容からして少陰病の方剤です。「少陰病、二三日やまず、四五日に至って、腹痛、小

真武湯と人参湯との違い

寒邪	腹痛・下痢	利水障害（−）	小便自利	人参湯
		利水障害（＋）	小便不利	真武湯

便不利、四肢沈重疼痛、自下利する者、これ水気有りとなす。その人或いは咳し、或いは小便利し、或いは不利し、或いは嘔する者は、真武湯これを主る」という条文ですね。つまり腹痛を伴う下痢が主症状で、尿量減少とか四肢が重だるくて痛む。ほかに咳とか嘔を伴うこともある。もちろん少陰病というのが前提ですから、四肢が冷えて冷たいし、脈も弱い。口渇もないし、尿の色も薄い。熱証はなくて、寒による下痢です。

　人参湯の場合も腹痛・下痢ですが、真武湯の適応との最大の違いは尿量なんですよ。真武湯を使う場合は、必ず尿量が少ないんです。「小便不利」ですね。人参湯の場合には前にも言ったように「小便自利」で尿量は多いんです。真武湯を使う場合は、利水障害があるというか、体内の水分が尿として排出されない。だから、体内に水滞

が有る。顕性の浮腫があるということが多いですね。こういう水滞を示すために「四肢の沈重疼痛」という症状を挙げているんです。リウマチの朝のこわばりという現象と同じようなもので、筋肉の中の水があると、コワバリというか重だるいというか、そんな感覚が出てくる。「沈重」で「やっこらしょ」ですね。筋肉を動かすと水が外へ出て動きやすくなるんです。ほかにも、筋肉に水がたまると、筋肉が不随意的にピクピク動くとか、コムラ返りのよううな痙攣が起きる。筋肉以外の水滞では、心悸亢進・めまい・フラフラなんかが出ます。

　寒冷が作用してからだが冷えると発汗が減少して血中の水分が増え、尿量が増加するはずですが、水はけが悪いと尿が増えないんですね。だからその水が腸から下痢となって出るんじゃないかと考え

ているんです。人参湯を使う場合は、尿量も多いし、大便は少量頻回で水鳥の糞みたいな鴨溏ですが、真武湯を使う場合は、水様の下痢便でドーッと下るんです。口渇もないし便の臭気も少ない。重症の冷えのときには、完穀不化といって食べたままの形で出ます。水滞のある人は寒冷に敏感で、ちょっと冷えると下痢します。腹痛も排便直前だけで、便が出ると痛みが止まります。水滞がなくて人参湯を使うような場合は、もっと寒冷の作用がきついですね。

熱病の少陰病に真武湯を使うということは、今ではほとんどありません。ですから、発熱とか、「脈沈微細、ただ寐んと欲す」とか、下痢のあとガックリ疲れる、なんていうのはありませんわ。

▷ **下痢**

普通は、水滞のある人が寒冷の作用を受けて下痢した、というときに使います。茯苓を主体に白朮・附子を加えて、温めながら利水するんです。そうすると尿量が増えて下痢が止まります。生姜は嘔吐、芍薬は腹痛に対する配合ですね。ただ、下痢がひどいときには、腹を冷やす芍薬を除いて乾姜を加えます。嘔吐が強いときには呉茱萸を加える。呉茱萸・生姜の配合になりますね。

● **中寒への実践的対応**

『衆方規矩』なんかでは、臓腑の中寒といったら人参湯、経絡の中寒といったら五積散、というふうに二つに分けておいて、こっちがきたらこれ、こっちがきたらこれというふうにします。そういう意味からすると、当帰四逆湯のほうが使われる率が少ないです。両方きた場合は五積散と人参湯を合方したらいいと思います。外側の冷えだけだったら当帰四逆湯でいいですが、呉茱萸・生姜を加えるのは腹の冷えもある場合です。乾姜をたくさん入れるとか、呉茱萸を加えるとか、肉桂を多くするとか、附子を加えるとか、そのときによって違います。

手足が冷えるときには、特に附子を加えます。どっちが主体で両方の冷えがあるという場合が多いですね。片方だけというのは、特に急性の外因が強い場合です。

● **散寒剤(温裏去寒剤)…安中散**

安中散は後世方の処方になりま

す。乾姜の代わりに高良姜を使っていますが、冷えを温める力は乾姜のほうが強いけれども、高良姜のほうが痛みを止めるのに優れているのです。延胡索とか小茴香・縮砂というのは、嘔吐も止めるのですけれども、温めて鎮痛作用があります。ただ牡蛎というのは、胃酸過多、胸やけに使います。

▶温める力は弱い

　安中散というのは温める力はそんなに強くないんです。だから、どちらかというと温裏散寒というよりも鎮痛という面が強いと思います。安中散を使う場合には、冷えという症状があまり明らかではないんです。冷えに使うとは思うんですが、それほどどこか冷えるとか、脈が遅いとか、小便がどうとかいうことではないんです。

▶空腹時痛、胸やけ

　腹が減って痛い、胸やけがするというのにはよく効きます。飯を食べた後痛いときは、黄連、山梔子なんかの清熱薬の入った処方が、ずっとよく効きます。ソルマックというのは、黄連とかゲンチアナとかが入っているから、安中散とは寒熱が反対じゃないかと思いま

す。空腹時の痛みというのは、昔から胃酸が高い場合だといいます。ただ、過酸症は必ずしもすべてが空腹時痛ではないですが…。本来は、腹が冷えると無酸になります。ただ、安中散の条文には「口に酸水を吐し」と書いてある。酸っぱいのが上がってきて、胸やけします。それで牡蛎が配合されているんです。牡蛎以外はだいたいみんな鎮痛薬です。しかし、胃酸過多といっても炎症のある熱証に使うと悪くなります。つまり、胃が炎症を起こしていて、内視鏡で見ると充血、びらんがあるとか食道炎を起こしているとかいう場合ですね。そういうのに痛みがあるからといって、安中散をやるとかえって悪くなる。むしろ冷えているほうに効くんですが、強い冷えではないんですね。冷えが強いときには、胃酸過多ではなくて無酸になりますから。

　安中散の適応には、「遠年日近脾疼反胃」と書いてあります。「遠年」は慢性、「日近」は急性、「脾疼」はみぞおちが痛いことで、「反胃」は食べたものを嘔吐することです。

「寒邪の気、内に留滞し」「口に酸水を吐し」「脹満、腹脇を攻刺し、悪心嘔逆、面黄肌痩、四肢倦怠するを治す」とも記載してある。浅田宗伯も書いているように、痛みが主で、次に大事なのは胸やけです。胸やけに牡蛎が非常によく効きます。急性胃炎、慢性胃炎、胃カタルというような症状を訴える場合に使われます。私は、主に胃症状であるという感じがします。急性胃炎といっても、炎症じゃなくて冷たいものを食べ過ぎて腹が痛くなったというような意味です。急性・慢性の心窩部痛です。

▶鎮痛効果も弱い

ただ、十二指腸潰瘍とか胃潰瘍なんかで空腹時の痛みがあっても、痛みが強いときには効果が弱いんです。弱い痛みにはわりと効きますが、いろいろ程度があると思いますが、強い痛みには安中散だけをやっても、そう簡単には効きません。服ませておいても痛みが止まらないから、注射をしたりすることになるんです。胃・十二指腸潰瘍の強い痛みなどにはメリットがないですね。やはり胃酸過多で、胸やけをして酸っぱいのが上がってくるようで、空腹時に痛いというものに使います。それだったら、間違いなしに効きます。ひどい痙攣性の疼痛には効きません。それと、生薬の粉末を使うほうがよく効くんですよ。熱い酒で飲みますとよい。酒が飲めない人は塩湯を使います。エキス剤は効き目がもっと弱いですね。

▶月経痛

冷えて起こる月経痛で、「血気刺痛」というのに使われます。浅田宗伯は、「癖嚢」つまり胃拡張ですが、それに用いるより、「婦人血気刺痛に反って効あり」と書いてあります。冷えを温めるという意味だろうと思います。実際には安中散を月経痛に用いることはあまりないんです。虚証に使うというふうに、冷えを虚証と間違えていると思うんです。体が細いのは関係なく、太いほうがわりと冷える場合が多いです。

14 瘀血症候群には、「桃仁・牡丹皮」など、駆瘀血薬の配合された処方（桂枝茯苓丸、桃核承気湯）を中心に加減して用いよ。

●駆瘀血作用（瘀血を除く作用）

【桃仁－牡丹皮】

内出血や血腫を吸収してうっ血や瘀血を除く。静脈のうっ血による病変、結合組織の増殖やファイブローシスを伴う疾患を治す。桃仁・牡丹皮に駆瘀血作用があり、牡丹皮にはさらに、抗炎症作用（清熱涼血）がある。

瘀血というのは様々な病態に付属するもので、どのような疾患にも瘀血が絡んでいる。治らない難治性の病、慢性疾患、女性の疾患は特に瘀血への配慮が必要である。

瘀血の成因として、❶外傷、挫傷による内出血、手術、❷婦人の生理異常、出産、異常分娩、❸熱病、❹寒冷の外傷（凍傷）、❺精神的作用、などが考えられる。

Group：桂枝茯苓丸、大黄牡丹皮湯、腸癰湯、桃核承気湯、通導散、芎帰調血飲第一加減、治打撲一方

桂枝茯苓丸	**桃仁－牡丹皮**（桂枝、茯苓、芍薬）
大黄牡丹皮湯	**桃仁－牡丹皮**（大黄、芒硝、冬瓜子）
腸癰湯	**桃仁－牡丹皮**（薏苡仁、冬瓜子）
桃核承気湯	**桃仁**（大黄、芒硝、桂枝、甘草）
通導散	**蘇木－紅花** （大黄、芒硝、枳実、厚朴、陳皮、木通、当帰、甘草）
芎帰調血飲第一加減	**桃仁－牡丹皮－紅花－益母草－牛膝－延胡索** （当帰、川芎、芍薬、地黄、白朮、茯苓、陳皮、烏薬、香附子、大棗、乾姜、甘草、枳殻、木香、肉桂）
治打撲一方	**川骨**（樸樕、川芎、桂枝、大黄、丁香、甘草）
冠心Ⅱ号方	**丹参－赤芍－紅花**（川芎、降香）

14 桃仁－牡丹皮 ●駆瘀血作用

```
                    桃仁－牡丹皮
    ┌──────────┬──────────┼──────────┬──────────┐
 ＋桂枝、茯苓、   ＋大黄、芒硝、    ＋薏苡仁、冬瓜子   ＋大黄、芒硝、桂枝、甘草
    芍薬         冬瓜子                          －牡丹皮
  [桂枝茯苓丸]   [大黄牡丹皮湯]    [腸癰湯]       [桃核承気湯]
```

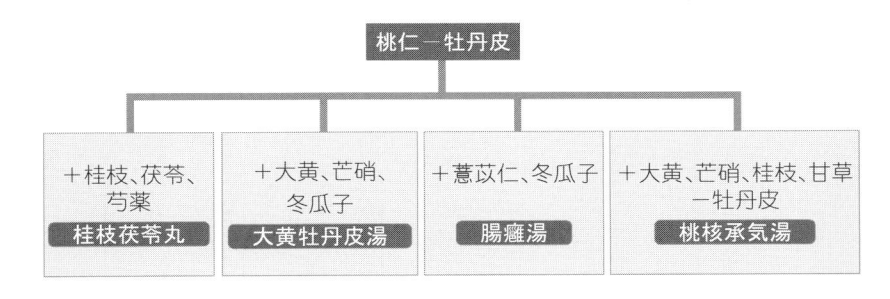

▶ **桂枝茯苓丸**『金匱要略』

(解説) ●本方は『金匱要略』に「婦人宿癥病あり、経断ち未だ三月に及ばず、而も漏下を得て止まず、胎動き臍上に在る者は癥痼妊娠を害すと為す。六月に動く者は、前三月経水利する時は胎なり。血下る者は断ちて後三月の衃(はい)なり、血止まざる所以の者は其の癥去らざるが故なり、当に其の癥を下すべし。桂枝茯苓丸之を主る。」とある。婦人が以前から腹の中に腫瘤があって、月経が止まってから三ヵ月たたずして、再び出血して止まらない。そして胎動が臍の上にあるものは、腹の中の腫瘤が妊娠の邪魔をしているからである。月経閉止後六ヵ月にして胎動するものは、月経閉止前三ヵ月の月経が順調であったものは、妊娠であるが、月経閉止前の月経が不順で異常出血があり、閉止後三ヵ月月経の無い時は衃すなわち瘀血である。腫瘤のため出血が止まらないものは、その腫瘤の為であるから、これを下すべき(排除すべき)である。桂枝茯苓丸を用いる。この条文は月経が止まって三ヵ月位の出血で、現在では流産、出血性メトロパチー、胞状奇胎のようなものを指す。●本方は桃仁・牡丹皮に駆瘀血作用があり、内出血や腫瘤を除く。牡丹皮にはさらに消炎止血作用がある。桂枝は血行をよくして駆瘀血作用を助け、茯苓には利尿作用が、芍薬は鎮痙鎮痛作用があり、腹痛や筋肉痛を治す。

(応用) ❶妊娠初期の出血…切迫流産には芎帰膠艾湯を用い、流産の出血多量、胎児死亡、後産の出ない場合、後産の止まらないときなど

には桂枝茯苓丸を用いる。胞状奇胎、出血性メトロパチーなどにも応用した。

❷外傷、挫傷による内出血、手術、脳卒中等に伴う後遺症。

❸婦人の生理異常、出産、異常分娩、不妊症。

❹瘀血による慢性疼痛…固定性で移動しない、昼軽く夜増強する疼痛（ギックリ腰、腱鞘炎、弾撥指、刺創や切創の痛み、癌性疼痛）。

❺出血…色は紫黒色で汚く、断続的、持続的である。

❻腫瘤…癌、肉腫、子宮筋腫、術後のケロイド、腸管の癒着、線維化を伴う疾患。

❼精神異常…統合失調症、躁うつ病。

❽慢性難治性疾患…膠原病（関節リウマチ、SLE、PSS等）、クローン病、潰瘍性大腸炎、乾癬、扁平苔癬、気管支喘息。

▶**大黄牡丹皮湯**『金匱要略』

（解説）本方は『金匱要略』に「腸癰なる者は、少腹腫痞し、之を按ずれば即ち痛み淋の如し。小便自調し、時々発熱し、自ら汗出で、復悪寒す。其の脈遅緊なる者は膿未だ成らず、之を下すべし。当に血あるべし。脈洪数なる者は膿已に成る。下すべからず。大黄牡丹皮湯之を主る。」とある。腸癰とは下腹が腫れてつかえたようになっている。そしてその腫れている所を押さえると痛んで、淋病のように小便が出たい様な感じになるが、淋病ではないので、小便は気持ちよく出る。時々発熱して、自汗が出て、悪寒を訴える。患者の脈が遅緊の者は未だ化膿していないから之を下すべきで、之を下すとともに血が下る。若し、脈が洪数の者は既に化膿しているから下すべきではない。下す時は大黄牡丹皮湯を用いる。本方は腸癰（虫垂炎）の方剤で、発熱、圧痛があってもまだ充分に化膿していないときに用い、化膿させずに散らす（炎症を治す）方剤である。膿瘍をつくったら下すべきではない。本方は大黄・芒硝・牡丹皮という強い消炎解熱剤で炎症を抑える方剤である。下法で

治すのではなく、治って後に下痢をする。虫垂炎で充分に化膿して、膿瘍や壊死のあるときは、大黄牡丹皮湯で下すと腹膜炎を起こす。診断を充分にして治療すべきである。

(応用) ❶直腸、肛門周囲炎および周囲膿瘍、骨盤腹膜炎、卵管炎、卵巣周囲炎、子宮内膜炎、痔漏。

❷歯髄炎、歯周炎…上部は桂枝を加える。

❸各種瘀血証に用いる…桂枝茯苓丸証で便秘型の者。

▶ **腸癰湯**『千金方』

(解説) 本方は大黄牡丹皮湯から瀉下作用の大黄・芒硝を除いて薏苡仁を加えた処方であり、大黄牡丹皮湯を用いる目標の者で、便秘傾向でない者に用いられる。

▶ **桃核承気湯**『傷寒論』

(解説) 本方は『傷寒論』に「太陽病解せず、熱膀胱に結び、其の人狂の如く、血自ずから下る。下る者は癒ゆ。其の外解せざる者は、尚未だ攻むべからず。当に先ず其の外を解し、外解しおわって、但少腹急結する者は、乃ち之を攻むべし、桃核承気湯に宜し。」とある。発熱性疾患が治らないで、熱が下焦に入り、瘀血と結んで、譫語などの精神異常を示し、狂人の如くになる。その時、血が自然に下る者は、瘀血が去って治る。この時、外証のある者は、桃核承気湯で攻下してはならない。外証を治して後に、少腹急結の症状ある者は桃核承気湯を用いよ。破血して血を下してやると治るのである。本方は桃仁に瘀血を破血して吸収する駆瘀血作用があり、吸収した瘀血を大黄・芒硝が瀉下して排除するのを助ける。桂枝は血行を良くして瘀血の吸収を助ける。また、甘草は瀉下による腹痛を緩和する。

(応用) ❶傷寒熱病…熱が下焦に入り、瘀血と結び、腹証として少腹急結があり、硬痛し、大便黒く、夜に狂躁、譫語などの症状を呈する者に

用いる。

❷跌撲損傷…瘀血滞留して、二便不通のとき、例えば背部から車に当てられて腰背部を挫傷し、大小便が出ず、腹満して苦しんでいるときなどに用いると、大小便が共に出る。

❸月経閉止…産後に悪露が下らず、少腹が痛む場合などに用いる。

❹瘀血による症状…足は冷え、上はのぼせて、頭痛、歯痛、結膜充血、衄血、吐血して紫黒色の出血する場合に用いる。

❺習慣性便秘…大黄の瀉下作用に芒硝の軽堅、消結作用を加え、さらに甘草により各々の薬の峻を抑え、腹痛を止め、桃仁の油で潤を加え、桂枝で温めて寒涼の行き過ぎを抑える。良い便秘の方剤である。

❻各種瘀血証に用いる…便秘証の瘀血や桂枝茯苓丸より瘀血の程度の強いものに用いる。

▶芎帰調血飲第一加減『万病回春』

（組成）当帰、川芎、芍薬、地黄、白朮、茯苓、陳皮、烏薬、香附子、牡丹皮、益母草、大棗、乾姜、甘草、桃仁、紅花、牛膝、枳殻、木香、延胡索、肉桂

（構造）❶当帰、川芎、芍薬、地黄（＝四物湯）…下垂体、卵巣系、内分泌系に作用して排卵を促進する。

❷桃仁、牡丹皮、紅花、益母草、牛膝…血腫、内出血、腫瘤など瘀血を吸収して卵管や子宮の環境を良くする。

❸当帰、川芎、肉桂、乾姜…体の表裏を温める。

❹延胡索、木香、烏薬…鎮痛作用により生理痛を治す。

❺烏薬、香附子、枳殻、陳皮…健胃作用。気鬱やストレスを治す。

（応用）❶月経異常を正常にする。

　　　　本方は、四物湯をベースとして、これに駆瘀血薬や血行を良くして体を温める薬、鎮痛薬、気滞やストレスを治す薬（理気健脾）、健胃薬等が配合された処方で、女性の生理不順で寒証タイプのものに広く応用される。一般の生理不順には芎帰調血飲第一加減を

中心にしてこれに加減することで対応できる。そのほか、子宮内膜症、不妊症、血の道症、更年期障害などに用いられる。

❷産後の諸病に用いる。

女性は産後、気管支喘息、関節リウマチ、蕁麻疹をはじめ、数多くの病が発生する。しかも難治性である。西洋医学的にはあまり注目していないが、予診のとき、病人に尋ねると、産後に発生する病気は非常に多い。それに気づいて早く治療をはじめるほど結果がよい。その主役は駆瘀血薬の芎帰調血飲第一加減である。

❸一般に各種瘀血症に用いる。

難治性疾患（膠原病、潰瘍性大腸炎、クローン病、シェーグレン症候群など）は瘀血の関与が大きい。寒証タイプの瘀血には芎帰調血飲第一加減をベースにして加減して用いる。熱証タイプの瘀血には通導散をベースに加減して用いる。

通導散の処方解説 ⇒ p.208 を参照されたい。

▶治打撲一方『香川修庵経験方』

（組成）川骨、樸樕、川芎、桂枝、大黄、丁香、甘草

（解説）◉本方は、川骨が出血を止め、打撲による内出血を吸収し、血行を良くして、挫滅した組織を除き修復する（駆瘀血作用）。樸樕は骨や筋肉の疼痛をやわらげる鎮痛作用がある。川芎・桂枝・丁香は血行を良くして駆瘀血作用を助け（活血）、大黄は瀉下作用により吸収した瘀血の排除を助けるのに用いられる。

◉本方は、打撲、捻挫、骨折などに対してファーストチョイスの処方として用いられる。

◉ただし、桂枝、川芎、丁香など脳充血を起こす薬物が配合されているため、頭部外傷の急性期には黄連解毒湯など、動脈性の止血作用のある処方を合方して用いるほうが良い。

◉また、元気や体力のないものは、補中益気湯を合方するなどして用いるほうがよい。

14 桃仁−牡丹皮 ●駆瘀血作用

> 山本巌先生語録

●外傷打撲

相撲取りでも、ボクサーでも、野球選手でも、みな打撲しますね。あんなのにもっと漢方薬を使えばいいのにと、私は思うんです。非常に有効な処方ですし、西洋医学的にそういう発想とか治療法がないだけに、こういうものこそ特に漢方として取り上げる必要があるんじゃないかと思います。

▶治打撲一方

打撲には治打撲一方というのをよく使います。私は丁香とか木香・川芎とか肉桂や当帰も入れるんです。ですから、温めるという意味ならもっと強くなります。しかし、温めるというより活血という意味で配合するんです。こういうのを入れたものを急性期の頭部の挫傷に使うと、ひょっとして出血を多くするのではないか、というのが非常に気がかりで、そのときだけはちょっと遠慮するんです。ほかの方剤を使用することになりますね。

初期は必ず下剤を配合すべきです。私は治打撲一方を使うときには、川骨7g、樸樕7gというぐらいの量を使います。川骨というのは、よくわからないけれども、浮腫を引かして、うっ血とか内出血を取ります。樸樕は鎮痛剤です。地骨皮ともいいますけれども、この二味が主役でしょう。私はエキスは使ったことないんです。煎じて使うんです。使う量が違うんです。海に釣りに行った人が船から磯へ飛び上がるときに足をねんざしたんですね。そして釣り道具もクーラーもみなほうって、竹杖ついて家に帰ってきた。その晩、39℃余りの熱が出たんです。明くる日の朝に連れてきたんですが、見たら足が3倍ぐらいに腫れているんですね。「ひょっとしたら骨折しているかもしれん」と思ってレントゲン撮ったら、骨は大丈夫だったんで、治打撲一方をやったんですよ。そのとき、「前に2階から落ちたときはもっと軽かったけれども半月ぐらい休んだから、今度は1ヵ月ぐらいの診断書を書いてくれ」といわれたんで、1ヵ月の診断書を書いて渡したんです。帰ってそれを服んだら、大黄をたくさん入れておいたんで、下痢したんで

すね。下るたびに足の腫れがスーッと引いてしわだらけになって、痛みも楽になった。翌日は、休まず、仕事に行ったんですよ。

▶初期に大切な瀉下

打撲のとき受傷直後は、どれもみな下すんです。エキスなんかでは下らんですね。下さなかったら効きが悪いのですわ。下すからよく効くんです。下るだけの量でないといけない。エキスのこんな量ではあてにならんですね。

1年ぐらいに前に、うちの従業員が夜帰る途中で車にはねられて、救急車で病院に運ばれたんです。私は知らなかったんですが、朝になって「実はこういうことで仕事に行けない」と電話がかかってきたから、早速、治打撲一方を煎じて持っていって服ませたんです。大腿骨と骨盤にひびが入っていた。ところがそれを服んで下痢したら、トイレに行けるようになったんです。廊下で初診の先生と会って、先生が「おまえ骨が折れているのに何をするんや」といって、びっくりした。夜の病院ですから写真は撮って、ほうり込んだままで、処置していなかったですからね。

歩いていって、しゃがんでトイレで用を足して、病室に戻る途中で先生に会って「まさかまちがいではないか。もういっぺん写真を撮る」といってまたレントゲンを撮ったんだけれども、やっぱりひびが入っていた。骨の変位はなかったと思うんですが。

もう一つはうちの掃除婦が、玄関のドアで親指をカチンとはさんで、見る見るうちに爪の下が紫色に内出血したんです。それにはすぐに治打撲一方を煎じて服ませた。こっちは実験ですから。向こうは治してくれというんですが。そしたらその紫色が、みるみる引いたんですよ。2時間ぐらいで、「先生こんなになりましたよ」と。二つだけポツン、ポツンと紫色の点が残っているぐらいでしたよ。つめの下の内出血が途中でなくなったりしたのは、いまだかつて経験がないんですわ。だから「実験はかんたんである。金槌一丁あればわかる」と。この時も治打撲一方で下痢しています。この下痢は、黒くて、ものすごく臭い便が出るんですよ。爪の内出血ぐらいではそんなことはないですが、さっきの

14 桃仁－牡丹皮◉駆瘀血作用

1 漢方治療44の鉄則

釣りで足をねんざしたおじさんなんかは、「便所が臭くて2週間ぐらい難儀した」と。本人はよそへ行っちゃうからいいんですが、家の者がたまったものじゃないんですよ。入院した場合にもよく服ますんですが、個室にしないと、寝ていてトイレをするから、臭くて臭くて、みながガラス窓をあけるんですわ。何でそんなに色の汚い、臭いのがでるのか。それがわからないんです。実験で確かめたことがないからわからないんですけれども。そういうのが瘀血だといわれる一つの原因じゃないかと思うんですが。

▶通導散

通導散の主治に「悶乱死に至る者」とか書いてあるんです。胸がつかえて苦しい。もっとも通導散というのは、「折傷」の主方ですが、『万病回春』の退血止痛飲などとともに百たたきの薬として使われたんです。昔、杖刑といってむちで百回たたく刑があったでしょう。百たたきされたあとにフラフラ病になるんですが、それを治すために使ったんです。打撲に通導散をやると治るんですね。みみず腫れが治っても、あとで体がいうことをきかないんです。百ぺんもむちでたたかれたらしばらく熱が出ますね。吸収熱などといって、皮膚が破れて悪寒、発熱、頭痛という熱病のような症状がでる。そんなときに、通導散とか退血止痛飲を使うんですよ。そのあとでフラフラ病になって仕事もできない。めまいがしたりして、それを治療するためにも使った処方です。たたかれて中で内出血して、それによって起きた神経症のようなものですね。そういうところが、産後の状態に似ているんじゃないかと思うんです。産後の古血が残っているというのと同じような状態になるという発想を、昔の人がしたんじゃないでしょうか。本当のことはわかりませんけれども。一貫堂の森道柏先生も、通導散を打撲だけでなく一般の駆瘀血剤として多用しています。

通導散では蘇木が主薬です。われわれは通導散加桃仁牡丹皮というのをつくってあるんです。たいてい、桃仁、牡丹皮を加えております。

▶通導散と治打撲一方

通導散の内容は大黄、芒硝、枳実、厚朴というところなんかは大承気湯になるんです。蘇木、紅花というものが「破血」といいますが駆瘀血の作用をして、当帰は瘀血を除くというより、通りをよくするわけです。木通もそういう発想じゃないかと思います。治打撲一方は、桂枝、丁香、川芎といったところが血液の流れをよくします。樸樕は鎮痛で、川骨が駆瘀血で大黄が瀉下させます。通導散のほうが早く効いていいはずなんですが、私は治打撲一方の方をよく使います。それは、癖とか習慣の問題で、「特にこれでなきゃいかん」というわけではないんです。昔からこれを使っていて、いろいろやってみても別に副作用はないし、おもしろいくらい効きますから。それだけのことです。

桃核承気湯もよく効きます。分量にもよりますが、馬乗りのかたちになって上からドーンと落ちて、会陰部を打って血腫ができて、小便が出なくなったのに煎じて服ますと、バーッと下痢した途端に小便も出るんです。おもしろいもんですよ。大塚敬節さんの『症候による漢方治療の実際』の排尿異常の項には桃核承気湯で治療していますが、これは通導散でもいいと思います。頭の外傷に使う場合に、治打撲一方を遠慮して使わないのは勝手にこっちが、さきに用心しているわけです。やって大丈夫かもわからないけれども、やったことはないです。頭部の外傷のときだけは、ちょと遠慮します。三黄瀉心湯とか黄連解毒湯を合方するといいんでしょうが、やったことはないんです。

頭部の外傷は、通導散を使ったほうが安全ですね。通導散そのものでなしに、たいていは黄連、桃仁、牡丹皮を加えます。黄連も牡丹皮も動脈性の充血なんかをわりと抑えるんじゃないかと思います。桂枝茯苓丸・桃核承気湯あるいは大黄牡丹皮湯を合方して、それで下します。あるいは、通導散合桂枝茯苓丸のような形にしてよく使います。打撲だけでなくて一般の駆瘀血剤としても。瀉下しないと、内出血したのが出ていかないと思います。

●ねんざ・むちうち

ねんざでも通導散をよく使いますね。ただ、打撲と違って内出血の量が少ないから、大便のにおいや色はあまり変化しません。よく効きますよ。「むち打ち」は、内出血より筋脈の損傷が主ですから、1回下したあとは疎経活血湯なんかがいいですね。受傷後で、すでに日時がだいぶ経過した旧い場合には、治打撲一方でも附子を加えます。

●手術後・ケロイド・癒着

手術の後はそんなにあわてて服まさないでもいいと思います。それから手術したあとに癒着が起きて、なんべん切ってもまたひっつく。あれは瘀血です。だから駆瘀血剤を手術する前にやっておきます。ケロイドも瘀血です。ファイブロージス・線維化というのは、全部瘀血だと思います。こういうときは、治打撲一方はあまり使わないで、通導散のほうを使います。治打撲一方も駆瘀血剤として使えるでしょうが、私は打撲にしか使ったことがないんです。私のいっているのは、何かがあってすぐ手術をするというときに服ませるという意味ではなくて…。例えば手術をしてケロイドができて再手術するとか、癒着して再手術するというときには、あらかじめその前から駆瘀血剤をずっと服ませておくわけです。1ヵ月や2ヵ月でなしに、長期間です。ケロイドの体質を治すといったら、半年や1年は服まさないと。あとの癒着が起こらないためにも使います。瘀血があれば、いっしょに併用したらいいと思います。腱鞘炎でも弾発指でも治ります。

▶慢性の場合の瀉下

ただ慢性の疾患で、長期間服ませる場合にはそれほど下痢しなくてもいいですよ。急性の内出血と違いますから。また、下しておいてもだんだん止まってきますね。大黄を増やしても出ません。慣れてきたらそんなに出ないですね。

●瘀血の症候（痛み）

痛みという問題になりますと、固定性とか夜間に強くなるといった瘀血の痛みの特徴をもったものもあるんですが、激しい痛みだけを瘀血の痛みとして、緩い痛みは瘀血ではないかというと、そんなこともないと思うんです。痛みは

まったくない場合もあります。また、すべてが固定性で夜間に増強するともいえないです。程度もいろいろあるし、痛み方もいろいろあるけれども、瘀血としてとらえるときは、こういうのが一応の特徴だという意味です。

●臨床仮説としての瘀血

瘀血というものが「うっ血」とか「微小循環障害」に関連するということでしたが、今のところ中国でも日本でも研究が進められている段階ですね。ですから、現段階では「瘀血」というものを一種の臨床仮説として捉えるほうがいいと思うんです。この前の「散寒剤」でも同じですが、「寒証」という病態を捉えると、散寒剤がそれをうまく改善するわけですね。しかし、実際には「寒証」というのはいったいどんな病態で、散寒薬がどういうふうに作用しているか、ということはまだ明確にはわからないんです。これから先、研究して解明していくべき問題ですね。瘀血といっても、病態は非常に複雑で、単純ではないんです。「これだ」というふうな簡単なものではないと思います。もともと、昔のいろいろな医者が治療した経験とか観察にもとづいて、病人があらわす症候の原因を「瘀血」だと推論したわけですね。要するに「血が滞っている」のだろうと想定したもので、一種の仮説ですね。

張仲景が『傷寒論』『金匱要略』に書いてあるのを見ると、太陽病で患者が狂人のようになったときに、自然と血が下ると治るという現象があるんです。そこから逆に、「下るべき血が体内に滞って瘀血、蓄血となって、それが原因になってそういう現象が起きる」と考えたんだと思うんです。だから、瘀血、蓄血を桃核承気湯とか抵当丸で下せば病気は治るというふうに仮説を立てたわけです。条文には「太陽病解せず、熱膀胱に結し、その人狂のごとく、血おのずから下り、下るものは癒ゆ」「ただし少腹急結するものは、すなわちこれを攻むべし、桃核承気湯に宜し」です。これは、血が停滞して熱を受けたために発生したもので、血が下ると治るけれども、下腹部が急に硬くなるときは下してやらないといけない、といっているわけですね。しかし、「熱と血が結集する」とか、

14 桃仁－牡丹皮 ●駆瘀血作用

1 漢方治療44の鉄則

「熱が膀胱に結した」から少腹が急結するか、硬くなるか、という疑問がありますね。仮説に過ぎないと思います。臨床的にそう判断したということです。その他に原文はちょっと複雑なんで、意味をいいますと、「太陽病6〜7日で、発狂し、少腹が硬く膨満しているとき、小便がよく出る場合は、血を下すと治る」、「太陽病で、身体が黄色くなり、少腹が硬い場合に、小便が出ないときは、血ではない。小便がよく出て、狂人のようになるのは血証であることは明らかであるから、抵当湯で治せ。」「傷寒で熱があって少腹が膨満しているときは小便が貯まっているのであろうが、今小便がよく出ているなら、それは瘀血であるから、抵当丸を与えるべきである」などと書いてあるんです。小便の自利と不利で瘀血かどうかを鑑別させているわけですね。その他「陽明病で、喜忘のものは、必ず畜血がある」、「熱があって消穀善飢するものも瘀血がある」というのもあります。「喜忘」というのは「よく忘れる」ということで、記憶障害です。「消穀善飢」というのは、腹が減ってよく食べるんです。それから、「婦人の中風7〜8日で、経水が止まったものは、熱が血室に入ったためで、その血は必ず結す」、「婦人の傷寒で、発熱し、経水が止まり、暮れになるとうわ言をいって精神錯乱を呈するのは、熱が血室に入ったものである」とも書かれています。「経水」というのは月経ですから、月経が止まるわけです。「血室」というのは想像上の産物ですから、本当は何かわかりません。肝臓とか、子宮とかいろいろいわれましたが…。

月経が止まって、そのために精神異常や身体障害が起きますね。その場合にも、桃核承気湯や抵当湯で無月経を治療すると治るんですね。それで、血が停滞しているためにこういう現象が起きると考えたんでしょうね。流産の後か産後にも、いろいろな身体症状とか精神症状が起きて、「血の道症」とよくいわれます。これなんかも、その原因として「悪露尽きず」という仮説を立てて、悪い血が十分に出きっていないからだと説明しています。古人は、内分泌異常とか、自律神経失調とかそんなもの

は知らないわけですから。それと、熱病とは違いますけれど、分裂病とかうつ病に駆瘀血剤がよく効きますよ。幻覚とか幻聴が、わりに簡単にとれるんです。幻視とか幻聴がどうして起きるか、なぜ駆瘀血剤で消えるのか、それはわからないんです。機序というか。しかし、「瘀血が少腹にある」のかどうかですね。これはわかりません。また、微小循環障害とか血液のレオロジーの異常とかうっ血といっても、やはり直ちにはこの現象はわかりませんよ。

ただ、こういう仮説は時代により、人により、さまざまに変化しています。例えば、日本の湯本求真は西洋医学を学んだ医者ですが、瘀血を「汚辱穢な血」であるとか「非生理的血液」だとか、いろいろな説明をしています。今からみたら非常におかしいものも多いですね。「瘀血は遺伝である」と、獲得形質は遺伝しないというのが普通なんですけれども、そういうふうにも書いてあるんです。われわれが今しゃべっていることもあとからみたら、またおかしいということがあるかもしれませんから、ど

こまでその病態がわかるか問題なんですけれども、ある種の病態を指して、それを瘀血だと臨床的に仮説を立てて、その仮説に従って駆瘀血とか活血化瘀という薬を用いるとよくなる、そういう病態が瘀血であると。

私は、「瘀血って何ですか」といわれたら、逆説的に「駆瘀血薬をつかったら治るものだ」とよくいうんです。たとえ、その病態の内容がよくわからなくても、駆瘀血薬で治る病態ということです。治療的診断法というわけではないですけれども、瘀血という病態を一口で表現できないから、簡単にいえばそういうものだと。その次に「どうとらえたらいいのか」というと、「難治性の疾患はみな瘀血だ、瘀血があるのだ」と考えて、「治らなかったらみな駆瘀血薬をほうり込め」というんです。駆瘀血薬の効く病人が多いんですよ。非常に大雑把ですけれども、これも一つの口訣ですよ。今私がいった「治らないものは瘀血だ」というのも、『金匱要略』に例があるんです。温経湯の条文ですけれど、「婦人年五十ばかり」昔でいったらおばあ

14 桃仁−牡丹皮●駆瘀血作用

さんですわ。それが「下痢を病み、数十日やまず」ですね。この「下痢」というのは「下血」の間違いともいわれていますけれど。とにかく下痢とか下血が数十日もやまなかったら、なかなか治らない病気ですね。「暮れれば発熱、少腹裏急、腹満、指掌煩熱、口唇乾燥するは、何ぞや。この病は帯下に属す。かつて半産を経て、瘀血少腹にありて去らず」と。いろいろ治療したのに、下痢、下血が数十日やまない。難治性ですね。そのおばあさんの場合は、「この病は帯下に属す」というから、帯脈から下の病気だと。夕方になると熱が出て、腹が痛くなり、腹満して下痢あるいは下血をするというのは、瘀血であると。「かつて半産を経て、瘀血少腹にあって去らず」は、昔流産して古血が腹にあるから、なかなか治らないと。だから「温経湯を使ったらよろしい」と書いてあるわけです。手掌がほてるとか唇が渇くとか、そういうのが特徴的な症状だと言うけれども、私は、「治り難いものは、瘀血があるからだ」と考えてもおもしろいと思うんです。おばあさんだったら、たいてい月経障害とか流産なんかはやっていて、そういうことが原因となって瘀血がたまっているから治らない。そこで温経湯をやったらいいんじゃないかということだと思うんです。

15 便秘症には、瀉下作用の「大黄と甘草」の配合された処方（桃核承気湯）を中心に加減して用いよ。

●瀉下作用（消炎解熱、駆瘀血作用）

大黄－甘草（芒硝）

　大黄に瀉下作用があり、甘草は瀉下作用により起こる腹痛を治す。大黄、芒硝は消炎解熱作用がある。芒硝は塩類下剤のように腸管内に水分を貯える働きがある。大黄は駆瘀血薬とともに用いて瘀血の排除を助ける作用がある。瀉下作用としては、大黄・甘草に麻子仁、杏仁、桃仁などの油を含む薬物や当帰、地黄、芒硝など潤腸の薬物を配合して用いるほうが便秘にはよく効く。

　『傷寒論』で下法を行うのは、太陽病の時期に治癒せずに炎症が激しく、高熱が持続して、全身の発汗のために激しい口渇、尿量減少（濃縮尿）が生じ（陽明病前期）、さらに、腸内の水分が減少して腸管麻痺を来して、腹部膨満や便秘を生じた時期（陽明病極期）である。このとき消炎解熱作用のある大黄・芒硝に腸管の蠕動を亢進する作用のある枳実、さらに腹痛を抑える作用のある厚朴などが配合された承気湯類を用いる。嘔吐のあるときは、半夏・生姜の入った大柴胡湯を用いる。

Group：桃核承気湯、大黄牡丹皮湯、大柴胡湯、麻子仁丸
　　　　（調胃承気湯、大承気湯）

調胃承気湯	大黄－甘草（芒硝）
大承気湯	大黄　　　　（芒硝、枳実、厚朴）
桃核承気湯	大黄－甘草（芒硝、桃仁、桂枝）
大黄牡丹皮湯	大黄　　　　（芒硝、桃仁、牡丹皮、冬瓜子）
大柴胡湯	大黄　　　　（柴胡、黄芩、枳実、芍薬、半夏、生姜、大棗）
麻子仁丸	大黄　　　　（麻子仁、枳実、芍薬、厚朴、杏仁）

15 大黄－甘草●瀉下作用（消炎解熱、駆瘀血作用）

```
                        大黄
    ┌───────────┬───────────┼───────────┬───────────┐
    +           +           +           +
 桃仁、芒硝、   桃仁、芒硝、  枳実、芍薬、柴胡、黄芩、 麻子仁、枳実、
 桂枝、甘草    牡丹皮、冬瓜子  半夏、生姜、大棗    芍薬、厚朴、杏仁
 [桃核承気湯]  [大黄牡丹皮湯] [大柴胡湯]      [麻子仁丸]
```

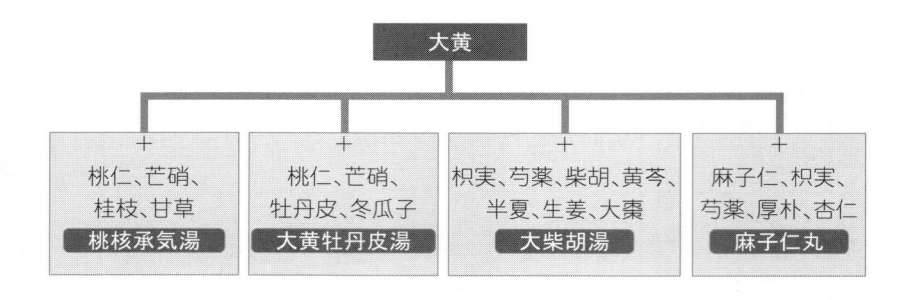

▶麻子仁丸

（解説）●本方は腸が乾いて、大便が硬くなる便秘に用いる。つまり、大便に水分が少なく、硬くてコロコロの便が出る、燥屎に用いる。老人や腸の運動が弱い人に多い。

●本方の麻子仁、杏仁は油剤で、大便を軟らかくして、出やすくする。潤腸の作用という。なお、桃仁にも同様の作用がある。枳実、大黄は腸管の蠕動を亢めて排便を促し、瀉下作用がある。芍薬と厚朴は、消化管の痙攣性疼痛（腹痛）を抑える作用がある。以上3種類の生薬を配合した緩下剤である。

（応用）腸燥便秘

便秘症の分類

1器質的便秘			
2機能性便秘	①痙攣性便秘		
	②弛緩性便秘	アトニー型	
		直腸型	
	③腸内乾燥型便秘		

1器質的便秘

　腸管が腫瘍の圧迫や、手術後の癒着、炎症などにより狭窄化され機械的に通過されなくなった状態で、直腸癌、結腸癌などがあるため、まず器質的便秘でないかを把握する必要がある。

2 機能性便秘

①痙攣性便秘

これは、過敏性腸症候群の一つの症状で、下行結腸からS字状結腸にかけて、腸が痙攣するため、便は細く又は兎糞状になる。排便は困難で努力しても少量しか出ない。残便感は強く、排便回数は増える。しばしば腹痛を伴う。

②弛緩性便秘

これは、大腸の運動低下、緊張低下によるもので、また腹圧の低下するものはさらにこの型の便秘を助長する。

アトニー型…生まれつき、アトニー体質で胃腸アトニーの一分症で、消化管の緊張が弱いもの、甲状腺機能低下症、老齢化、長期臥床の病人も含まれる。現在では線維の摂取量が少ないために、腸が運動しなくなり、弛緩して便秘となる者が多い。

直腸型…これは、直腸に便塊がきて便意を催すときに我慢するため発生する便秘症である。

③腸内乾燥型便秘

老人、痩せ型で水分の少ない人は腸内の水分が吸収され、乾燥し便が少なくなって便秘する。便秘の症状としては、大便の硬化、排便の困難、腹部膨満感、腹痛、残便感、排便回数の減少などである。

便秘の治療

下剤で便秘は治らない。その原因を明確にして対処しなければならない。

❶**器質的便秘を見逃さないこと**

腸狭窄による便秘…手術後の癒着によるものが多い。強度のものは手術が必要であるが、桂枝加芍薬湯、桂枝加芍薬大黄湯、大建中湯でその80％位は手術しなくてもよくなる。

❷**痙攣性便秘**

過敏性腸症候群の痙攣性便秘型は、桂枝加芍薬湯、桂枝加芍薬大黄湯、加味逍遙散で一時的にその症状はとれる。しかし、過敏性腸症候群の多く

15 大黄－甘草◉瀉下作用（消炎解熱、駆瘀血作用）

が心因性のものである限り、その原因を除かないと治らない。クローン病、潰瘍性大腸炎の場合にも痙攣性便秘型となる。このときも桂枝加芍薬湯は対症的に有効であるが、原因を治さなければ、根治はしない。

❸弛緩性便秘

アトニー体質…アトニー体質、老人、長期臥床、出産後に起きる弛緩性便秘には、補中益気湯を下剤（麻子仁丸、桃核承気湯、センナシドなど）に加えて治療する。

甲状腺機能低下症は甲状腺製剤を与える。

食餌性で、食物線維の少ない者は、多量に摂取させる。その間下剤を兼用する。沈む便は駄目、大便が浮くまで線維を食べよ。

直腸型…下剤（桃核承気湯、センナシドなど）を兼用して、排便習慣をつける。桃核承気湯は、大黄・芒硝・甘草（調胃承気湯）を含み、熱証の便秘に大黄・芒硝で瀉下、消炎し、甘草で瀉下による腹痛を抑える。桂枝は大黄・芒硝の寒を制して温める作用がある。さらに桃仁は潤腸作用があり、直腸型の習慣性便秘に良い処方である。

❹腸内乾燥型便秘

この型は西洋医学ではそういう考え方がない。しかし、実際にはこういう型の便秘がある。特に、老人に多く見られる。漢方では、腸を潤す作用のある当帰・地黄と、麻子仁・桃仁・杏仁など油剤を用いる。麻子仁丸、潤腸湯がその代表方剤である。

16 腹痛を伴う疾患には、鎮痙鎮痛作用のある「芍薬・甘草」の配合された処方（芍薬甘草湯）を中心に加減して用いよ。

●鎮痙鎮痛作用

芍薬－甘草

平滑筋、骨格筋の痙攣性疼痛を治す作用がある。

芍薬には平滑筋の鎮痙作用があり、痙攣性疼痛に用いられる（ブスコパン類似作用）。痙攣性疼痛には、痛みに波があり、強く痛むときと痛まないときが交互に来る。芍薬はまた、骨格筋の痙攣性疼痛（こむら返り）にも用いられる。甘草にも平滑筋の痙攣性疼痛を止める作用があり、また芍薬を助けて骨格筋の痙攣性疼痛を抑える作用がある。

Group：芍薬甘草湯、芍薬甘草附子湯、桂枝加芍薬湯、小建中湯、四逆散

芍薬甘草湯	芍薬－甘草
芍薬甘草附子湯	芍薬－甘草（附子）
桂枝加芍薬湯	芍薬－甘草（桂枝、生姜、大棗）
小建中湯	芍薬－甘草（桂枝、生姜、大棗、膠飴）
四逆散	芍薬－甘草（柴胡、枳実）

```
             芍薬－甘草（芍薬甘草湯）
       ┌──────────┼──────────┐
     ＋附子    ＋桂枝、生姜、大棗   ＋柴胡、枳実
   芍薬甘草附子湯    桂枝加芍薬湯      四逆散
```

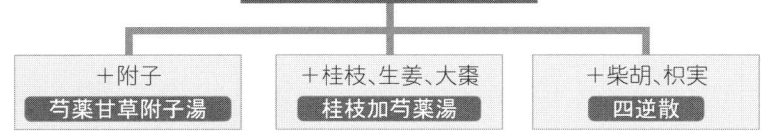

芍薬甘草湯、芍薬甘草附子湯は急性、突発性の痛みに、桂枝加芍薬湯は主に腹痛に、小建中湯は平素から服用しておく方剤である。

▶ **芍薬甘草湯**『傷寒論』

（解説）本方は『傷寒論』に「傷寒、脈浮、自汗出で、小便数、心煩、微悪寒、脚攣急するに、反って桂枝湯を与えて、其の表を攻めんと

欲するは此れ誤りなり。若し厥愈えて足温なる者は更に芍薬甘草湯を作り与えよ。」とある。これは熱病の経過中、発汗過多のために、脱水症状を来して腓腹筋の痙攣の起きたものには芍薬甘草湯を与えよというものである。本方は、発汗過多による場合だけでなく、利尿剤による利尿過度、下痢、嘔吐による脱水症で脚の痙攣するものにも用いられる。

(応用) ❶腹痛…消化管（胃腸）の痙攣性疼痛や胆石、尿路結石による疼痛などに用いる。

❷骨格筋の疼痛…寝ちがい、肩こり、五十肩、腰背の筋肉痛、こむら返りなどに用いる。

❸坐骨神経痛…附子を加えて芍薬甘草附子湯を用いる。

▶**桂枝加芍薬湯**『傷寒論』

(解説) ●本方は『傷寒論』に「本太陽病、医反って之を下し、因って爾して腹満し時に痛む者は、太陰に属する也。桂枝加芍薬湯之を主る。大実痛の者は、桂枝加芍薬大黄湯之を主る。」とある。

●傷寒という急性熱病の初期の太陽病は発汗療法を用いて治すべきであるが、その太陽病を医師が誤って下剤を与えて之を下し、お腹を弱らせて、そのためお腹が膨満し、痙攣性の痛みを生じた。このような時には、桂枝加芍薬湯を用いる。太陰病というのは、熱病でお腹以外はまだ抵抗力（正気）が充実して強く、したがって病邪と闘って、そのために発熱している。そして主として消化管だけが弱ったり、冷えたりして、腹痛、腹満、下痢のあるときをいう。

●もし、大便が腸内にあって腹痛するときには、大黄を加えて桂枝芍薬加大黄湯として用いると、排便してお腹の痛みも止まる。大実痛というのは、実は腸内に物（便塊）があって下らないのをいう。本方の主薬は芍薬で、芍薬には平滑筋の鎮痙作用（ブスコパン類似）がある。この作用を助けるのが甘草で、芍薬は冷やす作

用があるので炎症性の腹痛にはよいが、お腹の冷えによる腹痛には桂枝、生姜など温める薬を加えて用いるほうがよい。腸内に排出しなければならない物があるとき、または便秘の時も大黄を加える。これが桂枝加芍薬大黄湯である。

(応用) ❶腹痛（腹満）…痛みに波がある痙攣性の疼痛に用いる。
❷反復性臍疝痛…小児に多い。このため本方に膠飴を加えた小建中湯を平素から飲ませる。
❸痙攣性便秘…過敏性腸症候群。
❹大腸炎の裏急後重、しぶり腹。
❺手術後の腸狭窄による疼痛や便秘…大黄を加えた桂枝加芍薬大黄湯を用いる。

山本巌先生語録

●痙攣性便秘

私は胃腸科ですから、過敏性大腸症候群、特に腹痛・痙攣性の便秘といいますか、気持ちよく出ないで残った感じがするというのに、四逆散をよく使います。

Ｓ状結腸から下行結腸にかけて数珠状に便があって、細くてクリクリしている。レントゲンを撮っても、上からバリウムを飲ますと細くなります。注射して腸管を緩めておいて下から注入するとわからなくなるんですけれども。器質的な変化がなくて上からバリウムを飲ませた場合ですね。

●逍遙散

四物湯は内分泌とか自律神経系の方が主体になっている。月経不順、出血、妊娠なんかに異常があって、感情ぬきのときに使うと。それに中枢性の感情的なものが絡むと逍遙散を使う。逍遙散も四逆散の加減方ですね。

逍遙散も痙攣性の便秘に使うんです。浅田宗伯も大便が気持ちよく通じないものには逍遙散を使うと書いてあるんです。「大便秘結して、朝夕快く通ぜぬという者、何病に限らずこの方を用いれば、大便快通して諸病をも治す」というふうに。逍遙散も四逆散の変方

16 芍薬−甘草 ●鎮痙鎮痛作用

ですから同じように精神的ストレスによって起きてくる痙攣性の便秘にいいと思います。

● 痙攣性便秘と下痢

冷えの痙攣性の便秘には、桂枝加芍薬湯という形で、芍薬・甘草を中心にしておなかが冷えないように桂枝が入ったものを使うんです。芍薬・大棗・甘草を大量に入れると非常にいいんです。大棗・甘草はヒステリーによく効くと思います。ヒステリーの転換反応として、下痢とか痙攣性の便秘を起こしているような場合だったら、ウエイトが芍薬・甘草・大棗で、桂枝加芍薬湯のほうがいいと思います。甘草・大棗に小麦を入れると甘麦大棗湯になって、ヒステリーの「臓躁」の薬になる。

痙攣性の便秘型になっている場合には、桂枝加芍薬湯とか当帰建中湯のように、芍薬・甘草・大棗をメインにする。四逆散と使い分けてみるんです。わからなかったら四逆散を使ってみて、もうひとつ効きが悪かったら、桂枝加芍薬湯を使うか、逆に桂枝加芍薬湯を先に使っておいて具合が悪かったら四逆散に変えるということをよくするんです。最初から冷えているかいないか弁証がきちっとできれば、そんなことはいらないかもしれないですけれども、臨床でははっきりしないことが多いですから、そこらへんをいい加減にいきます。

下痢をするタイプは、ヒステリー型が非常に多いんです。これは甘草瀉心湯加茯苓というふうな処方を使う。甘草瀉心湯というのは、特に甘草の分量が多いんです。半夏瀉心湯に甘草だけを大量に入れると、甘草瀉心湯になるわけです。瀉心というのは「心」のほうですから、「肝」の柴胡が入っていない。イライラのほうでなく、ヒステリーの転換反応による過敏性腸症候群に使います。甘草をたくさん入れるとヒステリー症状は抑えられます。症状がわりと楽になる。ヒステリーの幼稚な性格そのものが、それを服んだらえらく賢くなるというわけにもいかないとは思うんですが、過敏性腸症候群で便秘と下痢交代型には桂枝加芍薬湯か甘草瀉心湯がよく効きます。

17 食道、腸管、気管支の痙攣を止めるには、「半夏・厚朴」の配合された処方（半夏厚朴湯）を中心に加減して用いよ。

●食道、腸管、気管支の痙攣を止める作用

　半夏－厚朴

　厚朴はクラーレ様の作用があり、食道、噴門の痙攣を緩める。腸の痙攣による腹痛、腹満、しぶり腹にも効果がある。また、気管支筋の痙攣を緩め、痙攣性咳嗽にも有効である。半夏は、鎮咳、鎮嘔、粘液を溶解して痰を除く去痰作用のほかに鎮静作用があり、厚朴の作用を助けて平滑筋の痙攣を緩める作用がある。

Group：半夏厚朴湯、五積散

半夏厚朴湯	半夏－厚朴（紫蘇葉、茯苓、生姜）

▶半夏厚朴湯『金匱要略』

（解説）本方は『金匱要略』に「婦人の咽中炙臠あるが如きは、半夏厚朴湯之を主る。」とある。婦人で咽喉部に炙った肉片がくっついているように感じる者に用いる。これが適応症とされている。この症状は噴門、食道下部の痙攣で、強くはない。一種の上部消化管のジスキネジーである。その原因は精神的なこともある。厚朴がこの痙攣を緩めて、半夏が鎮静作用によりこの作用を助ける。紫蘇葉は気分を晴れやかにしてこれを治す。半夏・生姜・茯苓は小半夏加茯苓湯で、悪心、嘔吐を抑える作用がある。また、半夏には鎮咳作用があり、咳を止めるのに用いられる。厚朴は平滑筋の痙攣・緊張を緩める作用がある。食道・消化管のみならず気管の痙攣にも用いられ、気管支喘息にも応用される。茯苓は利水作用があり、組織間、細胞間の水を血中に入れる。陰嚢水腫や急性腎炎の浮腫にも用いられる。

17 半夏－厚朴 ● 食道、腸管、気管支の痙攣を止める作用

（応用）❶悪心、嘔吐…小半夏加茯苓湯の止嘔、制吐作用による。

❷咽喉異物感、閉塞感、食道下部噴門部の痙攣、上部消化管ジスキネジー、胆道ジスキネジー、過敏性腸症候群…半夏、厚朴、生姜が消化管の痙攣を緩める。

❸咳嗽、嗄声、気管支喘息…半夏に鎮咳作用、厚朴が気道の平滑筋の痙攣を緩める。

❹陰嚢水腫、急性腎炎の浮腫…茯苓、紫蘇葉、生姜に利水作用（白朮を加えて用いる）。

❺軽症のうつ病…紫蘇葉、厚朴に抗うつ作用。

18 幽門痙攣を除き、蠕動を亢進して逆流を防ぐには、「橘皮・枳実・生姜」の配合された処方（茯苓飲）を中心に加減して用いよ。

●蠕動亢進作用（逆蠕動や逆流を防ぐ作用）

橘皮－枳実－生姜

橘皮・枳実が蠕動を亢進して逆蠕動や逆流を防ぎ、胃の内容物を速やかに腸に送る。胃腸のアトニーに対しては筋肉の緊張をよくし、運動を良くする作用があるが、むしろジスキネジーに用いる。橘皮・生姜は食欲を進め、健胃作用がある。芍薬や甘草の配合がないので、逆蠕動や逆流の症状の強いときに用いる。

Group：**茯苓飲、橘皮枳実生姜湯**

茯苓飲	橘皮－枳実－生姜（白朮、茯苓、人参）
橘皮枳実生姜湯	橘皮－枳実－生姜

▶ 茯苓飲『金匱要略』

（解説）　●本方は『金匱要略』に「外台茯苓飲、心胸中に停痰宿水あり、自ら水を吐出して後、心胸間虚し、気満食すること能わざるを治す。痰気を消し、能く食せしむ。」とある。胃内に停痰宿水があって、それが口に逆流して、食べられないものを治す。

　　　　　●本方は、茯苓・白朮で水分を除くとともに、枳実・陳皮・生姜で幽門の痙攣を除き蠕動を亢進して、通過障害と溜飲を緩解させる処方である。橘皮枳実生姜湯に人参湯のような処方を合方した方意であり、橘皮枳実生姜湯は「胃内に食物が詰まり下方へ通過しないために心下部がつかえて苦しいのを治す」処方である。承気湯と同じく、枳実で蠕動を促進させ、これを抑制する甘草を除いている。

　　　　　●本方の適応する胃の溜飲は「停痰宿水」という「実」であり、一

18 橘皮－枳実－生姜●蠕動亢進作用（逆蠕動や逆流を防ぐ作用）

種の機能異常（ジスキネジー）に相当し、胃の緊張は十分で収縮力もあってしかも通過が悪いものであり、アトニーや脾胃の虚ではない。即ち、肥満や痩せとか体力、栄養状態は全く関係がない。人参は痞えをとるために配合されている。「心胸間虚し、気満して食するあたわず」とあるが、食欲がないのではなく、食べたくても入らないのであり、したがって六君子湯の適応とは違う。また、悪心がなく吐出するところは、五苓散が適応する「水逆の嘔吐」の状態と似ているが、五苓散を用いる状態は、水分の吸収障害で胃・腸管内に水分が貯留しており、吐出するとともに下痢もみられ、幽門の通過障害はない。

（応用）❶反芻症…一旦嚥下した食物を胃液とともに口中に逆流させ、もう一度咀嚼し飲み込む。食道裂孔ヘルニアがあるものに逆流現象が多いといわれるが、口まで逆流するのは幽門通過障害と胃液分泌過多によることが多い。

❷逆流性食道炎、逆流現象…胃内容の逆流現象に対しては枳実が主薬になるので、橘皮枳実生姜湯が中心になる。これに胃液の量が多い状態が加われば白朮・茯苓を加えた茯苓飲が必要になる。胃液の酸度が高く、食道炎を起こした者には茯苓飲合半夏瀉心湯を用いる。食道、噴門のジスキネジー、嘔吐反射、精神的ストレスによる嘔吐には、茯苓飲合半夏厚朴湯を用いる。

19 黄疸には、胆汁分泌、胆嚢収縮作用、消炎作用のある「茵蔯蒿・山梔子」の配合された処方（茵蔯蒿湯）を用いよ。

●胆汁分泌、胆嚢収縮作用、消炎作用

茵蔯蒿－山梔子（大黄）

　茵蔯蒿は胆汁分泌を促進し、胆嚢収縮に働く。さらに消炎、抗菌、解熱、利尿作用があり、山梔子・大黄を配合することにより胆汁分泌、消炎解熱作用が強くなる。

Group：茵蔯蒿湯、茵蔯五苓散

茵蔯蒿湯	茵蔯蒿－山梔子－大黄
茵蔯五苓散	茵蔯蒿（白朮、茯苓、猪苓、沢瀉、桂枝）

▶ **茵蔯蒿湯**『傷寒論』

（解説）●本方は『傷寒論』に「陽明病、発熱し、汗出ずる者は、此れを熱越と為す。黄を発する能わざるなり。但頭汗出で、身に汗なく、剤頸して還り、小便不利、渇して水漿を引く者は、此れ瘀熱裏に有りと為す。身必ず黄を発す。茵蔯蒿湯之を主る。」とある。陽明病で、発熱して、汗の出る場合は、此れは熱越といって邪が外に発散するから黄疸にならないですむ。ところが、頭だけに汗が出て、その汗が頸限りで、体には出ず、小便が不利して、のどが渇いて飲み物を欲する場合は、瘀熱(鬱熱)が裏にあるためで、全身に必ず黄疸を発する。これには茵蔯蒿湯を用いる。

●さらに「傷寒、七八日、身黄なること橘子の色の如く、小便利せず、腹微満の者は、茵蔯蒿湯之を主る。」とある。傷寒にかかって、七、八日たって、全身が橘実の色のように黄色になり、小便が不利して、腹部が軽度に膨満する者は茵蔯蒿湯を用いる。

19 茵蔯蒿－山梔子(大黄) ●胆汁分泌、胆嚢収縮作用、消炎作用

（応用）❶急性肝炎、胆嚢炎、胆石症などで黄疸を呈するもの。
❷高脂血症…大柴胡湯合茵蔯蒿湯を用いる。

山本巖先生語録

●肝炎と小柴胡湯…急性肝炎

　慢性肝炎が少陽病か、小柴胡湯が慢性肝炎に効くかというのは別として、急性肝炎なら小柴胡湯は効きますよ。小柴胡湯単味というよりたいてい小柴胡湯に黄連・山梔子などを加えて、エキスだったら黄連解毒湯を加える。例えば、小柴胡湯8gのエキスに黄連解毒湯2gというふうに、加えるその分量比の加減が重要ですけれど。

　もし黄疸があれば茵蔯蒿湯を兼用合方してやる。非常に良く効きます。私の甥がある大学病院に入院していて、GOT・GPTが2000以上になって、腹水がたまって病室から小便に行くのが苦しいと。そんなこと全然知らなかったんですが、おやじである舎弟がやってきて、「血液をどうにかしてくれ」と。「何をするのか」といったら、「交換輸血する。劇症肝炎でとてもじゃないといわれた」と。私が診て小柴胡湯に黄連・山梔子と茵蔯蒿湯を合方してやったら、三日ぐらいでGPTがストンと落ちました。そんなふうに急性には使えますが、慢性はちょっと意味が違う。急性肝炎だから柴胡を入れないといけないかどうかというふうな詳しいことはまだ調べていません。しかし、柴胡と黄芩の組み合わせが大切だと思います。

●黄疸

　猪苓湯というのは黄疸にも使います。茵蔯蒿湯と同じようなものなんです。私は使ったことないんですけれど、本にはそう書いてあるんです。熱病で黄疸が出るのは「瘀熱が裏にある」という考え方です。熱が体内にこもったものを「瘀熱」というわけです。茵蔯蒿湯は、「陽明病、発熱汗出ずるものは、これ熱越となす。黄を発する能わざるなり。ただ頭汗出で、身に汗なく、頭をかぎりて還り、小便不利、渇して水漿を引く者は、これ瘀熱裏にありとなす、身は必ず黄を発す。茵蔯蒿湯これを主る」ということです。つまり、汗

19 茵蔯蒿－山梔子（大黄）●胆汁分泌、胆嚢収縮作用、消炎作用

がどんどん出るものは熱の発散が多いので「瘀熱」が起こらないんです。ところが、体に汗がなくて、首から上だけに頭汗なんかが出て、小便が出ない。これは「瘀熱」で、熱の発散が悪い。「こんなときには黄疸が出るぞ」、ということですね。それに茵蔯蒿湯を使う。同じように猪苓湯も使うんです。

心不全、循環不全のショックを起こしてきたときの汗は冷たいですが、黄疸の出てくるときは熱ですから、脂汗みたいで熱いんです。診ているとありますね。「アッ、これは黄疸が出る」と思うので、小便を調べるとビリルビンが陽性になっている。血液を調べたら、ビリルビンは高いです。でもまだ目は黄色くなっていないから、黄疸かどうかわからないときですね。猪苓湯もそういうときに使います。肝炎で黄疸が出るときには茵蔯蒿湯でも猪苓湯でもどっちでも結構だと思うんです。瘀熱が裏にあるのを解消するんですから、どちらでも方意としては同じで、使っている薬物が違うだけです。普通は便秘しているときは大黄が入っている茵蔯蒿湯を使いますし、下痢しているようなときは茵蔯五苓散を使います。そのときの茵蔯五苓散と猪苓湯は、薬物の組み合わせは違うけれども、目的とするところ、方意が似たような感じですね。湿と熱を取るという点では似ています。

私は猪苓湯は使ったことはありません。本を見ると猪苓湯を使われた先生がいるんです。猪苓湯を膀胱炎なんかに使いますが、頻尿とか、イリタブルブラッダーというので、排尿痛なんかがあるけれど、検尿してみてもきれいなんです。だから炎症とは区別しているわけです。

炎症が強いときは、五淋散とか竜胆瀉肝湯のように清熱解毒の薬物の配合が要ります。脱水して水が足らなかったら飲んだらいい。飲んだなかで小便に出す部分と体にためて出させない部分と分ければいいのですからね。

五苓散の場合でも、「水逆」以外では温かい水を多量に服用するように指示しています。「口渇、尿不利」というのは脱水症で、単なる脱水症は水を与えると治ります。だから、尿の浸透圧を下げるため

19 茵蔯蒿－山梔子（大黄）●胆汁分泌、胆嚢収縮作用、消炎作用

には、利水剤と同時に水分を多量に服用させるべきです。

●清熱利水と臨床（黄疸）

昔はA型肝炎をカタル性黄疸といっていましたね。その時代から茵蔯蒿湯を使っていましたが、A型の急性肝炎にはよく効きましたね。まあ茵蔯蒿湯なんかを使うようなときは、小便は出ないようですね。尿量が減るみたいで。ただ、現在われわれが診る肝炎の患者は、いろいろな医者を転々としてきたり、かなり慢性のひどい状態になって、「どうにもこうにもならん」というのしか来ないですからね。

熱が湿より強い場合は、多分、腸管は乾いているから便が硬くなるわけです。一般に黄疸があって、下痢していたら茵蔯五苓散、便秘していたなら大黄の入った茵蔯蒿湯がいいですね。しかし、日常の診療では、いろいろ悩むより、両者を合方して使えばいいんです。茵蔯蒿3g、茯苓6g、沢瀉8g、猪苓6g、白朮6g、山梔子2g、桂枝4g、大黄3gが一応の標準です。

●瘀熱

瘀血と同じように、熱がうっ滞しているということですね。茵蔯蒿湯自体が、『傷寒論』に出てくる熱病の薬ですからね。「陽明病、発熱汗出ずるは」というのは、瘀熱にはならないですね。汗が出ればね。「汗出ずるは、熱越となす」で熱が外に出てしまうから、「黄を発することあたわざるなり」で黄疸は出ないんです。「ただ頭汗出て、身に汗なく、首を限りてめぐり、小便利せず、渇して水漿をひくもの」。体に汗が出ないで首から上だけ汗をかき、口が乾いて水を飲む。「これ瘀熱裏に在るとなす」。そういうのが「瘀熱裏に在る」というわけです。「必ず黄を発す」と書いてある。そういう人はいるんですね。酒飲みでもね。黄疸の出てくる前というのは、首から上へ汗が出て、体は汗が出ないんです。そして顔色がドス黒くなってくる。「もうボツボツ黄疸が出てくるな」と血液を調べたら、黄疸指数が上がっている。そういうように、熱が外に発散せずに、体の中に湿熱としてこもった場合に、瘀熱というわけです。

瘀熱をとる薬は、茵蔯蒿湯ばかりでなく猪苓湯でもいい。猪苓湯も湿熱を取る薬ですからね。茵蔯

19 茵蔯蒿－山梔子（大黄） ●胆汁分泌、胆嚢収縮作用、消炎作用

蒿にしても茵蔯蒿湯、猪苓湯にしても、みな、利水剤なんですね。熱と湿を小便とか大便にしてとる。主に小便のほうですが…。

　体全体から汗が出れば瘀熱にはならないわけですから。首から上だけの部分しか汗が出ないのが問題ですね。首から上というと汗の出る範囲も狭いし、それもしかたなく出ているような汗ですからね。体全体から出ず「首を限りてめぐり」といいます。湿も熱もとれない。これは正常な発汗とは意味が違う。いわゆる一般に暑い暑いといってかく汗ではないです。さらさらしておらずジトーッとして、ふいてもふいても後から湧くような汗です。

　精神性発汗の場合にかく部位は、手のひらと足の裏ですね。冷や汗は脇の下が主です。ショックを起こしたときには、全身にわたって汗をかくような気がします。瘀熱による汗は酒量が増えてきて、黄疸が出てくる直前にその現象があるんです。普通の肝炎のときにもありますね。それと再燃するというか、いっぱい飲んで具合が悪くなり、黄疸が出る直前になると、たまたまそうなるときもある。その場合、薬を飲んで治療すると小便の出が良くなって、汗は止まりますね。それに消化管内の水が多くて下痢しているときは、下痢も止まり口渇もなくなります。

20 悪心・嘔吐に対しては、止嘔・制吐作用のある「半夏・生姜」の配合された処方（半夏厚朴湯）を中心に加減して用いよ。

●止嘔、制吐作用

【半夏－生姜】

半夏には中枢性の鎮嘔制吐作用、鎮咳作用があり、生姜には末梢性の制吐作用がある。半夏－生姜でプリンペランやナウゼリン類似作用がある。

Group：小半夏加茯苓湯、半夏厚朴湯、半夏瀉心湯、小柴胡湯、大柴胡湯

小半夏加茯苓湯	半夏－生姜（茯苓）
半夏厚朴湯	半夏－生姜（茯苓、厚朴、紫蘇葉）
半夏瀉心湯	半夏－生姜（黄連、黄芩、人参、甘草、大棗）
小柴胡湯	半夏－生姜（柴胡、黄芩、人参、甘草、大棗）
大柴胡湯	半夏－生姜（柴胡、黄芩、芍薬、枳実、大棗、大黄）

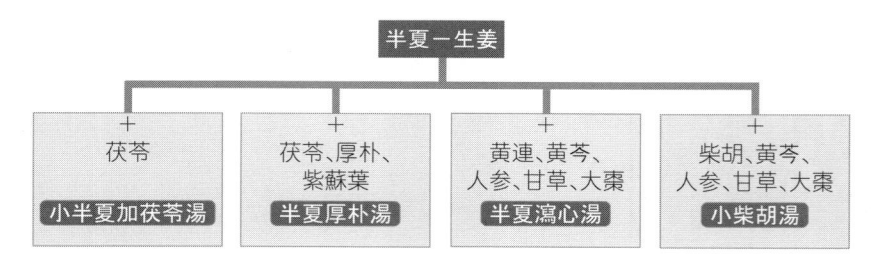

```
                    半夏－生姜
        ┌──────┬──────┬──────┬──────┐
        +      +      +      +
       茯苓  茯苓、厚朴、 黄連、黄芩、 柴胡、黄芩、
             紫蘇葉    人参、甘草、大棗 人参、甘草、大棗
     小半夏加茯苓湯 半夏厚朴湯  半夏瀉心湯   小柴胡湯
```

▶小半夏加茯苓湯『金匱要略』

（解説）●本方は『金匱要略』に「卒(にわか)に嘔吐し、心下痞し、膈間に水ありて眩悸する者は、小半夏加茯苓湯之を主る。」とある。突然に嘔吐し、心下部が膨満して痞え、めまいや心悸亢進のあるときは、水飲のためである。これには小半夏加茯苓湯を用いる。本方は、悪心、嘔吐の基本方剤の一つである。

●五苓散は、利水剤（利尿剤）で嘔吐の方剤ではない。水逆の嘔吐に用いるが、このときは悪心はない。

(応用) ❶悪心、嘔吐に用いる。
　　　❷つわり、妊娠悪阻。
　　　❸胃腸疾患に伴う悪心、嘔吐に用いる。

妊娠悪阻の治療

　多くの妊婦は、妊娠5週前後に軽度の悪心・嘔吐を来し、特別の障害もなく4週間内外で自然に治癒する。これはつわり(妊娠嘔吐)とよばれ、生理的と考えられている。このつわりの程度が増強して頑固な嘔吐を繰り返し、脱水症状、栄養障害を伴い、遂には生命もおびやかされるに至る。これが妊娠悪阻である。

base：小半夏加茯苓湯＋縮砂 or 半夏厚朴湯＋縮砂

▶小半夏加茯苓湯 (＝半夏、生姜、茯苓)
▶半夏厚朴湯 (＝半夏、生姜、茯苓、厚朴、紫蘇葉)
(解説) つわり(妊娠嘔吐)では、縮砂の生薬を歯で少しずつ噛んでいると、悪心が消失してくる(制吐作用)。その後に小半夏加茯苓湯か半夏厚朴湯を一匙ずつ冷服させる。半夏は中枢性・末梢性の制吐作用があり、生姜は末梢性の制吐作用がある。このため半夏・生姜は悪心、嘔吐を治す基本方剤の一つである。茯苓は心下の水を血中に吸収して制吐作用を助けると同時に鎮静作用がある。厚朴は消化管の痙攣を止め、紫蘇葉は精神の安定鎮静を図る。

山本巌先生語録

●香附子、縮砂

　香附子というのは抗うつ作用があって、昔から婦人の聖薬として「鬱」による血の道症に使われていました。それから嘔吐を抑える作用があるんです。香附子とか、藿香とか縮砂というものはムカムカ止めになる。だから、香砂つまり香附子、縮砂は香砂六君子湯とか香砂養胃湯とかいうように制吐の目的で配合される。柴胡疎肝湯も、四逆散にそういう作用が加わったものと考えてよろしいですね。半夏は中枢性の鎮静作用と嘔吐を抑

20 半夏－生姜 ● 止嘔、制吐作用

える作用がありますが、香附子と同じかどうかはわからないです。ただそういう作用があるということです。縮砂にも嘔吐を抑える作用がありますね。嘔吐を確かに抑えますけれども、それが中枢性か末梢性かといわれてもわからないですよ。妊娠の嘔吐、いわゆるつわりのときに、縮砂を口で噛ますんです。そうすると口の中がスーッとして、物が入るようになるんです。そうしておいて、冷やした小半夏加茯苓湯を一口ずつ服ませる。吐かなくなったら、一気に服ますんです。そうしないで、小半夏加茯苓湯を煎じて、熱いまま服ませたら、臭いのと両方ですぐにグワーッと出てしまって、効かない。それは効かないんじゃなくて服ませ方が悪いんです。何でそういうふうになるのかということになると、中枢に作用するのか末梢に効くのかということはわからないですけれども、そういう作用があるということは確かです。香附子がどういう鎮吐作用があるかというようなことについては、中枢性の作用ではなかろうかぐらいしかわかりません。薬理作用というのは、もっとこれから先、解明されるべきものじゃないかと思うんですが。

21 急性、慢性胃炎で過酸傾向のものには、制酸作用のある「黄連・黄芩」と止嘔、制吐作用のある「半夏・乾姜」の配合された処方(半夏瀉心湯)を中心に加減して用いよ。

半夏瀉心湯　　『傷寒論』『金匱要略』

(組成)　半夏、乾姜、黄連、黄芩、人参、大棗、甘草

(主治)　「嘔して腸鳴り、心下痞する者は、半夏瀉心湯之を主る。」

(構造)　❶半夏、乾姜…悪心、嘔吐を止める作用(鎮嘔制吐作用)。

❷黄連、黄芩…胃酸の分泌を抑え、胃粘膜の充血、炎症を治す(消炎、解熱、制酸、鎮静、止血作用)。

❸乾姜、甘草…乾姜がお腹を温め、腸鳴、下痢を治す(黄連による冷えを防ぐ)。

❹人参…上腹部の痞え、痛みをとる。

(応用)　❶急性、慢性胃炎、過酸性胃炎、胃酸過多症、胃潰瘍、神経性胃炎

◉本方は、心下痞、心下痞鞕を治療する目的でつくられた。心下とか心窩部で、臍より上、胸骨剣状突起までの間、そこに膨満感があって、痛みのないのを痞という。"つかえ"の自覚症状である。痞鞕は、つかえた感があって、触れると腹壁の下に硬いゴムボールのようなものを触れる。それを心下痞鞕という。この場合、痛みはないという。心下痞鞕に痛みが加わるときは結胸といって柴陥湯を用いる。

◉胃炎、胃酸過多、胃潰瘍で悪心、嘔吐、ゲップ、むねやけのある者に用いる。痛みのあるときは黄連湯がよい。ゲップの多いときは生姜瀉心湯がよい。黄連は、胃酸の分泌を抑える作用があり、五積散加黄連・山梔子も同じ目的で用いられる。

◉H_2ブロッカーが適応するような者に用いる。H_2ブロッカでは一時治ったようになるが、再発を繰り返す。本方を与えておくと、

21 半夏瀉心湯 ●制酸作用、止嘔・制吐作用

やがて治って再発しなくなる。安中散は温める薬で、黄連は冷やす薬である。潰瘍は黄連の適応する患者が多い。

❷急性腸炎、慢性腸炎、過敏性腸症候群で腸鳴、下痢

腹痛はあまり強くない。下痢のひどいとき（過敏性腸症候群の無痛性下痢型）は甘草瀉心湯加茯苓がよい。エキス剤では半夏瀉心湯合甘麦大棗湯を用いる。

❸アフター性口内炎

急性、または症状の強いときは黄連解毒湯を合方して用いる。

❹吃逆（しゃっくり）：熱証型

甘草瀉心湯加陳皮がよく効くが、半夏瀉心湯エキスでも効く。寒証型には呉茱萸湯を用いる。

22 下痢、腹痛を止める整腸作用には、下痢を止める「蒼朮」、腹痛を止める「厚朴」、食欲増進作用のある「陳皮」の配合された処方（平胃散）を中心に加減して用いよ。

● 整腸作用

蒼朮－厚朴－陳皮

下痢、腹痛を止める整腸作用がある。

Group：平胃散、五積散

平胃散	蒼朮－厚朴－陳皮	（生姜、大棗、甘草）
五積散	蒼朮－厚朴－陳皮	（当帰、川芎、麻黄、肉桂、白芷、甘草、芍薬、茯苓、半夏、枳殻、桔梗、乾姜、大棗）

▶ 平胃散

（組成）蒼朮、厚朴、陳皮、生姜、大棗、甘草

（構造）❶蒼朮…消化管の水を血中に吸収して下痢を止める。

❷厚朴…下痢に伴う腹痛を止める。

❸陳皮…下痢に伴う消化不良による食欲不振を改善する。

（解説）平胃散は蒼朮という下痢止めの薬と、厚朴という腹痛を止める薬に、陳皮という食欲を増す薬を配合した方剤で、下痢して腹痛する小腸性下痢に対して用いる基本処方である。水様性下痢には五苓散を合方して用いる。

山本巌先生語録

● 五苓散の加減

例えばお腹が冷えて下痢をする場合は人参湯を使うのが定石です。人参湯というのは便が溏するときに使うんです。鴨溏といって水鳥の便のようなベタベタの便が出て、シャーッと出ない。冷えて出るときはベターッとしたのが出ます。

22 蒼朮－厚朴－陳皮●整腸作用

お腹が痛く、トイレへ何回も行って、こういうベタベタが少しずつ出るときは、人参湯を使うんです。それで水分が多かったら、五苓散を加えた参苓湯という形にするんです。

なぜ鴨溏になるかというと、寒冷刺激のため腸管の運動が速くなってまだ水分が吸収されないうちに出るからです。そのうえに蠕動が速いから少量頻回になる。だからお腹を温めてその動きを止めてやればいい。人参湯には利水薬は白朮だけしか入っていないんです。乾姜で温めるのが主で、あまり利水の効果はない。だから、同じような状態で腹がガラガラ鳴って水のような便が出る場合には、人参湯に五苓散を加えた参苓湯という形にして使う。それから平胃散を使うようなときですね。平胃散というのは利水薬が蒼朮だけしか入

っていないんで、下痢を止める効果は弱いんです。下痢を止めたいときは四苓散でいいんですけれど、エキス剤の場合は五苓散を合方するわけです。これに腹痛を止める芍薬を加えると、『万病回春』の「胃苓湯」という形になる。それも平胃散と五苓散を合わせたものです。物を食べ過ぎたり、飲みすぎたり…。今言っているのは、それほど何べんもは行かない下痢のことで。ごちそうを食べ過ぎて、腹が悪くなって、帰ってから下痢したと。また痛むので、また行く。そんな状態です。そういうときに便の水分が多かったら、平胃散だけでは止まらないので五苓散のような利水剤を入れたらいいし、腹が痛かったら鎮痙の芍薬甘草湯をほうり込んだらいい。そうすると胃苓湯という形になるわけです。

23 イライラ、緊張を治すには、向精神作用のある「柴胡・芍薬・甘草」の配合された処方（四逆散、加味逍遙散）を中心に加減して用いよ。

●向精神作用（イライラ、緊張を治す作用）

柴胡－芍薬（甘草）

　柴胡は、イライラ、緊張、不安、憂うつ等の精神的ストレスを解消する。「疎肝解鬱」の作用があり、ストレスに伴う自律神経支配領域の運動機能異常や、背部、胸脇部の筋緊張による膨満感、違和感、凝り等を治す。また、女性の精神的ストレスによる月経痛、乳房腫脹にも有効である。

　芍薬（甘草）は平滑筋、骨格筋の痙攣や痙攣性疼痛を緩解する作用があり、柴胡の働きを助けて、自律神経を鎮静し、精神的ストレスによるイライラ、緊張を治す。さらに、不安、憂うつ、めまい、ふらつき、胸脇部の痛みなどを治す。

Group：四逆散、大柴胡湯、柴胡桂枝湯、（小柴胡湯、加味逍遙散）

四逆散	柴胡－芍薬（甘草、枳実）
大柴胡湯	柴胡－芍薬（黄芩、半夏、枳実、生姜、大棗、大黄）
柴胡桂枝湯	柴胡－芍薬（甘草、黄芩、半夏、人参、桂枝、生姜、大棗）
小柴胡湯	柴胡　　　（甘草、黄芩、半夏、生姜、大棗、人参）
加味逍遙散	柴胡－芍薬（甘草、白朮、茯苓、当帰、薄荷、生姜、牡丹皮、山梔子）

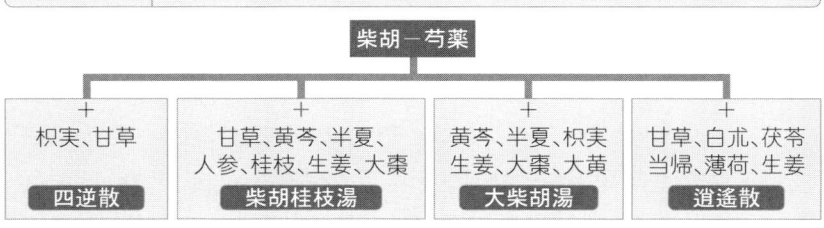

```
                        柴胡－芍薬
         ┌──────────┬──────────┼──────────┬──────────┐
         +          +          +          +
      枳実、甘草  甘草、黄芩、半夏、 黄芩、半夏、枳実  甘草、白朮、茯苓
                 人参、桂枝、生姜、大棗  生姜、大棗、大黄  当帰、薄荷、生姜
       【四逆散】    【柴胡桂枝湯】    【大柴胡湯】    【逍遙散】
```

▶ 四逆散『傷寒論』

　（解説）●本方は『傷寒論』に「少陰病、四逆。其の人或いは咳し、或いは悸し、或いは小便不利し、或いは腹中痛み、或いは泄利下重す

23 柴胡－芍薬●向精神作用(イライラ、緊張を治す作用)

る者は、四逆散之を主る。」とある。少陰病で、手足が冷えやすく、患者の体質によって、或いは咳し、或いは動悸し、或いは小便不利し、或いは腹部に疼痛を訴え、或いは下痢して裏急後重する者は四逆散を用いる。この四逆散の四逆は真の四逆、即ち寒冷による四逆湯を用いるものではなく、体の内部に熱(炎症)があって、四肢が冷える熱厥である。熱厥は四肢が冷えても程度が軽く元気である。ここに少陰病とあるが、四逆散を少陰病に用いることはない。四逆湯との鑑別を述べるため載せられたものである。

●本方の芍薬・甘草は鎮痙作用があり、胆道のみならず平滑筋の中腔臓器の痙攣と逆蠕動を止め、鎮痛の作用がある。柴胡には精神的イライラを鎮める作用がある。枳実・芍薬は中腔臓器の運動リズムを調整し、機能をスムーズにする。

(応用) ❶胃潰瘍、胆石の疼痛、心下部の痙攣性疼痛…精神的ストレスによる痙攣、痙攣性疼痛に用いる。

❷反芻症、逆流性食道炎、食道痙攣、幽門痙攣…上部消化管の運動異常。

❸胆石症、胆嚢炎、胆道ジスキネジー。

❹痙攣性便秘の過敏性結腸、膀胱神経症。

❺神経症、心身症…イライラ緊張しやすいものに用いる。

▶ **加味逍遙散**『和剤局方』

(解説) 本方は四逆散の変方とも考えられる。柴胡、芍薬、炙甘草に薄荷、茯苓を配合し、精神的ストレスを緩解する。薄荷は憂うつ感や精神的な原因による胸のつかえや胸肋の膨満感を治し、柴胡・芍薬・甘草とともに精神的ストレスによる無月経、月経不順に有効である。茯苓も精神的な心悸亢進、不眠に効く。以上の効能から、精神不安、イライラ、憂うつ感などの心身症、神経症に用いられる。また、本方には当帰・芍薬の配合があり、下垂体―卵巣や子宮に作用して月経障害を調整する作用も兼ねている。牡丹皮・山梔子

は清熱止血作用があり、怒り、イライラ、興奮、出血性炎症を治す作用がある。

(応用) ❶月経前期症候群

◎月経前緊張症…月経前にイライラ、怒りっぽい、頭痛、肩こり、乳房腫脹のある者。さらに、のぼせ、頬部の紅潮、目の充血、ひどく怒りっぽい、鼻出血、寒くなったりカーッと熱くなって汗が出る、不眠、よく目がさめるなどの者に用いる。また、月経前緊張症には、柴胡桂枝湯・小柴胡湯合桂枝茯苓丸なども使用する。

◎月経前期浮腫(排卵後の浮腫)…浮腫の強いときは五苓散を合方する。

❷更年期障害…月経不順、体があつくなったり寒くなったりする、午後になるとほてり、汗が出る、のぼせる、顔が赤くあつくなる、めまい感、鼻出血などある者に用いる。当帰芍薬散合小柴胡湯の適応する状況は、のぼせなどはなく顔色も蒼い。

❸神経症、心身症…イライラ、怒りっぽい者、愁訴の多い者に用いる。

❹過敏性結腸の痙攣性便秘型…「大便秘結して朝夕快く通ぜぬというもの、何病にかぎらずこの方を用いれば大便快通して病も治す」というごとくである。

❺膀胱神経症…頻尿、残尿感、排尿痛、下腹部膨満感などあるが、炎症や菌が少ないものに用いる。炎症が強いときには竜胆瀉肝湯を合方する。

❻乳腺症…月経前に乳房が張り痛みが強くなる者に用いる。

❼皮膚疾患…アトピー性皮膚炎(手・顔など接触性皮膚炎型)、手湿疹、ビダール苔癬、更年期湿疹などに応用する。

山本巌先生語録

◎四逆散

四逆散というものは、芍薬甘草湯と枳実芍薬散に柴胡が加わったものと考えています。芍薬甘草湯は横紋筋の痙攣なんかにも使いますが、特に自律神経支配下におけ

23 柴胡―芍薬 ●向精神作用（イライラ、緊張を治す作用）

る中腔臓器の平滑筋の痙攣を止める作用が非常に強い。胆石とか、尿路結石とか、消化管の痙攣性の疼痛を取るのに最もよく使われる基本的な処方です。芍薬甘草湯を基本にしておいて、冷えたりすると桂枝を加えたり当帰を加えたりしていろいろな処方ができてくるわけです。

枳実は、消化管なんかに使いますと、蠕動運動は速くなり律動が正しくなって、下のほうへ送って行く。逆蠕動を起こさせない。下へ向いて速く送るんです。したがって、芍薬・甘草で痙攣を止めて、枳実で律動をよくする。枳実芍薬散というのはそんな効果を出すんです。レントゲンで透視していると、胃の中にバリウムがいっぱい入っているのに幽門から下へ出て行かない場合がある。そのときに枳実・芍薬を使うとスーッと通るんです。厚朴もそういう作用をもっています。そんなふうに芍薬、甘草、枳実は胃腸の運動とか消化管の機能を整える。さらに柴胡を加えてあるのは、上部の情動中枢とか自律神経の中枢に働いてイライラ・緊張を取ったり自律神経系

を調整するためです。

ただし、四逆散は基本的な骨格であって、決してこれだけを使うのではないんです。

▶解労散・延年半夏湯

胃潰瘍の痛みに、昔は解労散をよく使ったんです。最近はタガメットなんかができてよく効きますけれども。

胃痙攣とかみぞおちの痛みには、解労散と延年半夏湯の二つを調剤しておいて、どっちかやれば70～80％はよかったんです。私はエキスをつくっておきまして、筋肉の緊張の強そうな人が来たら解労散を使うんです。そうでなくて、特に胃内停水なんかが多いのは延年半夏湯を使う。それだけでも、難しい弁証をしなくても非常によく効く。こんなものも四逆散の加減になるんです。

▶「四逆」とは

「四逆」というのは、「四肢厥逆」のことで、四肢の末梢のほうから中枢に向けて冷えることをいいます。本当の「四逆」には四逆湯を使うんです。四逆湯と四逆散は適応する症候に似たところはあるけれど、病態がぜんぜん違います。

■1 漢方治療44の鉄則

▶「寒厥」

　四逆湯というのは附子、乾姜、甘草から構成されていて、体が非常に冷えるときに強烈に温めるものです。熱病の場合でも、循環不全を起こしてショックになりますね。血圧が急に下がって、手足が冷えてくる。そういう状態を『傷寒論』では、「少陰病」「厥陰病」というんですけれども、そういう病気に四逆湯を使うんです。かなり重症の場合です。四逆湯とか真武湯なんかを使う。このときの脈は、沈、微細です。末梢循環不全を起こしていますから。『傷寒論』では「少陰病、二、三日已まず、四、五日至って腹痛、小便不利、四肢沈重、疼痛、自下利す」とあって、その場合は「水気がある」と書いてあります。「咳し、或いは嘔するものは、真武湯これを主る」となるんです。こういうような、本当の冷えで起きる「四逆」を「寒厥」と呼ぶんです。

▶「熱厥」

　四逆散も『傷寒論』の条文からするとよく似たことが書いてあるんです。「少陰病、四逆、その人或いは咳し、或いは悸し、或いは小便不利、或いは腹中痛み、或いは泄利下重するものは、四逆散これを主る」なんですね。手足が冷えて、咳をして、動悸がして、小便が出なくて、腹が痛んで下痢をする。このときに四逆散を使うと。これにさらに加減法が書いてあるんです。咳をするときには五味子と乾姜を加えるとか、動悸するときは桂枝を加えるとか、小便不利するのは茯苓を加えるとか、腹が痛い場合は附子を加えるとか。

　こういう加減法を加えた処方を書くというのは、『傷寒論』の中ではほかに例がないわけです。だからこれは、後に誰かが加えたものだといわれているんですね。四逆散は温める薬と違いますから、真の「少陰病」と「厥陰病」のショックなんかによる四逆ではなく、手足が冷えて腹が痛んだ中にこういう特殊な病態があるということを示している。

　四肢厥逆の中には、「寒厥」のほかに「熱厥」というのがある。「熱厥」というのは、腹に炎症があって反射的に四肢の血管が収縮したために手足が冷たいんだと。こういう「熱厥」は炎症ですから、白

23 柴胡－芍薬 ●向精神作用（イライラ、緊張を治す作用）

虎湯とか承気湯を使うといいんですが、軽症のときは四逆散を使う。そういうふうに『傷寒論』の解説書には書いてあります。私は、四逆散は「熱厥」に使うものじゃなくて、むしろ、肝気鬱結で起きた腹痛とか動悸とか手足の冷えに使ったほうがいいと思うんです。

▶肝気鬱結と手足の冷え

　感情がたかぶると冷えるんですよ。精神性発汗や血管運動神経の作用によって手足が冷えるのだと思います。五代目か六代目の菊五郎が舞台でラブシーンをやるときに、相手の女形の手を握って手が温かかったら、ひどく腹を立てる。気に入らないんです。だから楽屋裏におけの中に氷水をいっぱい入れておいて、その中へ手をつけて、冷たい手でラブシーンをした。氷水でだまされるような菊五郎だったら、大したことないと思うんですけれども。それは別として、感情のたかぶったときに手が冷えるのは、恐らく発汗現象がある。皮膚の発汗は温熱性の発汗ですけれども、手とか足の裏は精神性の発汗ですね。神経が亢じる人は試験の答案を書くときでも、手がベトベトになる。緊張したときは、そういう人は常に手が冷たい、手の冷たい人は心が温かいというようなことをいいますけれども。そういう意味で四逆が起きる。こういうものも、肝鬱の症状になるんじゃないかと思います。四逆湯を用いるような「少陰病」や「厥陰病」のショック状態の手足の四逆じゃなくて、そういう病態との鑑別のために載せてある。腹が痛くても間違わないように。

　四逆散を用いるタイプの人というのは、手足が冷たくて脂足で、ストーブに靴下を近づけるとジューッと湯気が出る。たいてい肝鬱になりやすい緊張の強い人です。

▶筋の緊張

　そういう人は、腹を触っても非常にくすぐったがりで、腹診ができにくいんです。手をもっていくとイーッとなる。そういう人の腹は、腹直筋が持ち上がっているんじゃなしに、底に引っ込んでいるんです。リネア・アルバを中心に縦に火吹き竹を二本並べたようになっているわけです。触るとくすぐったい。キューッと筋肉の緊張が非常に強いんです。寝るときも

23 柴胡－芍薬 ◉向精神作用（イライラ、緊張を治す作用）

背を丸くして膝をかかえるように側臥位をとる。神経質で、脈は弦です。真武湯・四逆湯の適応のように脈が沈・微細というのではない。舌にも特徴はなくて、白苔で普通の紅色です。

▶炎症にはむかない

四逆散は柴胡、芍薬、枳実、甘草ですから、大柴胡湯とか小柴胡湯のように黄芩が配合されていない。黄芩がないということは炎症には向かない。半夏も配合されていないから、咳とか嘔吐にも関係がない。

▶「泄利下重」と「下利清穀」

先ほど、「泄利下重」というのがありましたが、「泄利」というのは下痢なんです。「泄」はシャーッと出る水様性の下痢で、「利」というのは大腸のカタルです。「下重」は下痢したあとに残った感じがして、重たい。裏急後重のことです。ああいう後に残る感じがするというのは、どっちかというと炎症なんです。「少陰病」とか「厥陰病」というのは、「下利清穀」「完穀不化」といって、食べたものがそのまま完全な形で出るんです。消化されないで、食べたままの形がそのま
ま出るんです。だから大便が臭くないんです。あまりにおいもなく、食べたものがそのまま出る。炎症性の下痢の場合は、臭いんです。後に「下重」という、裏急後重という感じがある。食べたものがそのまま出るような、においもしない、臭くもない便のときは、四逆散は使わない。そういう意味を兼ねて、そこだけは普通の下痢と書かずに、「泄利下重」として寒厥と熱厥を区別してあると思うんです。ただし、四逆散は炎症を抑える薬じゃないですから、赤痢とか大腸カタルのようなもので炎症があるようなときは、黄連、黄芩、木香というような薬を加えていかなきゃいけない。四逆散はむしろ炎症のない「腹中痛み泄利下重」という症状に使うんです。大腸炎、大腸カタルには黄芩湯、河間芍薬湯、白頭翁湯なんかが中心です。黄芩湯には黄芩と芍薬と甘草、大棗が入っていますから。『傷寒論』に書いてある条文からいえば、軽い炎症性の下痢のときに四逆散を用いることができるように思えるんですが、実はそういう炎症のあるようなときには四逆散だけではあま

23 柴胡－芍薬 ●向精神作用（イライラ、緊張を治す作用）

り効果がないんです。

▶ 精神的なものに使う

私はむしろ精神的な現象、精神性の発汗とか、精神的なものが原因で手足が冷えるとか、腹が痛いとかいうときに多く使います。四逆散をしばらく続けていると、興奮が起こらなくなる。発汗だけでなく、腹痛、頻回の排便、残便感、排尿困難なんかも同じように取れます。だから逆に精神的緊張や苦悩もよくなるんです。そういう性格の人はふだんから手掌とか足のうらに汗をかきやすいし、われわれだったら大して興奮するようなことでもないのに発汗が多い。私は試験問題ができてもできなくても大したことないから、こんなところに汗が出て答案用紙がぬれたような覚えはないんです。

● 逍遙散

胃・十二指腸潰瘍なんかで出血する、便が黒いというときに、普通は四物湯を単独では使いません。小柴胡湯を合方して柴胡四物湯という形で使います。

月経異常には、私は四物湯に加減しているんです。ところが香月牛山という人は、その加減法を四物湯でなくて逍遙散にやっているんです。四物湯に加減したのは『万病回春』です。よく考えてみたんですが、香月牛山というのは御殿医なんです。診た患者が箱入り娘とか、深窓の武家の妻女とか、そういうのばっかりです。『万病回春』なんかは、百姓のおばさんばっかりですから。香月牛山の診たのは、落語に出てくる崇徳院の「別れても後に逢わんとぞ思う」で、好きな男性と会っても「アイラブユー」といえないし、相手の名前すら聞いてこれないで恋わずらいに陥ってというようなタイプばっかり診ていたと思うんです。逍遙散というのも内分泌とか自律神経の失調に使うんですね。四物湯とどこが違うかというと、四物湯は脳下垂体以下なんです。逍遙散とか、柴胡桂枝湯とか、四逆散というのはそれからさらに上で、情動の中枢などに作用すると私は鑑別しています。旧皮質辺りから視床にかけて、その間の精神的なトラブルに対応するものが逍遙散です。逍遙散というのは、四物湯の川芎を除いてある。川芎を入れると、鼻血が出たり出血するんです。四

23 柴胡－芍薬 ○向精神作用（イライラ、緊張を治す作用）

物湯をやりますと、おっぱいが腫れてくる。当帰芍薬散、四物湯は、服むと、生理前になると乳が痛くなる人がいるんですが、逍遙散をやるとそうならないんです。

　私は逍遙散を何に一番使うかといえば、順番にいうと月経前症候群です。月経前浮腫と月経前緊張症というのがある。イライラするとか頭が痛いとか、腹がたったりする。内分泌のホルモンが増えて自律神経の異常を起こして、イライラしたり、腹がたったり、子供をパチッとたたいたり、万引をしたりというようなときに逍遙散をやるといいんです。月経前の浮腫に対しては、浮腫が起きているときは利水剤をもう少し増やした方がいい。地黄・川芎をのけて茯苓を入れてあるのは、浮腫傾向のタイプに使うからなんです。エキス剤でないから、逍遙散に五苓散なんかを合方すると、前期浮腫も取れます。逍遙散は四物湯とも関係しますが、むしろ四逆散の加減です。柴胡、白芍と薄荷ですから。中医学でいったら疎肝、平肝とい

って感情的なものを抑える。それが主体になっている。

　感情とか、イライラとかいっている暇のない庶民にとっては、こんなのは要らない。四物湯だけでいきましょうと。カーッとして腹が立ったら、胸ぐらつかまえて「クヤシィー」とやるやつですから、鼻血が出たりするわけで、川芎をのけてあるんです。牡丹皮は乳がんには悪いです。乳腺症でも腫れてくるといいますね。牡丹皮は具合が悪いと思いますよ。月経前症候群も乳房が腫れるんですけれども、生理の前になると固く腫れてきて気にするもので、乳がんでないときなら、逍遙散をつかったらピタッととまるんです。もちろん更年期障害にも使うことになりますけれども。脳下垂体から上か下かという点で、四物湯と鑑別して使っているわけです。指掌角皮症で地黄がいるようなときは黒逍遙散にする。水膨れでなくて、どっちかというとスマートでかさかさしていて、血虚のタイプには、地黄を入れた黒逍遙散のほうがいい。

24 易怒、興奮の激しい時は、鎮静作用のある「黄連・黄芩」の配合された処方（黄連解毒湯）を中心に加減して用いよ。

●鎮静作用

【 黄連－黄芩 】

　黄連・黄芩はイライラして、怒りっぽく、興奮しやすい者で、目の充血や顔色が赤い、のぼせやすい者に用いられる。甚だしければ狂騒状態を呈する者に用いて鎮静する。脳の充血や高血圧に伴う不眠症や、上記症状に有効である。

Group：黄連解毒湯、三黄瀉心湯

黄連解毒湯	黄連－黄芩（黄柏、山梔子）
三黄瀉心湯	黄連－黄芩（大黄）

```
            黄連－黄芩
           /         \
          +           +
      黄柏、山梔子     大黄
      [黄連解毒湯]   [三黄瀉心湯]
```

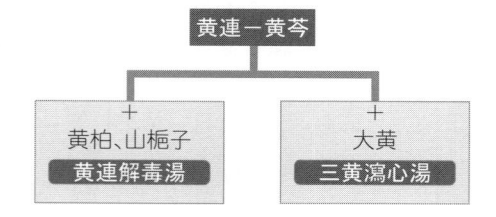

25 不安神経症には、抗不安作用のある「桂枝・甘草・牡蛎」の配合された処方（苓桂朮甘湯加牡蛎）を中心に加減して用いよ。

●抗不安作用、心悸亢進を鎮める作用（強心利尿作用）

桂枝－甘草（茯苓、牡蛎、竜骨）

「桂枝－甘草」には強心利尿作用があり、心悸亢進や気の上衝を抑制する。茯苓・牡蛎・竜骨にも鎮静作用があり、これらを合わせて、抗不安、鎮静、強心利尿作用により不安神経症を治す。

Group：苓桂朮甘湯加牡蛎、柴胡加竜骨牡蛎湯、苓桂甘棗湯、
　　　桂枝甘草竜骨牡蛎湯、柴胡桂枝乾姜湯、炙甘草湯

苓桂朮甘湯加牡蛎	桂枝－甘草、茯苓、牡蛎（白朮）
苓桂甘棗湯	桂枝－甘草、茯苓（大棗）
桂枝甘草竜骨牡蛎湯	桂枝－甘草、竜骨、牡蛎
柴胡加竜骨牡蛎湯	桂枝－茯苓、竜骨、牡蛎（柴胡、黄芩、人参、半夏、生姜、大棗、大黄）
柴胡桂枝乾姜湯	桂枝－甘草、牡蛎（柴胡、黄芩、乾姜、天花粉）
炙甘草湯	桂枝－甘草（地黄、阿膠、麦門冬、麻子仁、人参、生姜、大棗）

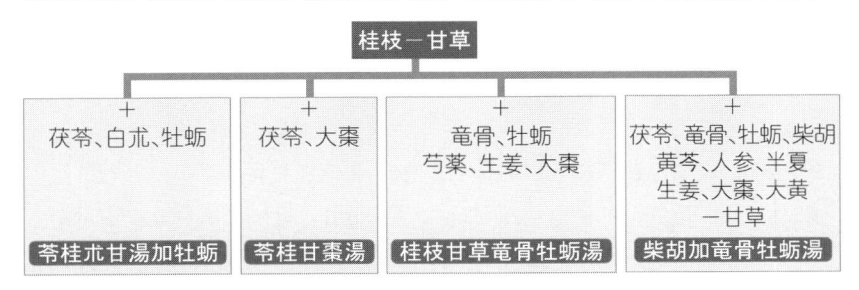

```
                    桂枝－甘草
        ┌──────────┬──────┬──────┬──────────┐
        +          +      +       +
   茯苓、白朮、牡蛎  茯苓、大棗  竜骨、牡蛎    茯苓、竜骨、牡蛎、柴胡
                        芍薬、生姜、大棗  黄芩、人参、半夏
                                        生姜、大棗、大黄
                                          －甘草
  苓桂朮甘湯加牡蛎  苓桂甘棗湯  桂枝甘草竜骨牡蛎湯  柴胡加竜骨牡蛎湯
```

▶柴胡加竜骨牡蛎湯『傷寒論』

（解説）本方は『傷寒論』に「傷寒、八九日、之を下し、胸満煩驚、小便不利、譫語し、一身尽く重く、転側す可からざる者は柴胡加竜骨牡蛎湯之を主る。」とある。熱性疾患で、少陽病の時期で、小柴胡湯を中心とした和解法を行うべきなのに、瀉下法を使用したため

25 桂枝－甘草（茯苓、牡蛎、竜骨）●抗不安作用、心悸亢進を鎮める作用

に、脱水が起き、小便不利即ち尿量減少して、熱は下がらず、気分がイライラして驚きやすく、不眠、うわごと、身体が重くて寝返りできないという状況になった。この時には柴胡加竜骨牡蛎湯を用いる。本方は小柴胡湯に、竜骨、牡蛎、茯苓、桂枝といった鎮静薬、抗不安薬を配合した処方である。

（応用）❶神経症…よく驚く、びっくりし易い人、驚いて動悸がする人、神経性心悸亢進。
❷不安神経症、心臓神経症、パニック症候群、対人恐怖症、高所恐怖症、脅迫神経症、不眠症等に用いる。
❸心室性期外収縮、不整脈。
❹高血圧症、動脈硬化症。

山本巌先生語録

●柴胡加竜骨牡蛎湯

柴胡加竜骨牡蛎湯というのは熱病の場合に起きた一種の神経症に使うのですけれども、現在ではむしろ一般の神経症状に使うほうが多いです。柴胡はイライラとか緊張を緩める疎肝の効果があります。それに桂枝と竜骨、牡蛎に茯苓が入っています。茯苓にも鎮静作用があるし、竜骨、牡蛎も重鎮安神薬で鎮静します。雲を踏むような、足が軽く頭が重くて、フワッと浮いたようでフラフラする。回転性のめまいでなしに、そういうような訴えをしてくるときに使うとよく効きます。もともとが「胸満煩驚」と書いてあるんです。胸がいっぱいになってよくびっくりするということです。頻繁にびっくりする。

ちょっと音がしたり「おーい」というと、「はっびっくりした」というのにはたいてい温胆湯か柴胡加竜骨牡蛎湯を使います。このとき、柴胡加竜骨牡蛎湯は桂枝、茯苓、竜骨、牡蛎で心悸亢進を鎮めます。だから煩驚に伴う心悸亢進がその目的です。それから高所恐怖症とか閉所恐怖症、エレベーターに乗れないとか、電車に乗るのが怖いというものですね。柴胡加竜骨牡蛎湯は熱に対して柴胡と

25 桂枝－甘草（茯苓、牡蛎、竜骨）●抗不安作用、心悸亢進を鎮める作用

か黄芩が入り、驚満に小柴胡湯を使うんですけれども、むしろ竜骨、牡蛎と桂枝、茯苓、甘草などが主体です。心悸亢進を止めますから心臓神経症に使う。

　胃腸ノイローゼで下痢する神経症や、過敏性大腸炎の下痢型はたいてい甘草瀉心湯を用います。心臓神経症と胃腸神経症がこの二つでずいぶん片付きます。中枢性の鎮静作用があるから、ひきつけとかドキドキとか、熱病のときうわ言をいって、火を見ると怖がったりする。ああいうのが出たときにやる薬です。

　柴胡加竜骨牡蛎湯は足が軽くなって、雲の上を歩くような感じがする。だから重鎮安神薬と呼ばれる、竜骨・牡蛎のような重い薬を加える。不安や恐怖が主で心悸亢進なんかがあるので鎮静の竜骨、牡蛎、茯苓、桂枝、甘草を入れている。心臓神経症といわれるような不安とか心悸亢進を抑えるためにああいう処方をつくったんです。不安神経症みたいなものです。高所恐怖症、閉所恐怖症なんかに、柴胡加竜骨牡蛎湯をよく使います。エレベータの中によう入らないで

5階までノコノコ階段を上がってきて息が切れてしんどいとかいうのは、みんなそうです。柴胡加竜骨牡蛎湯は「肝脾」ではなしに「心」です。うつとは違う。精神不安とか恐怖というふうな形です。桂枝、甘草、竜骨、牡蛎は心悸亢進を鎮めたり、恐怖、不安を抑えるんです。もともと柴胡加竜骨牡蛎湯というのは熱病のときに起きた神経症に使うようにつくられたんです。少陽病のときに、柴胡・黄芩を組み合わせた大・小柴胡湯に鎮静薬を配合したものですから。現在は熱病よりも、むしろ不安神経症に使っているんです。熱病に使うのと同じ処方をそのままで使っているんです。柴胡がイライラによいといったことで…。本来は病態にあった処方を作らないといけないんです。けれども、たまたまある処方を借りて、使った経験からこれでもいけるということで、それで間に合わせているわけです。だからいま黄芩がいかんとか、いいとか議論も出てくるわけです。日本の古方家の多くは、生薬の個々の薬能を知らないんです。それと方剤がどう組み立てられているか

1 漢方治療44の鉄則

25 桂枝-甘草(茯苓、牡蛎、竜骨) ●抗不安作用、心悸亢進を鎮める作用

ということにも興味を持っていなかったからだと思うんです。

柴胡桂枝乾姜湯でも、もともとノイローゼなんかに使ったものと違うんです。瘧とか熱病、結核なんかに使ったんですけれども、現在ではそんなものに使わずに、「柴胡加竜骨牡蛎湯をもっていくようなタイプで、もっと体の虚弱なものにいい」とかいって使っているんです。ところがそれが結構効くんです。

26 うつ傾向の者には、抗うつ作用のある「厚朴・紫蘇葉・香附子」の配合された処方（香蘇散）を中心に加減して用いよ。

●抗うつ作用

厚朴－紫蘇葉（香附子）

厚朴、紫蘇葉には軽い抗うつ作用がある。

Group：半夏厚朴湯、（香蘇散）

半夏厚朴湯	厚朴－紫蘇葉（半夏、茯苓、生姜）
香蘇散	香附子－紫蘇葉（陳皮、生姜、甘草）

▶半夏厚朴湯合香蘇散

（組成）厚朴、紫蘇葉、半夏、茯苓、生姜、香附子、陳皮、甘草

（解説）本方は紫蘇葉・香附子・厚朴に抗うつ作用があり、半夏・茯苓に鎮静、止嘔作用がある。このため、気うつ傾向の者に用いられる。

27 甘草―大棗(小麦) ●ヒステリー、てんかんを治す作用(抗痙攣作用)

27 ヒステリー、てんかんの者には、抗痙攣作用のある「甘草・大棗」の配合された処方(甘麦大棗湯)を中心に加減して用いよ。

●ヒステリー、てんかんを治す作用(抗痙攣作用)

甘草―大棗(小麦)

　大棗・(小麦)は、鎮静、鎮痙作用がある。炙甘草は大棗とともに痙攣を抑制する(鎮痙作用)。鎮痙鎮静作用によりヒステリーやてんかんの痙攣などを治す。

Group：**甘麦大棗湯、苓桂甘棗湯、甘草瀉心湯**

甘麦大棗湯	**甘草―大棗**（小麦）
苓桂甘棗湯	**甘草―大棗**（茯苓、桂枝）
甘草瀉心湯	**甘草―大棗**（黄連、黄芩、半夏、人参、生姜）

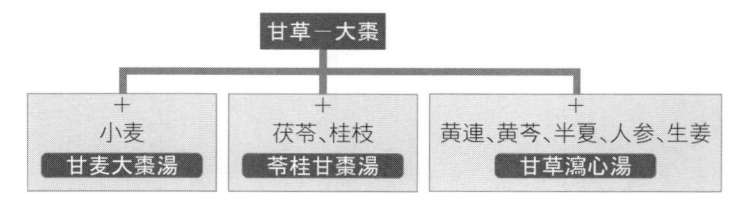

```
          甘草―大棗
    ┌────────┼────────┐
    +        +        +
   小麦    茯苓、桂枝  黄連、黄芩、半夏、人参、生姜
  甘麦大棗湯  苓桂甘棗湯      甘草瀉心湯
```

▶ **甘麦大棗湯**『金匱要略』

（解説）　本方は『金匱要略』に「婦人、臓躁、喜悲傷して哭せんと欲し、象神霊の作す所の如く、数欠伸す。甘麦大棗湯之を主る。」とある。婦人が臓躁というヒステリーにかかって、感情の変動が激しく、泣こうとしたり、物の怪に取り付かれたような動作をして、しばしばあくびをする者は、甘麦大棗湯を用いる。

（応用）　❶ヒステリーの転換反応…痙攣、失立、失行、演技的態度、幼稚症、媚びなどを呈する者に用いる。
　　　　　❷てんかんの痙攣発作、小児の夜泣き、ひきつけ、パーキンソン症候群の痙攣などに対して用いる。

28 咳のある者には、鎮咳作用のある「半夏」の配合された処方（半夏厚朴湯、麦門冬湯）を中心に加減して用いよ。

●鎮咳作用

半夏−（陳皮、茯苓）

半夏には中枢性の鎮咳作用がある（リン酸コデイン類似作用）。一般に鎮咳薬には半夏を主とし、陳皮、茯苓などを配合して用いる。

半夏には粘液（痰）を溶解する作用もある。そのほか、鎮静鎮嘔作用がある。湿痰で量が多く粘度の高くない痰では、半夏が粘液（痰）を溶解し、茯苓が溶解した水（痰）を血中に吸収し、陳皮が痰の排出を促す。

気管支喘息などの痙攣性咳嗽には、気管支筋の痙攣を緩める麻黄、厚朴などを配合して用いる。

Group：半夏厚朴湯、麦門冬湯、小柴胡湯、（二陳湯）

半夏厚朴湯	半夏−茯苓	（厚朴、紫蘇葉、生姜）
二陳湯	半夏−陳皮、茯苓	（生姜、甘草）
麦門冬湯	半夏	（麦門冬、人参、甘草、粳米、大棗）
小柴胡湯	半夏	（柴胡、黄芩、人参、生姜、大棗、甘草）

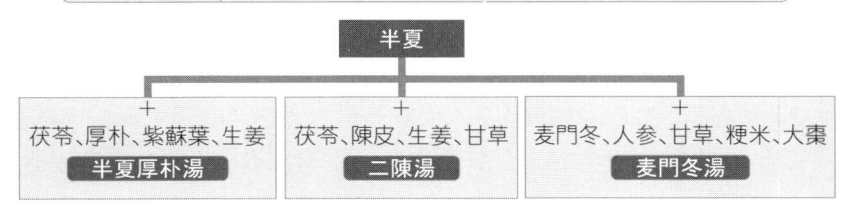

```
                    半夏
         ┌───────────┼───────────┐
         +           +           +
   茯苓、厚朴、    茯苓、陳皮、   麦門冬、人参、
   紫蘇葉、生姜   生姜、甘草    甘草、粳米、大棗
    半夏厚朴湯      二陳湯        麦門冬湯
```

▶二陳湯『和剤局方』

（組成）半夏、陳皮、茯苓、生姜、甘草

（構造）❶半夏…鎮咳作用（リン酸コデイン類似作用）。

❷半夏、茯苓、陳皮…去痰作用、湿痰を除く作用（利水作用）。

（応用）慢性気管支炎（気管支カタル）

28 半夏 －（陳皮、茯苓）●鎮咳作用

●半夏の鎮咳去痰作用を茯苓・陳皮・生姜が補う。気管支炎とは漢方でいう湿痰で、量が多く、粘度のあまり高くない痰に用いる。半夏厚朴湯も二陳湯去陳皮加厚朴紫蘇葉と考えて応用できる。このため、二陳湯、半夏厚朴湯は慢性気管支炎の base の処方として用いられる。

●基本に痰があって、それが感染とか、体質とか環境の変化によって変わってくるので、二陳湯や半夏厚朴湯に加減すると幅広く使っていける。例えば呼吸器の炎症を伴うときは、柴胡、黄芩という消炎解熱剤を主薬として、半夏、生姜、人参、大棗、甘草という胃薬を配合した処方である小柴胡湯を合方して用いる。

●また、老人の寒痰では、温めて気管支粘膜の浮腫をとる意味で、温性の利水作用のある三子養親湯（蘇子、白芥子、莱菔子）を加える。

●慢性に経過する中で気管の粘膜も肥厚し、瘀血も関与してくるため、体質改善には通導散のような駆瘀血剤も有効である。

●痰が粘って出にくい燥熱痰の者には、貝母、栝楼仁などを加えて用いる。あるいは貝母栝楼散（貝母、栝楼仁、天花粉、桔梗、茯苓、陳皮）などを合方する。しかし、慢性気管支炎は大気汚染の環境やタバコが関係することが多いので、そういう外因を取り除かないと治りにくい疾患である。

▶ 麦門冬湯『金匱要略』

（解説）●本方は『金匱要略』に「大逆上気、咽喉不利、逆を止め、気を下す者、麦門冬湯之を主る。」とある。乾咳のため、呼吸困難が激しく、咽がイライラしてハシカくて、つまったようになった者は、麦門冬湯を用いる。

●本方は半夏を主薬とした鎮咳剤である。半夏は体を燥かす作用があるため、麦門冬、人参、粳米、大棗、甘草など、体を潤し、水分を保つ作用がある薬物を配合してある。このため本方は、燥のカゼに用いる代表方剤である。咽喉が乾燥し、乾咳が連続して

出る。痰は粘稠で切れにくい。甚だしい時は口腔粘膜も咽の粘膜も水分がなく、乾燥し、痰声潤わないというものである。体が痩せて乾燥している老人などに用いる。

(応用) ❶乾咳…痰が少量で切れにくく、咽が乾燥して、ハシカく、咽痛がある燥証のカゼ。

❷麻疹の燥症…咽が痛く咳の出るときは、桔梗石膏、白虎加人参湯などを合方する。

❸妊婦の咳嗽。

山本巌先生語録

●止咳の薬物
(中枢性に働く半夏、款冬花、百部)

中枢性の鎮咳薬といいますか、中枢性に咳を止めるもので、日本で最もよく使われるのは半夏です。半夏というのは、咳止めによく効きます。例えばかぜを引いていて、咳が止まらないで、別に風邪薬を出すほどではないときは、ふだんの処方の中に半夏を入れてやると、それだけで咳が止まります。半夏というのは、非常に鎮咳作用が強いです。中国では化痰のほうに分類されているけれども、私はどちらかというと鎮咳を主目的にして使います。

日本で比較的使われないものに款冬花、百部があります。この三つが止咳作用が強くて、鎮咳効果があります。主として中枢性の鎮咳です。

款冬花は、新しい咳、古い咳、痰のあるなしに関係なく、また熱、寒を問わずいろいろなものと配合して使えば、非常にいいです。ただ化痰の作用は弱いんです。それから品物が古くなると効きませんね。鎮咳効果が落ちます。わりに副作用がなくていい薬です。

百部というのは、結核とか慢性の咳、それから慢性でなくても百日咳に中国ではよく使います。だいたい慢性の止まりにくい咳に使います。

半夏、款冬花、百部は、西洋医学でいったら、リン酸コデインとか塩酸モルフィンといった中枢性の鎮咳薬に似ています。

28 半夏－（陳皮、茯苓）●鎮咳作用

　百部は日本ではあまり使わないんですね。それと、款冬花にはよく紫苑を加えます。紫苑は鎮咳作用はないけれども、去痰作用があります。

●去痰の薬物

　去痰で痰を外へ出すというときは、桔梗とか紫苑、前胡などを使います。遠志なんかはむかつくのでこのごろはあまり使いません。

　中国でも桜皮や遠志は去痰薬として使っていませんね。外へ膿や痰を出すというときに桔梗を一番よく使います。枳実、枳殻などを配合しますが…。それは排痰といいますか、痰を出すという意味です。悪心性去痰薬でしょうね。西洋医学的には。喀痰を外へ排出させるという目的に桔梗とか、遠志とか紫苑を使うわけです。紫苑は去痰で款冬花が鎮咳ですが、それを大抵ペアにして使っています。こういう薬はいいと思いますね。

　射干麻黄湯なんかには入っているんですけれども、エキスになっていないからあまり使われないんでしょうけども、薬物で生薬を合わせて処方するときは、ああいう薬を鎮咳と去痰に応用するというのはいいと思います。

　日本で使う方剤には、半夏と桔梗を鎮咳去痰のペアとしてよく用いています。杏仁というのは鎮咳作用はあまり期待できないし、ないと思います。もしも杏仁を咳を止めるぐらい使ったら、呼吸中枢に影響が出ると思うんです。杏仁は利水の意味で使うんです。浮腫とか、湿痰とか顔が腫れたとか、体がむくんでいるとか、肺や気道の浮腫があるときに使います。湿とか白くて粘度の低い痰飲などを取るために杏仁を使うことが多くて、私は中枢性の止咳薬には使いません。あんなものを入れたら大変なことになります。

　麻黄と杏仁の組み合わせも決して咳という考えではなく、むしろ浮腫を取って喘鳴を緩解させる意味で使います。治喘ですね。

●末梢性に働く麻黄、厚朴

　中枢性の鎮咳薬というのは、末梢性に起きてくる痙攣性の咳嗽や呼吸困難は抑えられないんです。咳込んで苦しいものに対しては、中枢性の鎮咳薬、リン酸コデインなんかでも効きません。麻黄でないとだめです。麻黄や厚朴を使い

ます。麻黄は利水効果で喘鳴を止めると同時に、気管支平滑筋の痙攣をゆるめるんです。コンコンと止まらない咳ですね。私が処方するときは、麻黄や厚朴を一番よく使います。中枢性と末梢性の両方にくるというか、コンコンと咳をして、しまいにゲェーッというのがおりますね。待合室にいる子供が咳をすると診察室まで聞こえますから、コンコン咳をして後でゲェーッというのは、中枢性の鎮咳作用のある半夏と末梢の気管支の鎮痙作用がある麻黄といっしょに合わせてやります。例えば処方でいえば、原型として越婢加半夏湯というようなもので、麻黄と半夏の二つを合わせてよく使います。末梢性に起きる痙攣性の咳嗽や呼吸困難と中枢性の咳嗽と二通り使い分けをして、麻黄とか厚朴は痙攣性の咳嗽、呼吸困難に使い、半夏とか款冬花、百部といった薬は中枢性の止咳に使うわけです。麻黄には、エフェドリングループが含まれていて、β受容体刺激による気管支拡張薬になります。

結局そういうものが適当にいろいろな処方の中に組み合わせて入っているわけです。ですから処方の中を見たときに、なぜこれが入っているのかという意味をよく検討して、詳しい薬理作用をより明確にしてほしいわけです。

実際に処方するときは、止咳薬も入れれば化痰薬も入るし、外感の風寒であれば辛温の解表薬も入れ、炎症があれば清熱薬を配合するというふうにして処方をしているわけです。中枢性か末梢性かどちらが主になるかというだけですね。化痰の薬で鎮咳が入らないとということはなくて、一つの薬物で鎮咳と去痰の両方の作用をもっているものもありますからね。

29 痰のある者や化膿性疾患には、去痰、排膿作用のある「桔梗」の配合された処方（排膿散及湯、十味敗毒湯）を中心に加減して用いよ。

●去痰（排膿）作用

桔梗－（甘草）

　去痰薬の主薬は桔梗である（ビソルボン類似作用）。桔梗には、去痰排膿作用があり、鎮咳作用の半夏と組んで鎮咳去痰剤の処方構成の骨格として使用される。また、桔梗は甘草と組んで咽痛を治す消炎作用がある。しかし去痰排膿に単独で用いられることは少なく、生姜・大棗を加えた排膿湯や枳実・芍薬を加えた排膿散として、一般には排膿散及湯として用いられる。炎症の強いときは石膏を配合して桔梗石膏として化膿性炎症に用いられる。排膿散及湯や桔梗石膏を用いると、化膿が充分でないときでも硬結が消失する。

Group：**桔梗湯、排膿散及湯、桔梗石膏、十味敗毒湯、（参蘇飲）**

桔梗湯	桔梗－甘草
排膿散及湯	桔梗－甘草（枳実、芍薬、生姜、大棗）
桔梗石膏	桔梗　　　（石膏）
十味敗毒湯	桔梗－甘草（荊芥、防風、独活、柴胡、桜皮、川芎、茯苓、生姜）
参蘇飲	桔梗－半夏（陳皮、茯苓、紫蘇葉、葛根、前胡、枳殻、人参、木香、生姜、大棗、甘草）

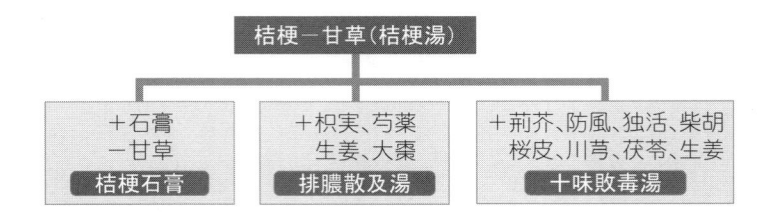

桔梗－甘草（桔梗湯）
- ＋石膏　－甘草 → 桔梗石膏
- ＋枳実、芍薬、生姜、大棗 → 排膿散及湯
- ＋荊芥、防風、独活、柴胡、桜皮、川芎、茯苓、生姜 → 十味敗毒湯

▶排膿散及湯

（解説）本方は『金匱要略』の排膿散と排膿湯を合方した処方である。排膿散は桔梗に芍薬と枳実を配合している。芍薬は打撲や炎症による鬱血腫脹や疼痛を和らげる。鎮痛、涼血遂瘀の作用がある。枳実芍薬散は、産後の腹痛に用いられる。したがって、腹満、拘攣、腹痛し、膿血便を出す者を治す方剤である。排膿湯の中の桔梗と甘草は桔梗湯で、咽痛、粘痰、濁唾腥臭を出す肺癰に用いられる。桔梗はサポニンが多く、悪心を起こす。このため生姜・大棗が配合されている。吉益東洞はこの両者を合せて、諸瘡瘍に排膿を目的として使用した。

（応用）化膿性疾患(ニキビ、膿皮症、外耳炎、中耳炎、麦粒腫、涙嚢炎、歯槽膿漏、肛門周囲膿瘍など)…消炎作用があり化膿したものは排膿する。化膿が充分でないときは硬結を消失させる。炎症の強いとき(熱が高く、膿疹の出るとき)は、桔梗に消炎解熱作用の強い石膏を加えた桔梗石膏を用いる。

▶十味敗毒湯

（組成）荊芥、防風、独活、柴胡、桜皮、桔梗、川芎、茯苓、生姜、甘草

（解説）●本方は浅田宗伯が『方函口訣』の中に「此の方は青洲の荊防敗毒散を取捨したる者にて荊防敗毒散よりは其力優なりとす。」とある。このため皮膚のフルンケル、カルブンケルなどの治癰剤であったが、浅田宗伯によって広く皮膚疾患に応用された。

●本方は荊芥・防風・独活・川芎・生姜に発汗解表、鎮痛、止痒作用があり、桜皮・桔梗・甘草に去痰、排膿作用が、柴胡・桜皮に消炎解熱作用がある。また、独活・茯苓には弱いが利水作用がある。

（応用）❶癤腫症：癰、癤。

❷脂漏性皮膚炎：毛嚢中心性の小丘疹を原発疹とし、毛包周囲の多核白血球、一部小円形細胞の細胞浸潤があり、癰、癤とは趣を異にして、化膿はしないが一種の毛嚢を中心とした毛嚢周囲炎で

㉙桔梗ー(甘草) ●去痰(排膿)作用

ある。化膿菌が起炎菌であれ、非特異的なものであれ、毛嚢炎、毛嚢周囲炎には十味敗毒湯が有効である。脂漏性皮膚炎は表在性で浅田宗伯のいう疥に当たる。これは小水泡、水泡、湿潤性のびらん面などをつくらない乾燥性の湿疹である。この意味からも十味敗毒湯が有効である。

❸湿疹、皮膚炎群：エキス剤を用いる場合は、皮疹を大別して、乾燥性皮疹には十味敗毒湯や当帰飲子を、湿潤性の皮疹には消風散を用いる。体質的には、皮膚に水分の多い乳児、水太りの体質の人は、皮疹の湿潤傾向が強く、夏季に増悪する。痩せ型体質や、皮膚の水分が少ないカサカサした皮膚では、乾燥性の皮疹を生じ、空気の乾燥する冬季に増悪する。蕁麻疹のような膨疹や急性湿疹の湿潤型は、湿潤性の皮疹である。脂漏性皮膚炎やアトピー性皮膚炎の中で、乾燥型のもの、苔癬化局面をつくるもの、痒疹型、毛包性皮疹などは乾燥性皮疹である。

❹その他、痤瘡、汗疱状白癬、掌蹠膿疱症、膿疱性乾癬などに用いる。

山本巌先生語録

●化膿性疾患の治療

皮膚化膿症

私は、個々の薬物の薬理作用が充分明確になっていない現状では、それができている部位にはこだわらずに使います。おできができたときに、一番最初、発赤があって、またちょっとおできがもち上がってきて「痛いなあ」という化膿もしきっていないというようなときは、荊防敗毒散を使います。荊防敗毒散で発散させるんです。葛根湯で発散してもいいかもしれませんがね。

炎症が強くなると、荊防敗毒散でも金銀花とか連翹などの消炎とか抗化膿性炎症の効果をもつ薬物をたくさん入れて使いますね。そういうときは、足であっても、手の療疽でも連翹をたくさん入れますね。だから、連翹は特に上部に多く使うといっても、足に使って

はいけないというわけではないわけです。

十味敗毒湯に金銀花や連翹は入れてはないんですが、実際に使うときは入れることが多いんです。だから、処方としては十味ですが、浅田宗伯にしても矢数道明先生にしても、炎症が強いときには清熱解毒の薬物を入れています。薏苡仁でも石膏でも何でも入れて使います。エキスは固定しているので、各薬物の分量もほかの薬物の加減もできませんから、処方通りになるんですが、生薬を使うときには、そんなものをみな入れて使うことができるんですよ。荊防敗毒散も十味敗毒湯も、金銀花、連翹を処方の中に入れていないですから、発汗解表を主体にして化膿させずに散らすんです。熱が盛んになって、炎症が強くなると、清熱解毒薬を配合するんですね。銀翹散は解表と清熱解毒の配合ですから、炎症が少し強くなったときに使えます。抗化膿性炎症の薬物としては、金銀花とか連翹、蒲公英、土茯苓といった清熱解毒薬です。五味消毒飲なんかはそんなものだけからできて、もっぱら化膿性炎症に対する消炎だけを目的にした薬ですね。エキス剤には五味消毒飲なんてありませんから、金銀花とか連翹を入れてやろうと思ったって、そんなエキス作っていませんわね。それならしかたがないから黄連解毒湯とか桔梗石膏や薏苡仁を入れるということです。

癤疔でも抗生物質なんかよりもずっとよく効きます。抗生物質なしで漢方薬のほうがはるかに効きます。早期で解表して効くときは、一服で効くことがあります。少し時間がたったものでも効きますよ。一服では効きませんが、切らなくてもきれいに治りますね。主として荊防敗毒散とか十味敗毒湯の形で使いますけれどね。炎症が強くなれば、清熱の薬をいろいろ加えますけれど。石膏は炎症が強くて紅いときとか、化膿してきたときに入れますね。炎症を抑えるとともに膿を出します。排膿作用がありますね。炎症を抑えるためにも石膏を入れるんです。

化膿してきて、もう膿がたまってくると、だいたいは、千金内托散や托裏消毒飲みたいなものを使います。托法を使うんです。一番

29 桔梗－（甘草） ●去痰（排膿）作用

はじめは、汗法、つまり解表法を使いますが、それに清法を併用する。清熱の薬を加えて炎症を抑えるわけです。この時期までは消法といって、化膿させずに散らしてしまうんですね。化膿してきたら、托法という膿を限局させて排膿させるという方法をとるわけですね。その場合には、黄耆とか人参とかが入るんです。川芎、当帰、黄耆、人参なんかで膿を醸成軟化させて、表面に押し出してしまう。それに膿を外部へ出すのには、白芷とか皂角刺とかを使います。穿山甲も深部の膿を表面にもってくるわけです。それで口が開いて膿がでてくる。皂角刺というのは、豆科のサイカチで、先のとがったものですから、形からの発想だと思うんですけれどね。カラタチの実、枳実を入れるのも、やはりそういう発想だと思うんです。カラタチというのは、ピッとしたトゲみたいなものがありますからね。あれでプツッと突き刺したら膿が出てくる。だから排膿散には枳実、桔梗が入っていますね。十味敗毒湯は枳実を桜皮に変えていますが、桔梗に枳実を組み合わせるより、桜皮のほうが排毒の効果がいいんでしょうね。それで浅田宗伯は「荊防敗毒散より十味敗毒湯のほうがよく効く」といったんではないかと思うんです。

おできができたら、まず荊防敗毒散です。それで炎症が強くなってきたら金銀花、連翹を入れる。まだひどいと思ったら黄連解毒湯や石膏をいっしょに放り込んでやったらそれですみますよ。

十味敗毒湯とか荊防敗毒散でなくて、抗生物質を使用すると、化膿もしないかわりに散りもせずに、よく硬結をつくりますね。そんなときには排膿散及湯エキスでも服用させるとよくなりますよ。簡単に…。

局所は中黄膏を塗布します。黄柏と鬱金でできています。充血を除き炎症を抑えるわけです。それでたいていの場合は、おできがもち上がってきません。療疽だけでなく、いわゆるおできすべてに適合できます。

● **十味敗毒湯**

十味敗毒湯ていうのは、華岡清洲がつくった処方になっているんですけれど、使うときは加減して

たんですね。処方を固定したものと考えるようになったのは、儒医とか理論漢方家だけですよ。エキス剤を現在のような形でつくったのは、臨床家ではないんです。実際に使うときは加減しなくちゃ、そうしないと効きませんよ。処方は証にあわせなけりゃね。患者の病態に対して処方を組むのが、本当の「随証治之」ですよ。

　十味敗毒湯というのは、もともと荊防敗毒散なんですね。ところが、独活、羌活といったって薬物が無かったんですね。独活、羌活はウドの根でしょ。日本では羌活なんて手に入りませんから使えない。古根が独活で新根が羌活なら、独活、羌活と区別はあっても同じウドの和独活を使ったんですね。日本のウドの根なんです。白いのが羌活で、黒いのが独活というぐらいの程度でしょ。そんなものだったらどれ入れてもいっしょですから、じゃまくさいから、独活にしようと。柴胡も前胡もめんどうくさいから柴胡にしようと。そういうふうに数が減ってしまって、結局十味ぐらいになったから十味敗毒湯になったと思うんですわ。

私が勝手に考えるところですが…。

●肛囲膿瘍（腸癰）・痔漏

　肛囲膿瘍に一番よく使うのは一貫堂の竜胆瀉肝湯。痔漏が絡んでいるようなときは、騰竜湯とか大黄牡丹皮湯とかを併用する。腸癰とうのは、アッペだとよくいわれるんですね。しかし昔の人間が、腹の中にアッペがあったのがわかっていたかどうか、問題だと思うんですね。むしろ肛囲の膿瘍のことですね。それとか前立腺の化膿です。前立腺炎なんかもそうですが、昔は今のように抗生物質はありませんね。だから淋病でもみな化膿してきて、直腸のほうにも膿が出てくるようなのがたくさんあったと思うんです。ダグラス窩膿瘍が排膿しても大便に膿が出ますしね。そんなものを、ひっくるめて腸癰といったんだと思います。私は、そういう解釈をするんです。だって「痛みは淋のごとくにして」というのは、淋病みたいな感じだというんでしょう。「清便自稠」というんですからね。これがアッペですかね。ああいうのが、みな大黄牡丹皮湯とか腸癰湯とか騰竜湯とかいった処方の適応症だったと

思うんですね。

大黄、牡丹皮、冬瓜子は充血を除く消炎ですね。薏苡仁なんかが排膿になるんですね。冬瓜子も排膿、抗炎症、清熱解毒ですね。肛囲膿瘍を治すには、大黄牡丹皮湯の関連処方を用います。それに淋病とか前立腺の膿瘍なんかに対して作られた処方を用います。

● 竜胆瀉肝湯（一貫堂）

一貫堂の竜胆瀉肝湯は、原方にいろいろ加えてあるんです。黄連解毒湯とか四物湯ですね。もともと竜胆瀉肝湯は治淋剤だったんです。竜胆瀉肝湯は淋病からきた関節炎でも、ほかの関節炎でも、肝経に関係なくても。竜胆瀉肝湯に猪苓と沢瀉をもっと多く加えて使います。昔は睾丸炎なんかにも使っていました。女の人だったら、腟炎、子宮内膜炎、卵管炎、骨盤周囲炎とかを伴ってきますわね。それで膿性の帯下がある。現在では、カンジダやトリコモナスに使うことが多いですね。これも肝経の湿熱というんでしょう。

『万病回春』で黄連解毒湯に四物湯を加えた温清飲という処方がありますが、その適応症は、女性の慢性の性器出血と膿性の帯下ですね。温清飲というのは、もっと適応範囲が広いんですけれど、それと竜胆瀉肝湯をいっしょにしたのが、一貫堂の竜胆瀉肝湯だと思っていただければいいんです。だから使う幅が非常に広いんです。それに、肛囲膿瘍とか腸癰に対する大黄牡丹皮湯とか騰竜湯をいっしょに合わせてやる。そうすると下焦全般の炎症に対する治療ができるんです。一貫堂の竜胆瀉肝湯をエキスでつくるとしたら、原方の竜胆瀉肝湯に温清飲を合方するしかしょうがないですね。注1)

● 肛囲膿瘍への対応

肛囲膿瘍だけに限ると、大黄牡丹皮湯とか騰竜湯でいいんです。一般の肛囲膿瘍を腸癰と考えれば、大黄牡丹皮湯・騰竜湯でいいわけです。ところが、そういうときによくいっしょに下焦の炎症を伴うわけです。肛囲膿瘍単独で考えれば、大黄牡丹皮湯だけでいいんですが、下焦全般に炎症があるときを考えると、大黄牡丹皮湯に黄連解毒湯とか一貫堂の竜胆瀉肝湯を加えたほうがさらにいいんです。

例えば、女性で卵管炎とか子宮

内膜炎なんかを合併している場合ですね。肛囲膿瘍でも肛門周囲炎とか炎症が強い場合には、炎症を強く抑えるために、黄連解毒湯を合方したと考えてもいいですよ。それにエキスは薄いんです。肛囲膿瘍に大黄牡丹皮湯合黄連解毒湯という形にして使うほうが、幅が広かろうと。私は几帳面な弁証をしませんから、十把ひとからげでやるんです。それでも十分効果がありますから。早期の肛囲膿瘍で十分化膿していない場合には、吸収されてしまうことが多いです。時期が遅いとき、すでに化膿していれば排膿します。排膿が始まると、托裏消毒飲とか千金の内托散の加減を使います。

● 痔瘻への対応

膿がいっぺん出てしまって、あとにフィステルが残ったというような場合には、内托散に伯州散を兼用して、フィステルを治してしまいます。体が弱っているときには、帰耆建中湯とか十全大補湯なんかを併用するんです。膿が出て、あとが治りにくい場合ですね。そうすると、中からみんな出てきれいに治りますよ。フィステルがあっても、伯州散はフィステルに入れてもかまわないですけれども、フィステルが深い場合には深部まで入りませんからね。内服で十分ですよ。奥から治さないといけませんからね。伯州散を併用すると、排膿が増えて口がふさがらないから内部から治るんです。口がふさがっていても、伯州散を服ませると口が開いて膿が出て、内部から治ってきます。

● ダグラス窩膿瘍

ダグラス窩膿瘍なんかにも大黄牡丹皮湯を使いますね。治療法は肛囲膿瘍と同じようなもんですね。アッペなんかが破れた場合とか、卵管炎、卵巣周囲炎、骨盤腹膜炎なんかからも起きてきますね。それから泌尿生殖器の炎症とか…。そういうことがあるので、先ほどお話したように竜胆瀉肝湯などを合方するんです。

注 1) 現在は一貫堂の竜胆瀉肝湯も医療用漢方エキス製剤として発売されている。

30 普通感冒で頭痛、発熱、咳、痰のあるものは、「半夏・桔梗」の組み合わされた参蘇飲を中心に加減して用いよ。

参蘇飲 『和剤局方』

(組成) 紫蘇葉、前胡、葛根、半夏、桔梗、枳殻、木香、陳皮、茯苓、人参、甘草、生姜、大棗

(主治)「感冒、発熱、頭痛を治す。或いは痰飲凝結によって、兼ねて以って熱をなす。並びに宜しく之を服すべし。…能く中を寛くし、膈を快くし、脾を傷ることを致さず、兼ねて大いに中脘痞満、嘔逆悪心を治す。胃を開き、食を進め、以って之を踰ゆることなし。小児室女亦宜しく之を服すべし。」

(構造) ❶紫蘇葉、葛根、陳皮、生姜…解表作用、解熱鎮痛作用。

❷半夏、前胡…鎮咳作用。

❸桔梗、枳殻…去痰作用。

❹陳皮、枳殻、人参、木香、大棗、生姜、甘草…健胃作用。

(応用) 普通感冒

●本方は1年中を通じて普通の感冒に用いる。普通のカゼで、頭痛、発熱、咳嗽、喀痰などのある者に用いる。また、本方はカゼの鎮咳去痰剤でもある。半夏の鎮咳と桔梗の去痰を軸として組んだ処方で、半夏に前胡を、桔梗に枳殻を加えている。カゼの故に紫蘇葉、葛根、前胡の解表薬を加えて、悪寒、発熱、肩こり、頭痛、筋肉痛などの表証に対している。葛根・前胡は胃にこたえるが、陳皮・枳殻・生姜・大棗・甘草・木香などの胃腸薬が入っていて胃腸を傷つけないように工夫されている。

●参蘇飲はカゼの代表処方で、これくらいよい薬方はないといえる。日本では『傷寒論』を尊信する傾向があり、カゼを治療するのに『傷寒論』を応用し、その方剤を用いることが多い。しかし

カゼは傷寒（Influenza）ではない。物に例えれば鶏を裂くに牛刀を以ってするようなものである。加減をすればカゼには参蘇飲と、胃腸型のカゼに用いる藿香正気散の二方で足りる。

山本巌先生語録

●参蘇飲

　参蘇飲だけに限りませんが、参蘇飲というのは決まった処方だと考えたらいけないと思います。加減しますから、基本処方なんです。肺寒咳嗽には五味子、乾姜を加えるとか、傷風無汗で声が重くて咳嗽するものには、麻黄、杏仁、金沸草を加えるとか、血痰に四物湯や阿膠、赤芍、牡丹皮、生地黄を配合するとか、こういう加減がずっとあります。生薬を使うときはそれにいろいろ加減します。ですから私はエキスで使うとすれば、基本処方をつくっておいて、それにくしゃみ、鼻水が出たら、小青竜湯や麻黄湯を加えるとか、燥痰、湿痰などもそこは適当に合方するわけです。そういうことをしないと、固定した参蘇飲だけでは幅広くは効かないと思います。参蘇飲なんかは標準処方としても比較的広い範囲に応じますが、普通は加減法を加えたものすべてを参蘇飲といっているわけです。ですから、「それには参蘇飲だ」といったら、参蘇飲を中心にしていろいろ加減したものをいうわけです。

　現在は製薬メーカーの努力によって、エキス剤による漢方が普及しました。しかし、エキス漢方というのは昭和30年ぐらいまではなかったと思います。昔にはなかったことなんですね。ところが、エキス剤ができてからは、今の多くの医師はこのような固定した方剤を使用するのが漢方だと考えておられるようです。本来からいうと、エキス剤をそういうふうなものにつくったこと自体がおかしいんです。昔、『傷寒論』なんかを読んだ実践家じゃない人、つまり本ばかり読む先生が、エキス剤をつくったわけです。参蘇飲というエキス剤を出しておいたら、感冒なんかはたいてい片がつきます。六君子湯去白朮加木香が入っていますから、胃カタルや胃腸の弱い人

のかぜにもいいわけです。

　それでも、エキス剤は既製服みたいなものですから、あとは加減すればいいわけです。生薬を配合していた時代は、数少ない慣れた方剤を中心にして、患者の病態に応じて加減して診療したんです。薬能も方意もわからない者が、数多くの方剤を集めても十分に使えませんよ。「方簡なる者はその術日に精し、方繁なる者はその術日に粗し」などというのは、そういうことをいっているんだと思います。使う処方は少なくても、基本と加減さえ熟知すれば、いろいろな病態に応じることができますから。

31 呼吸困難のある者には、気管支拡張作用のある「麻黄・甘草」の配合された処方（小青竜湯合麻杏甘石湯）を中心に加減して用いよ。

◉治喘作用（気管支拡張作用）…呼吸困難、喘鳴を治す。

麻黄−甘草

　麻黄には気管支筋の痙攣を緩める作用（エフェドリン類似作用）がある。このため、コンコン咳き込む痙攣性咳嗽やヒューヒューいう気管支喘息の発作に用いて、呼吸困難や喘鳴を治す（治喘作用）。甘草はこの作用を助ける意味で配合されている。

　また、麻黄には発汗、利尿作用があり浮腫を治す（ネフローゼ、腎炎の浮腫に用いる）。このため気道の浮腫をも治して呼吸困難や喘鳴を緩解する。

　甘草麻黄湯は『金匱要略』に「裏水は、越婢加朮湯之を主る。甘草麻黄湯之を主る。」とある。裏水には越婢加朮湯と甘草麻黄湯を用いる場合がある。甘草麻黄湯、越婢加朮湯共に麻黄・甘草の利尿薬を含んでいる。越婢加朮湯は石膏を含んでいるから炎症性の浮腫・水腫によい。裏水は一身面目黄腫とあって、全身性の浮腫を来す疾患である。しかし、石膏があっても必ずしも炎症がなくても使用できる。また蒼朮が入ると利尿効果が増強される。麻黄甘草湯は、気管支喘息の発作が起きると、3〜4時間ごとに服用して発作を抑える頓服として用いられる。

Group：甘草麻黄湯、麻黄湯、麻杏甘石湯、麻杏薏甘湯、越婢加朮湯、小青竜湯

甘草麻黄湯	麻黄−甘草
麻黄湯	麻黄−甘草（桂枝、杏仁）
麻杏甘石湯	麻黄−甘草（石膏、杏仁）
麻杏薏甘湯	麻黄−甘草（薏苡仁、杏仁）
越婢加朮湯	麻黄−甘草（石膏、蒼朮、生姜、大棗）
小青竜湯	麻黄−甘草（桂枝、芍薬、半夏、五味子、細辛、乾姜）

31 麻黄－甘草 ● 治喘作用（気管支拡張作用）

```
                    麻黄－甘草（甘草麻黄湯）
       ┌───────────┬───────────┬───────────┬───────────┐
   ＋桂枝、杏仁   ＋石膏、杏仁   ＋薏苡仁、杏仁  ＋石膏、蒼朮   ＋桂枝、芍薬
                                          生姜、大棗    半夏、五味子
                                                      細辛、乾姜
   ┌─────┐    ┌─────┐    ┌─────┐    ┌─────┐    ┌─────┐
   │ 麻黄湯 │    │麻杏甘石湯│    │麻杏薏甘湯│    │越婢加朮湯│    │ 小青竜湯 │
   └─────┘    └─────┘    └─────┘    └─────┘    └─────┘
```

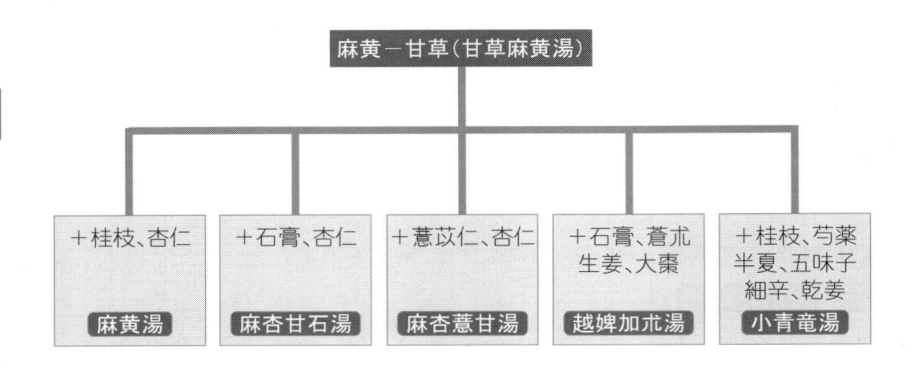

▶ 小青竜湯加石膏

（解説）　●本方は『金匱要略』に「肺脹、咳して上気、煩躁して喘し、脈浮の者は、心下水有り、小青竜加石膏湯之を主る。」とある。肺脹（喘息）で咳して呼吸困難があり、煩躁して喘鳴があり、脈浮の者は、心下部に水湿を宿している。このような者に小青竜湯加石膏を用いる。

　　　　●本方は小青竜湯に石膏を加えた方剤である。小青竜湯は肺中冷に附子を加えると非常に良い方剤であるが、気管支喘息は炎症であるから、気道の水も少なく、痰もあまり出ないことが多い。杏仁を加えると小青竜湯合麻杏甘石湯と同じである。

（応用）　❶気管支喘息の発作

　　　　気管支喘息の発作に小青竜湯合麻杏甘石湯を用いる。

　　　　ⓐ熱喘…口渇があり、痰は少なく切れが悪く、汗が出る（ヒューヒューいう喘息）。この時は麻杏甘石湯を用いる。

　　　　ⓑ寒喘…薄い痰が多量に出て、痰声がゼリゼリ、ゴロゴロいう喘鳴を伴うとき。この時は小青竜湯加附子を用いる。

　　　　一般に中間型が多く、小青竜湯合麻杏甘石湯を用いることが多い。

　　　　❷痙攣性咳嗽、気管支炎

　　　　これも小青竜湯合麻杏甘石湯を用いる。

> 山本巌先生語録

●気管支喘息への対応

子供の喘息発作には麻黄湯を頓服で服ませてもよく効くが、そういう時に炎症が起きてきたときなんかには清熱薬を配合します。桂枝を除いて石膏を加えるとか、はっきりした炎症でなくても痰が粘稠で喀痰はほとんど出なくて呼吸困難を主体とした、口が渇いて頭の上に汗を出して、ヒューヒューいって起坐呼吸してやってくるときがあります。そういうときは、麻杏甘石湯のほうがいいんです。さっきの小青竜湯は喘鳴を伴ったものですが、気管支喘息の発作が起きたときは麻杏甘石湯のほうがいいんです。初めヒューヒューというときは、痰の音ではなくて、気管支の痙攣による呼吸困難が主ですね。それからやがて、痰声が起きます。痰が出てしまうと、発作が終わりになる。

喘息状態じゃなくて発作性の喘息が繰り返してくるときは、最初に使うのは麻杏甘石湯と射干麻黄湯というのがいいです。そして一応発作が治まって外へ喀痰を出すようになり、痰が多くなって燥痰から湿痰に変わってきたときには小青竜湯を合わせます。

小児喘息を起こして、それに感染が加わって、熱が出て抗生物質を使うという場合も、麻杏甘石湯をいっしょに合わせてやってもいいんです。

麻杏甘石湯と小青竜湯の合方である小青竜湯加杏仁石膏というのは、気管支炎にも使います。普通急性に起きた場合に、抗生物質がなくても、それで治療したんです。西洋医学ではネオフィリンとか、アドレナリンとかソルコーテフなどをやりますね。エフェドリンは注射したら具合が悪いですけれども、内服でやりますね。麻黄もエフェドリン類似作用があります。ですから、気管支平滑筋の痙攣を取るんだったら、麻黄附子細辛湯も効きますし、麻黄湯でもいいです。麻黄と甘草だけでもいいです。喘を取るのであればこれらは同じように効きますが、ところが咳は止まりませんね。喘鳴や呼吸困難は楽になるけれども、咳は麻黄だけでは効かないです。

呼吸困難には麻黄と厚朴の入っ

31 麻黄－甘草●治喘作用（気管支拡張作用）

た処方もいいと思います。ただそういう処方が今エキス剤なんかで売られていませんので[2]、一番よく使うのは麻杏甘石湯です。甘草麻黄湯といって甘草と麻黄の二つだけを焚いておいて、呼吸が苦しくなりかけたら服ませ、また効果が切れて苦しくなりかけると服ませるというように、ズーッと抑えるような服ませ方もします。麻黄と甘草だけですから、抑えるのは麻黄になります。

注2）現在市販されている漢方エキス製剤の中で、麻黄・厚朴を含むものとしては神秘湯がある。

32 一般の出血に対しては、止血作用のある「地黄・芍薬」の配合された処方(芎帰膠艾湯)を中心に加減して用いよ。

◉主に静脈性の出血に用いる

地黄−芍薬(阿膠、艾葉)

芍薬、地黄には止血作用があり、特に地黄には消炎止血作用(清熱涼血)がある。阿膠、艾葉にも止血作用がある。

Group：芎帰膠艾湯、四物湯、温清飲

四物湯	地黄−芍薬（当帰、川芎）
芎帰膠艾湯	地黄−芍薬（当帰、川芎、阿膠、艾葉、甘草）
温清飲	地黄−芍薬（当帰、川芎、黄連、黄芩、黄柏、山梔子）

▶芎帰膠艾湯『金匱要略』

(解説)　◉本方は『金匱要略』に「師曰く、婦人漏下の者あり、半産の後、因って続いて下血、都て絶えざる者有り、妊娠下血する者有り、たとえば妊娠し腹中痛むを胞阻と為す、膠艾湯之を主る。」とある。婦人で性器出血する者があり、流早産の後で出血の止まらないものがあり、妊娠中性器出血するものあり、もし妊娠中に出血して腹痛を訴えるときは、切迫流産であり、胞阻という、これら四つの場合に芎帰膠艾湯を用いる。

◉本方の地黄・芍薬・阿膠・艾葉には止血作用があり、止血剤としてあらゆる出血に用いられる。動脈性の出血には黄連の入った、三黄瀉心湯や、芎帰膠艾湯と黄連解毒湯を合方して用いる。

◉本方に含まれる四物湯（当帰、川芎、芍薬、地黄）は調経作用があり、無月経、月経不順、月経痛などにも用いられる。

◉安胎作用があり、流産の防止に用いられる。当帰芍薬散は反復性の流産に用いられる。即ち、妊娠はするが流産を繰り返す習慣

32 地黄－芍薬(阿膠、艾葉) ●主に静脈性の出血に用いる

性流産に用いられる。

（応用）❶あらゆる出血に用いる…性器出血、血便、血尿、鼻出血、眼底出血、痔出血など。
❷切迫流産…妊娠中腹痛して出血する者(早い時期に本方が有効である)。
❸月経過多、月経痛、月経不順に用いる。

33 動脈性の出血には、止血作用のある「黄連・黄芩」の配合された処方（黄連解毒湯、三黄瀉心湯）を中心に加減して用いよ。

●動脈性の出血に用いる

黄連－黄芩

　動脈性の出血（鮮紅色、勢いがよい）に黄連・黄芩が有効である。特に動脈の充血を伴う出血に用いられる。三黄瀉心湯は吐血、鼻出血など上部の出血に冷服させる。黄連解毒湯は下血、血尿など下部の出血に冷服させる。動脈と静脈の両方の出血には芎帰膠艾湯に黄連解毒湯を合方して用いるか、温清飲を用いる。

Group：三黄瀉心湯、黄連解毒湯、温清飲

三黄瀉心湯	黄連－黄芩（大黄）
黄連解毒湯	黄連－黄芩（黄柏、山梔子）
温清飲	黄連－黄芩（黄柏、山梔子、当帰、川芎、芍薬、地黄）

山本巌先生語録

●眼底出血・ベーチェット病

　眼底出血にはやはり牡丹皮、赤芍、生地黄といった清熱涼血薬を使います。止血薬も一緒に使ったり…。例えば、ベーチェットなんかで炎症性の眼底出血がありますね。炎症性出血ですから、清熱涼血の生地黄、牡丹皮のほかに紫根、青黛、茅根を加えたり、止血薬の大薊、小薊、地楡、茜草根、山梔炭なんかを加える場合もあります。止血は簡単なんですが、むしろ出血のあとや炎症性滲出物の吸収をよくして視力障害を残さないほうが難しいんです。清熱涼血とか、一般に清熱薬は血管を収縮して止血させますから、逆に出血の吸収とか炎症性滲出物の吸収を妨げますからね。「留瘀の弊」というんでしょう。吸収をよくするには、桂

33 黄連－黄芩 ●動脈性の出血に用いる

枝、当帰、川芎、丹参、乾姜炭といったものを加えるんです。活血化瘀の三稜・莪朮も出血斑の吸収を速めます。硝子体混濁とか陳旧性の炎症性滲出物の吸収には、昆布とか海藻を加えます。眼は物を見るんですから、消炎や止血だけでなく、出血斑の吸収や炎症性滲出物の吸収をよくしないと、視力が回復しませんからね。炎症性の急性に起きる出血は、三黄瀉心湯とか黄連解毒湯でよく止まりますからね。生地黄、牡丹皮、赤芍、紫根、茅根を加えたほうがいいんですが、エキス剤では適当なものがないので、芎帰膠艾湯とか四物湯を合方することもあります。温清飲のような形にして、一貫堂の竜胆瀉肝湯とか柴胡清肝湯もそうですね。よく止血しますよ。

34 静脈のうっ血による出血や血腫には、「桃仁・牡丹皮」など、駆瘀血薬の配合された処方(桂枝茯苓丸、桃核承気湯)を中心に加減して用いよ。

●静脈のうっ血による出血や血腫に用いる

桃仁－牡丹皮

桃仁、牡丹皮には駆瘀血作用があり、牡丹皮は消炎止血(清熱涼血)作用がある。これらは、静脈のうっ血を除いて止血する。瘀血による出血は紫黒色で汚く、断続的、持続的で止まりにくいことが多い。一般に瘀血による出血には、四物湯に駆瘀血剤を合方した桃紅四物湯のような処方をbaseの処方として用いる。

Group：桂枝茯苓丸、桃核承気湯、大黄牡丹皮湯、温経湯

桂枝茯苓丸	桃仁－牡丹皮	(桂枝、茯苓、芍薬)
大黄牡丹皮湯	桃仁－牡丹皮	(大黄、芒硝、冬瓜子)
腸癰湯	桃仁－牡丹皮	(冬瓜子、薏苡仁)
桃核承気湯	桃仁	(大黄、芒硝、桂枝、甘草)
温経湯	牡丹皮	(当帰、川芎、芍薬、阿膠、呉茱萸、人参、桂枝、半夏、麦門冬、生姜、甘草)

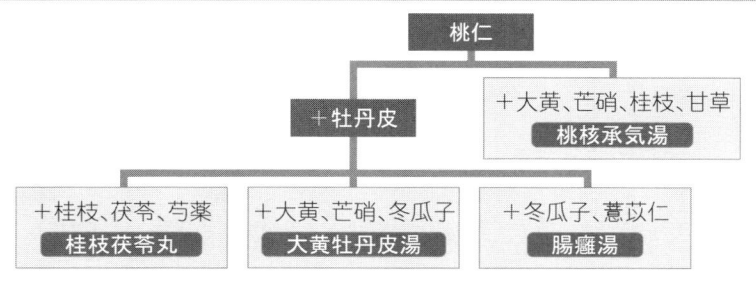

```
                    桃仁
         ┌───────────┴──────────┐
      ＋牡丹皮              ＋大黄、芒硝、桂枝、甘草
                                 桃核承気湯
   ┌──────┼──────┐
＋桂枝、茯苓、芍薬  ＋大黄、芒硝、冬瓜子  ＋冬瓜子、薏苡仁
 桂枝茯苓丸       大黄牡丹皮湯         腸癰湯
```

▶温経湯『金匱要略』

(解説) ●本方は『金匱要略』に「問うて曰く、婦人年五十所、下血(下痢)を病みて、数十日止まず、暮るれば即ち発熱し、少腹裏急し、

34 桃仁－牡丹皮 ●静脈のうっ血による出血や血腫に用いる

腹満し、手掌煩熱し、唇口乾燥するは何ぞや。師の曰く、此の病、帯下に属す。何を以っての故ぞ。曽つて半産を経て、瘀血少腹に在りて去らず。何を以って之を知るや。其の証、唇口乾燥す。故に之を知る。当に温経湯を以って之を主る。」：婦人で年が五十位で、下血や下痢が十数日も止まらない。夕方になると熱が出て、下腹が引きつれて腹が張って手掌(手のひら)が熱くほてって、唇がカサカサになるのは何か。師が言うには、これは婦人の性器の疾患(帯下)である。之はかつて流産をして、瘀血が下腹にあって残っているからだ。どうしてわかるかというと、それは唇が乾いているからだ。これには温経湯を用いる。このように難治性の疾患は瘀血の病態であると捉えて治療する。

●本方は補気(元気をつける)の人参・甘草に、補陰(物を補う)の当帰・芍薬・阿膠・麦門冬、化痰、止嘔、温中、理気の半夏・生姜・呉茱萸、温経、温中の当帰・川芎・桂枝・生姜・呉茱萸、活血の当帰・川芎、活血化瘀、涼血止血の牡丹皮という配合になっている。温める駆瘀血剤で、冷え症で血行が悪い婦人の瘀血による疾患に用いられる。

(応用) 不正性器出血、月経不順、月経痛、不妊症、主婦湿疹等に用いられる。

山本巌先生語録

●**血瘀の症候(出血)**

出血といっても瘀血の出血ばかりでなく血熱による出血もあれば気虚による出血も、いろいろあると思います。こういうものが同時に絡み合っていますね。痔の出血にもいろいろありますね。一般の人が切れ痔といっているのは、裂肛ではなくて、ほとんどは第一度の内痔核の出血ですね。一般に痔核からの出血は静脈性ですから、どちらかというと瘀血による出血だと私たちは判断しますが、痔静脈の静脈瘤の上のところは動脈とつながっているので、裂けるときは上まで裂けることがあるんです。チューッと鮮血が飛びますが、それは止血薬とか駆瘀血剤だけでは止まりにくいです。動脈性の出血が加わって、鮮血がチューッと音

がして出てきますね。ああいうのは血熱と考えて、むしろ黄連解毒湯なんかを使わないと止まらないです。酒客の出血も同じです。静脈性の出血は出血の色が暗紫色といいますか、黒くてジワジワ出て、止まりにくいんです。食道静脈瘤の破裂というのも瘀血ですね。われわれが普通これは瘀血の出血でなかろうかというのは、色が黒くて出血が持続的で、比較的止まりにくい。しかもいっぺんに多量に出ずに、ジビジビ出ます。

　吐血の場合は塩酸ヘマチンができて、褐色に変化しますね。上部からの出血は、普通鮮紅色の場合が多いです。例えば腫瘍なんかからの出血は、むしろ瘀血のような黒いのが出ると思いますけれども。胃潰瘍の出血すべてが瘀血であるとはいえませんが、胃潰瘍は瘀血が重要な部分を占めていると考えられますね。逆に、治療してからの話ですけれども。しかし、出血がひどくて、黄連解毒湯みたいな処方を使って止める場合もありますから、血熱や血虚と判断しなければならないこともあります。原則的に駆瘀血剤を使ってよくなる

ものを瘀血だと判断しなきゃしょうがないでしょうね。それで駆瘀血剤を使って効かないときはほかのものを合方するとか配合すると。その場合、瘀血がまったくないとは考えていませんがね。あれでなければこれというようには、分けられないものですよ。糖尿病の眼底出血なんかは、瘀血が主になると思います。ただ若年性の反復性硝子体出血というのがありますが、あれなんかだったら、瘀血も絡んでいるけれども、血熱の面が強いと思います。

　顔色がブラスで慢性の出血をしているのがいる。うちの椅子を張替えにきたおっさんがいるんですわ。待合室で張り替えているうちに、ドスーンと大きな音がしたので、何をしたのかと思って見に行ったら脳貧血を起こしてぶっ倒れたわけです。貧血ですから顔色が悪いんです。「どうしたんか」と聞いたら「ちょいちょいやります。」と。何でそうなるのかと聞くと、痔があって慢性で長いこと出血している。「医者に行ったら切られる」と言うので「切らんでも薬を服んだら治るから」と四君子湯に

34 桃仁－牡丹皮 ●静脈のうっ血による出血や血腫に用いる

黄耆と白扁豆を加えて服ましたら、それは止まったんです。このように慢性で長いこと出血しているものに帰脾湯を使う。この人の場合、四君子湯に黄耆と白扁豆を加えたので、白扁豆の代わりに遠志とか酸棗仁、竜眼肉の向精神薬が入れば帰脾湯ですから、同じようなものと考えていいのです。

ところが、痔の出血で顔色がよくて、赤いパーッと出る動脈性の出血はなるほど黄連解毒湯で止まります。ところが黄連解毒湯で止まるんでも真っ青になって来るんがいるんです。

これは黄連解毒湯とは違うなと思って四君子湯加減をやったらちっとも止まらない。それで黄連解毒湯をやったら止まる。だから顔色が悪いとか、いいとかいって簡単にやったら失敗することが多い。ほとんどは臨床をやっていると、これでもない、あれでもない、どっちをやればよいのかというのがほとんどです。「どっちかというと、こっちのほうがいいだろう」というときのほうが多いですね。貧血して慢性の出血でというふうに、いちいち分けて、なるほどというように使ってみても必ずしもそうはいかないですね。

● 青年性反復性網膜硝子体出血

青年性反復性硝子体出血を治療したことがあるんです。昭和33年生まれの男性で、昭和55年8月中旬に突然左目に出血して、右に1回、左に2回続いて出血があり、さらに11月末から5～6回繰り返して出血があったんです。56年2月1日に私のところに来たんです。一貫堂の竜胆瀉肝湯に生地黄3g、赤芍2g、紅花2g、丹参3g、桃仁3g、昆布3g、海藻3g、を加えて出しました。4月から竜胆瀉肝湯合通導散加桃仁、昆布、海藻にしました。初診以後は1回も出血しませんし、視力も正常に回復しました。58年に結婚して1児ができています。このように、炎症には清熱剤を中心にして、さらに出血、浸潤、浸出物を吸収する散瘀の治療を加えますが、それでも再発を繰り返して治らないような場合には駆瘀血剤を使って長期間治療することが必要なんです。

35 若年型の高血圧症には、降圧作用のある「黄連・黄芩」の配合された処方（黄連解毒湯）を中心に加減して用いよ。

●降圧作用－若年型高血圧症

黄連−黄芩

　黄連は、脳の充血による精神興奮を鎮静する作用、降圧作用があり、細動脈を収縮して止血する作用がある。黄芩は、黄連を助けて鎮静、止血、降圧作用に働く。このため若年型高血圧症で、脳動脈硬化のあまり進行していない自覚症状に乏しい高血圧症に適する。

　また、顔面紅潮、鼻出血、結膜充血して血圧の高い者や、のぼせを訴え頭痛する者などに用いる。脳出血の予防にもなる。

Group：**黄連解毒湯、三黄瀉心湯**

黄連解毒湯	**黄連−黄芩**（黄柏、山梔子）
三黄瀉心湯	**黄連−黄芩**（大黄）

36 脳動脈硬化に伴う高血圧症には、脳血管の拡張作用のある釣藤鉤の配合された処方(釣藤散)を中心に加減して用いよ。

●降圧作用－高齢型高血圧症(脳動脈硬化による)

釣藤鉤

釣藤鉤には降圧、鎮静、催眠、鎮痙作用などがある。特に脳動脈拡張作用による降圧効果があり、イライラ、不眠を治す鎮静作用もある。

Group：**釣藤散、抑肝散加陳皮半夏**

釣藤散	**釣藤鉤**（陳皮、半夏、茯苓、生姜、甘草、人参、菊花、防風、麦門冬、石膏）
抑肝散加陳皮半夏	**釣藤鉤**（柴胡、当帰、川芎、白朮、茯苓、甘草、陳皮、半夏）

▶ **釣藤散**『本事方』

（解説）●本方は『本事方』(眩暈門)に「肝厥の頭暈を治す」とある。釣藤鉤を主薬として、イライラ、不眠を抑える。そして神経症のめまい、頭がふらつくのを治す方剤である。めまいのほかに肩こり、頭痛、指のしびれ、肩背拘急などに応用される。もともと肝厥というように、癇症(神経症)の人の頭痛、肩こり、めまい、耳鳴り、不眠などに、ことに早朝覚醒時に頭痛が強いものに用いられた。以上のことから、これらの症状が似ている脳動脈硬化症、脳血管障害の症状や高血圧症などに応用されるようになった。

●二陳湯(＝陳皮、半夏、茯苓、甘草)は痰を除く薬で眩暈を治す。菊花・防風・石膏も眩暈を治す作用がある。人参・麦門冬・甘草は利湿の作用が効きすぎるのを抑えて脱水を防ぐ作用がある。

（応用）高血圧症、脳動脈硬化症…頭痛、肩こり、眩暈、耳鳴り、不眠を伴うもの。

36 釣藤鈎●降圧作用－高齢型高血圧症(脳動脈硬化による)

> **山本巌先生語録**
>
> ●釣藤散
> 　釣藤散は高血圧症とか動脈硬化なんかがあって、精神的な興奮の強いとき、頭痛とかめまいのときによく使います。

37 蘇木、紅花、桃仁、牡丹皮、(大黄)●降圧作用(最低血圧の高いもの)

37 最低血圧の高い者には、「蘇木、紅花、大黄」など強力な駆瘀血作用の配合された処方(通導散)を中心に加減して用いよ。

●降圧作用ー瘀血によるもの(最低血圧の高いもの)

　蘇木ー紅花(大黄)、桃仁ー牡丹皮(大黄)

　動脈硬化には血栓形成等瘀血の病態を伴うことが多い。瘀血の程度の強いときに駆瘀血剤を用い瘀血を排除することが必要である。特に最低血圧の高い者は瘀血の病態を呈することが多いので、蘇木、紅花、桃仁、牡丹皮などの駆瘀血薬に大黄を加えて瀉下させることで強力に瘀血を除き治療する。

Group：**通導散、桃核承気湯合大黄牡丹皮湯**

▶通導散

（組成）当帰、蘇木、紅花、木通、厚朴、陳皮、枳実、甘草、芒硝、大黄
（構造）❶蘇木、紅花…血腫、内出血など瘀血を吸収する。蘇木は鎮静、鎮痛に働く(駆瘀血作用)。
　　　　❷当帰…血行をよくして瘀血の吸収を助ける(活血作用)。
　　　　❸大黄、枳実、芒硝…吸収した瘀血を瀉下作用により排除するのを助ける(瀉下作用)。
　　　　❹枳実、厚朴、陳皮、甘草…腸管の蠕動を調節してガスを排出し、腹部膨満や腹痛を治す。
　　　　❺木通…利水作用に働く。
（解説）『漢方一貫堂医学』(矢数格著)では、本方の成り立ちとして、大承気湯(＝大黄、厚朴、枳実、芒硝)に当帰・紅花・甘草で加味承気湯になり、さらに蘇木・枳殻・陳皮・木通を加えて通導散になると解説されている。本方は、瘀血の程度が重症なものに桃仁・牡丹皮を配合し、エキス剤では通導散合桂枝茯苓丸として用いる。
（応用）❶打撲傷…本方は、打撲、挫傷の治療を目的につくられた方剤である。打撲後の疼痛、神経痛を治す。陳旧性のものには附子を加

37 蘇木、紅花、桃仁、牡丹皮、(大黄) ●降圧作用(最低血圧の高いもの)

えて用いる。頭部外傷、脳出血には黄連解毒湯を、片麻痺には疎経活血湯を合方して用いる。
❷悪性腫瘍、乳癌の術後の浮腫、再発の防止、癌性疼痛等に用いる。
❸駆瘀血剤として各種の瘀血の病態に応用する。一貫堂では、本方を用いて瘀血証体質の改善に用いる。
❹成人気管支喘息の体質改善に通導散合大柴胡湯を用いる。
❺肥満、糖尿病、高血圧症などによる虚血性心疾患の予防に通導散合防風通聖散を用いる。うっ血性心不全の予防にも通導散合桂枝茯苓丸が用いられる。
❻高血圧症で最低血圧が高く(100mHg 以上)、便秘傾向の者に本方を用いる。
❼慢性腎不全に通導散合防風通聖散合竜胆瀉肝湯を用いる。
❽婦人科疾患…子宮筋腫に通導散合桂枝茯苓丸加別甲を用いる。更年期障害で難治性の者に通導散合桂枝茯苓丸合四物湯を用いる。
❾バセドウ病に通導散合竜胆瀉肝湯加側柏葉を用いる。
❿膠原病(強皮症、全身性エリテマトーデス、ベーチェット病)の熱証型の体質改善に用いる。
⓫皮膚科疾患…成人型アトピー性皮膚炎の慢性型で、真皮にうっ血がある者、結節性痒疹、扁平苔癬、毛孔苔癬、乾癬、毛孔性紅色粃糠疹、掌蹠膿疱症、ケロイド、膠原病に伴う皮膚疾患(SLE、PSS)など皮膚の肥厚や苔癬化・線維化を伴う、慢性で難治性の皮膚疾患に応用する。
●特に、ファイブローシスを来す慢性増殖性疾患は瘀血であり、通導散合桂枝茯苓丸のような処方を用いて治療する。
●なお、乾癬や毛孔性紅色粃糠疹は慢性炎症性角化症であるから、さらに慢性炎症を抑える温清飲を合せて通導散合桂枝茯苓丸合温清飲として用いる。
⓬神経科疾患…統合失調症、躁鬱病、難治性神経症(瘀血体質)の体質改善に用いる。

38 人参、炙甘草、白朮、茯苓＝四君子湯●補気作用（気虚を治す）

38 消化吸収機能が落ちて元気のない者には、「人参、甘草、白朮、茯苓」など補気薬の配合された処方（補中益気湯）を中心に加減して用いよ。

●補気作用（気虚を治す）

人参、炙甘草、白朮、茯苓＝四君子湯

　四君子湯は気虚を治す基本処方で、消化吸収機能を良くして気力・体力をつけて体を元気にする。また、エネルギー代謝の衰えた状態を改善する。さらに、免疫系の作用を亢める効果もある。

Group：四君子湯、六君子湯、補中益気湯

四君子湯	**人参、炙甘草、白朮、茯苓**
六君子湯	**人参、炙甘草、白朮、茯苓**（半夏、陳皮、生姜、大棗）
補中益気湯	**人参、炙甘草、白朮**（黄耆、当帰、陳皮、升麻、柴胡、生姜、大棗）

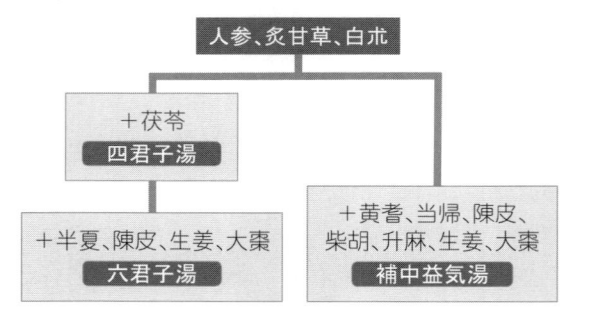

```
          人参、炙甘草、白朮
         ┌──────┴──────┐
      ＋茯苓                ＋黄耆、当帰、陳皮、
      四君子湯              柴胡、升麻、生姜、大棗
         │                      補中益気湯
      ＋半夏、陳皮、生姜、大棗
      六君子湯
```

気虚とは？	
	気の不足であり、機能、即ち働きが衰えているものをいう。
症状	①顔色が蒼白い。ことに口唇の血色が淡い。 ②言葉に力がなく、大きな声が出ない。 ③手足がだるく、力が入らない。 ④脈が弱く力がない。 ⑤疲れやすく、疲れなくてもくたびれる、何をするのも大儀である。 ⑥すぐ眠くなる。

38 人参、炙甘草、白朮、茯苓＝四君子湯●補気作用（気虚を治す）

特徴	①元気のないもの。 ②胃腸の働きが弱く、消化吸収の悪いものは気虚となる（脾虚）。食欲がなく、痩せ型である。 ③出血後、貧血や低蛋白血症、栄養失調のときも気虚である。このときは浮腫を生じることがある。 ④同化作用より、異化作用が弱く、エネルギーに転換されない者も気虚である。この場合は太っていることが多い。
治療	人参、白朮、炙甘草、黄耆、山薬などの補気薬を配合する。 補気薬の代表は四君子湯である。

▶ **六君子湯**『万病回春』

（解説）本方は『万病回春』（補益門）に「脾胃虚弱、飲食少しく思い、或いは久しく瘧痢を患い、若しくは内熱を覚え、或いは飲食化し難く、酸を作し、虚火に属するものを治す。須らく炮姜を加えて其効甚だ速也。」とある。本方は四君子湯に陳皮と半夏を加えたものである。脾胃が虚弱なため、人参、白朮、茯苓、甘草で虚を補って丈夫にしながら、その上に痰飲（胃カタル、胃炎）による胃部の膨満、嘔気、嘔吐、食欲不振、むねやけ、ゲップ、などの症状に対して二陳湯を配合した処方である。

（応用）気虚の胃炎…普段から食欲不振の者で、胃部の膨満、嘔気、悪心、嘔吐、むねやけ、ゲップ、などある者に用いる。

▶ **補中益気湯**『内外傷弁惑論』

（解説）●本方は『内外傷弁惑論』に「内傷不足の病、苟も誤り認めて外感有余の病となして反って之を瀉するときは則ちその虚を虚するなり。難経に云う、実を実し、虚を虚し、不足を損ねて有余を益す。此の如くにして死するものは医の之を殺すのみ。然るときは奈何んせん。曰く、惟当に甘温の剤を以って其の中を補いてその陽を升し、甘寒を以って火を瀉すべし。則ち癒ゆ。内経に曰く、

38 人参、炙甘草、白朮、茯苓＝四君子湯●補気作用（気虚を治す）

労する者は之を温め、損するものは之を温むと。蓋し温は能く大熱を除く。大いに苦寒の薬にて胃土を瀉するを忌む。今、補中益気湯を立つ」とある。これが東垣の内傷と外感の別、虚々、実々の説である。内傷は穀中の清気が摂れなくて不足する、"気を傷る"病で、元気不足の病。外感は、身体の形を傷つける外邪の有余の病である。内傷は不足する元気を補い、外感は有余の邪を瀉さねばならない。内傷の者に元気を補う意味で本方を用いる。

●本方の主薬は補気薬の黄耆で、これに升堤の柴胡・升麻を配合し、さらに人参・茯苓・炙甘草といった補気薬を加えている。黄耆・柴胡・升麻などは筋肉のトーヌスを正常化させる升堤作用があり、筋肉のアトニー状態を改善する。また、黄耆は体力が低下して少し動くと汗が出る自汗を改善し、当帰を併用して自汗、盗汗を治すとともに、肉芽の発育を促進して潰瘍の治癒を早める作用がある。

（応用）❶疲労

　　肉体的、精神的疲労に用いる。手足がだるい、体がくたびれたという時に最もよく応ずる。急性疲労には体力の有無にかかわらず用いる。虚弱者の慢性疲労には回復するまで連用させる。

❷体力低下

ⓐ病後：病後の体力の回復に用いる。食欲不振、嘔気のあるときは六君子湯を用いる。

ⓑ手術の前後：手術の前後に体力を増強させる目的で用いる。胃手術後の貧血、ダンピング症候群の予防に、手術後の吃逆、膀胱まひ、尿や便の失禁に用いる。

ⓒ夏まけ：暑さのため体がだるい、疲れる、食欲不振などみられるとき。

ⓓ妊娠中：虚弱者、アトニー体質の陣痛微弱や弛緩性出血の予防の目的で。低蛋白血症、貧血の立ちくらみ、耳鳴り、心悸亢進。あるいは妊娠浮腫、妊娠中毒症などの予防と治療には当帰芍薬散

38 人参、炙甘草、白朮、茯苓＝四君子湯 ● 補気作用（気虚を治す）

を合方して用いる。

ⓔ産後：産後の体力回復に芎帰調血飲第一加減 or 桂枝茯苓丸合当帰芍薬散と併用する。産後の脱肛や子宮脱にも用いられる。

❸アトニー体質

ⓐ機能性胃腸症：消化管の筋緊張や運動が低下し、食欲不振、腸内ガス排出が不充分なための腹部膨満感・弛緩性便秘などがみられるときに用いられる。

ⓑ眼精疲労・弱視：体力・筋力の虚弱なものは、眼筋も弱く疲労しやすい。近業をすると眼精疲労を起こして調節に時間がかかりピントがあいにくいというもの。

ⓒ括約筋の緊張低下：肛門括約筋・膀胱括約筋の緊張低下があると、尿や便をもらしたり、トイレを我慢できないことが多い。尿や便の失禁がみられる。このような状態に用いる。また、括約筋の弛緩による脱肛にも用いる。

ⓓ子宮脱：子宮支持組織の弛緩による子宮の脱垂に用いる。

❹薬剤の副作用防止

　抗生物質、抗がん剤、消炎剤などによる肝障害、胃腸障害、貧血などの予防に用いる。人参湯、六君子湯、小柴胡湯などでもよい。下痢するときは五苓散を併用する。

❺放射線・コバルト照射の副作用防止

　放射線による宿酔などの副作用を抑え、元気に治療を完了することができる。

山本巌先生語録

● **中気下陥**

　一般に中気下陥といっているのは、具体的にいえば直腸や肛門の脱垂、それから子宮脱だとか、そのほかのアトニー現象のことです。内臓平滑筋だけでなく、一般に筋肉に力が入らないという状態。私らは臨床的にそんな感じで使っているわけです。胃ばかりでなく、腸管その他膀胱、子宮などあるい

38 人参、炙甘草、白朮、茯苓＝四君子湯●補気作用（気虚を治す）

は骨格筋のトーヌスが下がったときにも用いますが…。

　胃や腸の運動が悪い場合によろしいですね。年をとりますと腸の動きが悪くなって、ガスがたまって、腹が張ってくるんです。起きていたら腹が張って苦しい。寝てふとんをかぶると、下へブーッと出て楽になるんです。そういうふうに腹筋の緊張も低下し、腸の運動が悪いときに補中益気湯をやると、歩きながらブリッ、ブリッと出していきますね。そして腸も張らない。年寄りによくそういう人がいるんです。アトニーがあって腸の運動が悪くて弛緩性の便秘が起きるときにも、補中益気湯をやると腸の運動がよくなる。それだけでは具合が悪いから、腸の中の水気が少ないときは、麻子仁丸とか潤腸湯というような潤す薬と補中益気湯を服用する方法をとります。ほかにも、手術した後に膀胱麻痺があって尿が出ない、導尿しなければならないから退院できないという人がいるんですね。そういう人には補中益気湯を使うんです。それから、老人で失禁したり、トイレに行きたいなと思ってトイレに行く間にポチポチと落とすのがいます。大便もその通りで、そういうのは補中益気湯を使って括約筋の締りをよくするんです。膀胱麻痺とか、そういうのがあって筋肉の緊張が低下しているときは、括約筋の低下であっても、膀胱の筋肉の緊張の低下であってもいいんです。直腸でもそうです。脱肛が起きるというか、直腸脱垂が起きるとか、無力性の子宮脱にも使います。

　補中益気湯も六君子湯も、四君子湯が基本です。六君子湯は四君子湯に二陳湯を合方した処方です。これは四君子湯を用いる気虚の状態で、胃カタルを合併し、悪心、嘔吐、食欲不振のある場合です。補中益気湯は、四君子湯の適応する状態で、さらにアトニー症状があるときに用います。黄耆、柴胡、升麻などが入っているところが、中気下陥に適するわけです。単に気虚というのであれば、人参、白朮、茯苓、黄耆のような薬を配合した四君子湯を中心に組まれています。補中益気湯が四君子湯とか六君子湯と違うところは、筋肉の緊張の低下による中気下陥を引き

38 人参、炙甘草、白朮、茯苓＝四君子湯 ● 補気作用（気虚を治す）

上げるということです。食欲不振であるとか、体がしんどいというのだったら気虚で、その場合は四君子湯でもいい。あえて補中益気湯を中気下陥に使う理由は、柴胡・黄耆・升麻が入って、それが筋肉の緊張を強くして引き上げるのではなかろうかと判断しているからなんですが。

● 補中益気湯…臨床の実際

昔の日本に口訣というのがあります。四君子湯をやるか補中益気湯をやるかというのは、その口訣の中に手足がだるい、しんどいという訴えをいってきたものには補中益気湯をやる。顔色や口唇の色が蒼白な人には四君子湯をやるというふうに簡単に分けている先生がいます。臨床の実際家ですから、患者を診て手足がしんどかったら補中益気湯をやる。われわれもそうです。例えばかぜをひいて治った、咳も熱もみんなとれてよくなったけれども、朝起きたらしんどくて仕事に行く気がしない。起きなさいよといわれて目を開けてみても、またウトウトと寝てしまって時間に遅れたというふうなとき、体がだるいときは補中益気湯をやるんです。食欲がないといったら、六君子湯です。処方から考えたときには、適応する病態が固定されます。したがって処方、方剤を中心にしたエキス剤を使う場合には、このように区別を指導するのです。かぜひきの後で、かぜは一応治ったけれども、飯が食えないというのには、六君子湯を使う。しんどくて、手足がだるいというときには補中益気湯です。これはかぜだけではなくて、産後、病後すべてです。もちろん産後には補中益気湯だけを使うのではないけれども、ある一定レベルからダウンした場合には必ず使う。しんどいというときには、血圧が高いとか、低いとかということは考えないで、私は使います。

39 当帰、川芎、芍薬、地黄＝四物湯●補血作用（血虚を治す）

39 皮膚・筋肉・骨の老化や貧血、生理不順、出血傾向の者には、「当帰、川芎、芍薬、地黄」の配合された処方（四物湯）を中心に加減して用いよ。

●補血作用（血虚を治す）…老化防止、造血、調経、止血作用

　当帰、川芎、芍薬、地黄＝四物湯　

	血虚とは？
	身体の物質的不足である。
症状	①体が痩せて細い。体に潤いがない。筋肉が痩せ細り、爪も弱くなる。 ②皮膚につやが無く、カサカサして、シワがあり、皮膚が痩せて、皮下脂肪が少なくなる。皮膚の色が汚い。 ③脈が細い。 ④舌が細くしまり、どちらかといえば乾燥している。 ⑤尿量も少なく、大便の量も少ない。
特徴	①大体において消化吸収機能は良い。よく食べられる。同化作用より異化作用が強い。したがって気虚を伴っていない限り元気である。しかも食べても太らない。即ち食べて同化する量よりも、消費するエネルギーのほうが多い。また体内の水分も少ない。 ②皮脂の分泌の悪い者も血虚という。皮膚が乾燥しているのは、血が少なく皮膚に栄養が行きわたらないためと古人は考えた。当帰、地黄など補血薬は潤肌の作用がある。皮脂の分泌を良くして皮肌が滑らかになる。 ③血虚を貧血と解釈するのは誤りである。出血して貧血が起き、血漿の蛋白質が減少すれば浮腫を生じ、色は蒼白になり、体はむしろ水分が多く、気虚となる。血虚の乾燥（枯燥）とは反対になる。
治療	補血薬として、地黄、当帰、何首烏などを配合して用いる。 四物湯はその代表方剤である。

漢方治療44の鉄則 1

39 当帰、川芎、芍薬、地黄＝四物湯 ● 補血作用（血虚を治す）

Group：四物湯、芎帰膠艾湯、温清飲、竜胆瀉肝湯（一貫堂）、芎帰調血飲第一加減、当帰飲子、十全大補湯、独活寄生湯、疎経活血湯

四物湯	**当帰、川芎、芍薬、地黄**
芎帰膠艾湯	**当帰、川芎、芍薬、地黄**（阿膠、艾葉、甘草）
温清飲	**当帰、川芎、芍薬、地黄**（黄連、黄芩、黄柏、山梔子）
竜胆瀉肝湯	**当帰、川芎、芍薬、地黄**（黄連、黄芩、黄柏、山梔子、連翹、薄荷、木通、防風、車前子、竜胆、沢瀉、甘草）
芎帰調血飲第一加減	**当帰、川芎、芍薬、地黄**（白朮、茯苓、陳皮、烏薬、香附子、牡丹皮、益母草、大棗、乾姜、甘草、桃仁、紅花、牛膝、枳殻、木香、延胡索、肉桂）
当帰飲子	**当帰、川芎、芍薬、地黄** （白疾藜、何首烏、防風、荊芥、黄耆、甘草）
十全大補湯	**当帰、川芎、芍薬、地黄** （人参、白朮、茯苓、甘草、黄耆、肉桂）
千金内托散	**当帰、川芎** （黄耆、人参、防風、桔梗、白芷、厚朴、肉桂、甘草）
独活寄生湯	**当帰、川芎、芍薬、地黄**（人参、茯苓、甘草、生姜、独活、防風、秦艽、細辛、桂枝、桑寄生、杜仲、牛膝）
疎経活血湯	**当帰、川芎、芍薬、地黄**（陳皮、生姜、甘草、茯苓、蒼朮、防已、羌活、防風、白芷、威霊仙、牛膝、桃仁、竜胆）

▶ **四物湯**『和剤局方』

（解説）本方は『和剤局方』に「栄衛を調益し、気血を滋養し、衝任の虚損によって月水調わず、臍腹疼痛、崩中漏下し、血瘕塊硬を生じ、発歇疼痛、妊婦は宿冷によって将に宜しきを失し、胎動不安、下血不止、及び産後の虚に乗じて風寒内に搏ち、悪露下らず、結して瘕聚を生じ、少腹堅痛、時に寒熱を作すを治す。」とある。このように『和剤局方』の四物湯は、『金匱要略』の芎帰膠艾湯から阿膠・艾葉・甘草を除いてつくられたもので、止血を目的とする芎帰膠艾湯から四物湯に展開することで、月経不順、月経痛などで下垂体・卵巣の機能失調や自律神経の異常に広く適応させることができ、さらに女性だけでなく男女とも血虚を改善する処方へと

39 当帰、川芎、芍薬、地黄＝四物湯●補血作用（血虚を治す）

認識が変化したのである。「血虚」の病態はかなり複雑で単一な状況に帰納しがたく、四物湯を用いる病態もさまざまで一括して捉えることは難しい。ただ血虚＝貧血ではない。自律神経系、内分泌系の失調を基礎にするものが多い。四物湯は血虚に対する基本処方であり、いろいろの処方に配合されて用いられる。

（応用）❶出血
四物湯にも地黄・芍薬など止血に働く薬物が含まれているので、ある程度の止血効果は期待できるが、出血が強いときは阿膠・艾葉などを加えた芎帰膠艾湯が用いられる。

ⓐ精神的ストレスを伴う出血：胃潰瘍の出血には、小柴胡湯合四物湯や四逆散合四物湯を使用する。また、三黄瀉心湯、黄連解毒湯を用いるか、四物湯と合方した温清飲を用いる。

ⓑ炎症性の出血：女性性器の炎症による血性帯下や、慢性化した暗赤色の帯下には、一般に黄連解毒湯を合方した温清飲を用いる。

ⓒ冷えに伴う出血：身体や四肢が冷え、口渇が無く、尿量が多い、舌は淡紅で湿潤し、脈が遅などの寒証を伴うときは乾姜・附子を加える（苓姜朮甘湯などを合方）。

ⓓうっ血による出血：桂枝茯苓丸などを合方する。

❷月経異常
当帰は、月経痛、月経不順、無月経を改善し、子宮の発育を促進する。川芎は無月経、稀発月経、稀少月経に用い、産後の弛緩した子宮を収縮させる。当帰・川芎・地黄は内分泌系や自律神経系に作用して月経異常を正常にする。

ⓐ月経が遅れる場合：基礎体温が低く月経周期が延長するものは寒証であり、桂枝、附子、呉茱萸など温経薬を加える。温経湯の加減がよい。

ⓑ月経が早くなる場合：周期の短いのは熱証で、出血量の多いときは、黄連、黄芩などを加える。温清飲の加減を用いる。

ⓒ過少月経の場合：経血量が少なく月経痛があるもの、月経周期

39 当帰、川芎、芍薬、地黄＝四物湯●補血作用（血虚を治す）

が不定で延長傾向のあるものは瘀血である。桃仁、紅花などを配合し、腹痛には延胡索を、熱証を伴うときは黄連を、寒証には桂枝を加える。桂枝茯苓丸や桃核承気湯を合方する。
ⓓ肥満者の月経不順：肥満（水太り）し、経血量が少なく色が薄い者は湿盛である。二陳湯や半夏厚朴湯を合方する。月経痛には当帰芍薬散を合方する。
ⓔ精神的ストレスを伴う場合：小柴胡湯や柴胡桂枝湯を合方する。
❸皮膚疾患
皮脂の分泌が悪く皮膚が乾燥したものに用いる。痒みがあるときは、防風、荊芥、白疾藜などを加えた当帰飲子を用いる。慢性の炎症には黄連解毒湯を加えた温清飲や竜胆瀉肝湯（一貫堂）を用いる。
❹運動麻痺、骨・筋肉の萎縮（老化現象）
ⓐ産後の血脚気…産後に現れる下肢の運動麻痺に四物湯加減の芎帰調血飲第一加減を用いる。
ⓑ中風、脚気、骨の変形、筋肉の萎縮などの老化予防…中年を過ぎると脊柱および軟骨、筋肉、結合組織などの支持組織に老化現象が起きてくる。これに風、寒、湿などの外因が作用すると筋肉の疼痛、拘縮、運動障害、こわばり、動作がにぶい、関節の変形、浮腫、水腫、屈折時の痛み、腰痛、などの症状が発生する（骨粗鬆症、変形性関節症等）。これらの症状に補陰湯、独活寄生湯、疎経活血湯、大防風湯などを用いる。
ⓒ貧血、白血球・血小板減少症…四物湯は骨髄での幹細胞の造血作用がある。貧血症や汎血球減少症の者は気虚を伴うことが多いので、十全大補湯などを用いる。
❺発熱（陰虚）
痩せて水分が少ない人（陰虚）の発熱には、四物湯に知母・黄柏を加えて用いる。滋陰降火湯もこの類方である。熱病で黄連解毒湯を用いる状況でも、陰虚のものや慢性化した場合は、四物湯を合方した温清飲や竜胆瀉肝湯（一貫堂）を用いる。

39 当帰、川芎、芍薬、地黄＝四物湯●補血作用（血虚を治す）

▶**当帰飲子**『外科正宗』

（解説）本方は『外科正宗』に「当帰飲子、血燥きて皮膚瘙痒を作し、及び風熱瘡疥の瘙痒、或いは疼痛を作すを治す。」とある。本方は当帰・川芎・芍薬・地黄の四物湯で血を養い、これに何首烏を加えて、萎縮した皮膚を回復させ皮膚を潤す。黄耆は皮膚の機能を亢めて、皮脂の分泌を良くし、皮脂欠乏を補う。白疾藜・防風・荊芥は皮膚の機能を補うと同時に瘙痒感を除く。

（応用）皮脂欠乏性皮膚炎、老人性皮膚瘙痒症…老人になり、冬季に皮脂の分泌が悪くなり、皮膚に皺ができ、皮膚の老化が始まる。単なる老人性の皮膚萎縮、乾皮症なら、四物湯や六味丸、八味丸などで皮膚の萎縮を防げばよい。さらに、皮脂の分泌が欠乏し、白色の落屑が始まり、瘙痒が起きるようになると本方を用いる。

▶**十全大補湯**『和剤局方』

（解説）本方は働き、元気を補う四君子湯と、物を補う四物湯、それに補気の黄耆と冷えを温め血行をよくする肉桂を加えたものである。肉桂に当帰と黄耆を加えると肉芽の増殖が非常に促進され、難治性潰瘍（褥瘡）が良くなる。小建中湯に当帰と黄耆を加えた帰耆建中湯もこの目的でつくられた。

（応用）❶補中益気湯を使う目標で、さらに痩せて枯れて冷えやすい者：皮膚が萎縮して皮脂の分泌が悪い、骨も筋肉もみんな枯れて痩せた者に用いる。

❷褥瘡、カリエス…肉芽ができてこない、創傷の治癒が悪い者に用いる。

❸運動麻痺、骨・筋肉が萎縮した者（老化現象）…老化に伴って背中が曲がって腰が痛くなるとか、膝の関節が痛んで筋肉萎縮が起きて動きが悪いという者などに、十全大補湯の加減方である独活寄生湯、補陰湯、大防風湯などを用いる。

❹貧血症、白血球・血小板減少症…四物湯は物を補う（骨髄での幹

㊴当帰、川芎、芍薬、地黄＝四物湯●補血作用（血虚を治す）

細胞の増殖）作用があるが、貧血症、白血球減少、血小板減少は機能の低下（気虚）を伴うため本方が用いられる。
❺白内障…十全大補湯に防風通聖散を少量合方して用いる。

▶千金内托散『万病回春』
（組成）黄耆、人参、当帰、川芎、防風、桔梗、白芷、厚朴、肉桂、甘草
（構造）❶黄耆、人参、当帰、川芎、肉桂…膿を醸成して流れ出すようにする（托法）。排膿後に肉芽を新生、増生し、潰瘍を癒合させる（補法）。
❷桔梗、白芷、厚朴、川芎…排膿作用。
❸白芷、厚朴、防風…浸潤、浮腫を除き、消腫、鎮痛する。
（解説）本方は、局所で硬結が軟化し、アブセス化して膿がつくられ膿が軟化し、表面に近づくころに用いる。即ち、炎症の病巣が限局し、炎症の勢いが鎮まり、全身性の熱もなく、局所の炎症も拡大傾向がなくなってから用いる。

▶疎経活血湯『万病回春』
（解説）本方は『万病回春』に「遍身走り痛んで刺すが如く、左の足痛むこと尤も甚だしきを治す。左は血に属す。多くは酒色によって損じ傷れて筋脈空虚し、風寒湿熱を被り内に感じ、熱が寒を包む時は痛んで筋絡をやぶる。これを以って昼は軽く夜は重きに宜しく経をすかし、血を活かし、湿を行らすべし。これ白虎歴節風に非ざるなり。」とある。本方は条文にあるように全身どこでも痛みが走り、刺すような痛みがある者に用いる。左が強く、また夜間に強くなる傾向がある。また、運動麻痺、脳出血の後遺症に用いる。酒色といって、元気で酒のみの中風に用いることが多い。
（応用）❶血行障害（瘀血）からくる運動麻痺、疼痛
元気で食欲も体力もあるため、人参、黄耆、白朮など補気薬は入っていない。老化や体力の低下はあまりない瘀血による疼痛に用いる。

39 当帰、川芎、芍薬、地黄＝四物湯●補血作用（血虚を治す）

❷脳出血後の後遺症による麻痺、運動麻痺

元気のよい酒のみの脳出血や脳軟化症の後遺症による、痛みや麻痺に用いる。一般の中風には続命湯を用いる。

❸脳外科の手術後や外傷後の肩手症候群

❹パーキンソン症候群…半夏厚朴湯を合方して用いる。

▶**独活寄生湯**『千金方』

（組成）当帰、川芎、芍薬、地黄、人参、茯苓、甘草、生姜、独活、防風、秦艽、細辛、桂枝、桑寄生（続断）、杜仲、牛膝

（構造）❶当帰、川芎、芍薬、地黄（＝四物湯）…運動麻痺、骨筋肉の萎縮を防ぐ。

❷人参、茯苓、甘草（＝四君子湯去白朮）…消化吸収機能を亢めて元気にする。

❸杜仲、桑寄生（続断）、牛膝…筋肉や骨を強くする。

❹独活、秦艽、細辛、茯苓…体の湿、水滞を除いて痛みを止める。

❺当帰、川芎、桂枝、細辛、防風…血行を良くして、体表を温め、寒による疼痛・麻痺を改善する。

（解説）本方は身体の老化（腎虚）が基礎になり、これに伴って湿、水滞、冷えなどがみられるもので、外因としての風・寒・湿の邪の侵襲を受けて発病した疼痛・麻痺・腫脹などに効果がある。

（応用）老化による腰痛、四肢の骨の変形、関節、筋肉の老化現象

中年を過ぎると脊柱および軟骨、筋肉、筋膜、結合組織など支持組織、特に四肢の骨・関節・筋肉などに老化現象が起きてくる。これに風・寒・湿の外因が作用すると、筋肉の疼痛、拘縮、運動障害、こわばり、動作がにぶい、関節や脊柱の変形、浮腫、水腫、屈伸時の痛みなどの症状が発生する。特に腰以下の疼痛、しびれ、運動障害、関節の腫脹、疼痛、脳血管障害による運動麻痺などに本方が用いられる。また、いずれにしろ、体力の低下が見られ、虚弱で動きも鈍い。本方は、四物湯に骨や筋肉を丈夫にして、老

㊴当帰、川芎、芍薬、地黄＝四物湯◎補血作用（血虚を治す）

化現象を防ぐ作用があり、老化現象による変形性脊椎症、脊柱管狭窄症、骨粗鬆症などに対して有効である。

山本巖先生語録

◉十全大補湯の加減

よく使う処方ですが、十全大補湯そのままでは使いません。十全大補湯の加減を使う。独活寄生湯にしても、十全大補湯の加減になる。それから、神経の麻痺、知覚などの麻痺に使う加味八仙湯とか、栄養失調の浮腫に使う大防風湯とかは、四物湯、さらに四君子湯を合わせた八物湯、八珍湯、十全大補湯の加減で十全大補湯がもとになります。それに加減をするわけです。

年をとると背中が曲がって腰が痛くなる。膝の関節が痛んで筋肉萎縮が起きて動きが悪いというときに、杜仲、続断、狗脊、補骨脂とか、いろいろ筋骨を強くするような薬を配合する。またその上に風寒湿という外因に侵されるときには、それらに対する薬物を加えて処方を作って使いますが、基本的には四君子湯をそのまま使わないのと同じように、十全大補湯そのままでは、ふだんは使いません。必ず病人の病態に応じて何かを配合して使うわけです。

補中益気湯は、北の湖関でも掛布さんでも急激にきた疲労や、体力の低下にも用いられます。また、慢性的な疲労や体力の衰えにも使えます。太っていても、平素力があっても、病気や手術、出産とか、山で遭難して食べることもできずにからだが弱ったといったときには使うんです。十全大補湯は、さらに痩せて枯れて冷えた人に使います。補中益気湯は血虚に対する薬が入っていないというか、筋肉の痩せだとか何とかいうよりも、元気をつけるほうが主な作用です。四君子湯を使うのは、どっちかというと低蛋白血症の浮腫があるとか、案外見た目には太っているとかのほうが多いような気がします。肉が落ちて痩せて、いわゆるソップ、痩せには十全大補湯を使うのが多いですな。

40 地黄-山茱萸、牡丹皮 ●補陰作用

> **40** 老化現象に伴う神経反射の低下や腰痛、うっ血性心不全などに対しては、「地黄、山茱萸、牡丹皮」の配合された処方(八味丸)を中心に加減して用いよ。

●補陰作用…陰虚(血虚＋熱)、老化に伴う慢性炎症性疾患を治す作用

地黄-山茱萸、牡丹皮

地黄は栄養を補い老化を防ぐ(腎陰の不足を補う)作用、消炎止血作用、神経反射を良くする作用があり、これが主薬である。山茱萸は地黄の働きを助けて腎陰の不足を補い、虚熱を清して体を潤す。さらに虚熱をさますために清熱涼血の牡丹皮を配合して用いる。

陰虚とは？

陽虚と反対に熱を生ずる。陰は寒であり水である。陰が虚すと火が興り、熱が生ずる。したがって陰虚は血虚＋熱である。血虚の症状に加えて次の症状が現れる。

症状	①手足がほてる、五心煩熱。 ②午後に潮熱が出る(朝冷暮熱)。 ③尿量は少なく、尿の色が濃くなる。 ④大便は乾燥し、色が黒く、量も少なくなり、形が小さく、甚だしい時は兎糞状になる。 ⑤舌は乾燥し、舌質はしまって紅い、舌苔は少ない。 ⑥脈は細く、数である。
特徴	陰虚はエネルギー代謝の亢進した状態である。同化作用より異化作用の方が強く、エネルギーが消耗される状態である。筋張った体格で皮膚の色も赤黒いものが多い。痩せた人は温病などの熱病になると、すぐ脱水して陰虚の病症を表す。

Group：六味丸、八味丸

六味丸	**地黄-山茱萸-牡丹皮**(山薬、沢瀉、茯苓)
八味丸	**地黄-山茱萸-牡丹皮**(山薬、沢瀉、茯苓、桂枝、附子)
甘露飲	**生地黄、熟地黄、麦門冬、天門冬**(枳殻、枇杷葉、石斛、黄芩、茵蔯蒿、炙甘草)

▶ 八味丸『金匱要略』

（解説）●本方は『金匱要略』に、「崔氏八味丸は、脚気上りて少腹に入り不仁するを治す。」とある。崔氏の八味丸は、脚のしびれ感が、上の方に上がって下腹までしびれたものを治す。乾脚気（麻痺型）で、B_1の欠乏が徐々に起こって、筋肉の萎縮、知覚麻痺、運動麻痺が見られ、浮腫の生じないものに用いられた。腎気虚、腎精虚の例である。

●また、「虚労、腰痛、少腹拘急し、小便不利の者は、八味腎気丸之を主る。」とある。体が非常に疲れて、腰が痛く、下腹部が拘急して、小便の出が悪いものは八味丸を用いる。腎虚の軽い腰痛で、老化によって起きてくる軽症の腰痛に用いる。腎気虚である。

●また、「夫れ短気、微飲あるは、当に小便より之を去るべし。苓桂朮甘湯之を主る。腎気丸も亦之を主る。」とある。息切れするとき、潜在性の浮腫があれば、その水を小便として出せばよい。苓桂朮甘湯を用いる。または腎気丸を用いる。というものである。これは左室不全の初期で昼の間は左室不全のため利尿せず、潜在性の浮腫を生ずる。夜間にこの浮腫の水分が排出されて夜間多尿となる。腎の排水作用に障害が起きたものである。

●また「男子の消渇、小便反って多く、飲むこと一斗なるを以って小便一斗なるは、腎気丸之を主る。」とある。甚だしい口渇があって、尿は多量で水を一升飲んで、小便が一升出るといったものには腎気丸を用いる。消渇とは普通口渇して水をいくら飲んでも小便が出ない。即ち、体内の脱水の症状である。この場合は小便反って多くとなっている。これは小便が多いから脱水して口渇が起きる場合であり、糖尿病に見られるように、血糖が上昇して、組織中の水分を血中に取り、糖が尿中に排出されるとき多量の水分を取る。このため多尿になり体の水分が不足して口渇が起きるのである。地黄、山茱萸など体内血中に水を貯える作用の薬物を用いてこの脱水を防いでいる。この場合は多尿の口渇を治す作用

40 地黄-山茱萸、牡丹皮●補陰作用

である。
●また、「問うて曰く、婦人の病、飲食故の如く、煩熱して臥するを得ず、而も反って倚息するは何ぞや。師曰く、此れ転胞と名ずく。溺するを得ざるなり。胞系了戻するを以っての故に此の病を致す。但、小便を利すれば則ち癒ゆ。腎気丸之を主るに宜し。」とある。婦人で胃腸の機能障害はなく、よく食べられるが、煩熱（足の裏や身体がほてって苦しい）して、眠れないで坐って息をしているのはどうしてか。師が答えて言うには、これは転胞という病気で小便が出ない。胞系了戻（輸尿管がねじれている）して尿閉を起こしているからだ、これは小便を出せば治る。腎気丸を用いるがよい。膀胱の機能も腎の働きと考えた。膀胱筋肉の衰えによる収縮力の弱体化が起きると、小便が勢いよく飛ばなくなる。排尿に時間がかかる。一気に出ず二段排尿になり、終わったと思ってから、またポトポトと余瀝が起きる。括約筋の機能が悪くなると、尿意を我慢出来なくなる。遺尿、失禁が起きる。膀胱の収縮不全、括約筋の異常緊張や脊髄神経の反射異常などで矛盾性の尿閉などが起きる。この条文も膀胱の排尿機能の不全に含まれる。

（応用）❶老化現象（腎虚、腎精虚）
視力は低下し、耳は次第に遠くなる。舌はぼけて味がわからない。腰は曲がって痛くなる（腎虚）。骨や筋肉が瘦せて、衰えて、動きが悪くなる（腎陽の衰え）。
①老人の腰痛…腎虚の軽い腰痛に用いる。
②神経反射の低下…歩く時、足の反射が弱くてヨロヨロッとよろける。階段を上がるときつまずいて倒れるという者。
❷うっ血性心不全（気化不行）
高血圧や動脈硬化などから左心不全を起こして夜間多尿となった者のうっ血性心不全に用いられる。
❸排尿異常（膀胱の排尿機能不全）
小便が漏れやすいもの、しようと思っても出ないが、アッと思っ

たら失敗したという者。
①括約筋力の弱い者は補中益気湯を合方する。
②前立腺肥大の者は猪苓湯を合方する。
❹ 多尿の口渇…糖尿病
❺ 足が冷えたりほてったりする者（陰陽両虚）
六味丸の適応する陰虚の体質のものが年をとって冷えてくるようになった時に用いる。

山本巌先生語録

● 八味丸

　八味丸も（蘇子）降気湯と同じように使います。八味丸を使うとすれば、例えば、若い者と道を歩くのに呼吸困難がきてついていけなくなるとか、駅の階段を上りながら途中で一服しないと上がれないとか、そういうときに喘鳴が起きるという程度の時期です。夜に急性の発作が起きてあわてるというような時期でなければ、（蘇子）降気湯とか八味丸のようなものを使います。どっちにしても利水剤です。ただ逐水をやった後に、緩和な利尿剤としての（蘇子）降気湯をやるということです。

　例えばラシックスなんかを使って水を取ったとしても、あんなものばかりずっとやるわけにはいかないんです。ですから、後の処理にそういうものを使うということです。

● 八味丸について…うっ血性心不全

　八味丸はまず、うっ血性心不全に用います。『金匱要略』に「それ短気して微飲あり、まさに小便によってこれを去るべし、苓桂朮甘湯これを主る。腎気丸またこれを主る」とあります。短気というのは呼吸の幅が短いんです。これは一種の喘、つまり呼吸困難です。喘の中には短気でないものもありますし、短気に微飲のあるものと微飲がないものとある。例えば肋膜炎をやって胼胝ができて、そのために呼吸ができないとか、手術した後とか、筋肉の力とか気力、体力がなくなったときも短気は起きますが、これは微飲のないものです。そうじゃなくて微飲があれ

ば、寝かせると特に咽が「ゼリゼリ」という。これは小便に取れ、苓桂朮甘湯とか腎気丸（＝八味丸）で取れと。

これは呼吸困難のうちで、呼気性の呼吸困難でなく吸気性のものです。「喘促」というのは、努力性の呼吸困難ですけれどもこれは実喘です。短気の場合は虚喘になるわけです。中医では、実喘は肺で、虚喘の場合には腎である。「納気不全」になって気が入らないのだと考えています。歩くと呼吸困難が起きて、息切れがする。階段を上がるときとか、若い人と一緒に歩くと起きるんです。これは左室不全の現れですね。

八味丸はうっ血性心不全のときに使います。なぜかというとジキタリスのことを洋地黄といいますが、ゴマノハグサ科で、地黄と同じ種類なんです。根と葉で違うんですけれども。それで私は地黄そのものに強心作用があるんじゃないかと思います。配糖体を含むとか含まないとかはわからないですが。地黄にも弱いけれどもそういう作用がある。それから桂枝、附子には血管拡張作用と強心作用が

ある。茯苓、附子、桂枝は利尿作用がある。

うっ血性心不全の治療というのは、強心と利尿と血管拡張の三つである。したがって八味地黄丸はうっ血性心不全、特に左心不全に使ったらいい。しかし、この場合強心作用が非常に弱いので、たいていジギタリスを併用します。そうすると非常にいい。同じように苓桂朮甘湯も血管拡張と利尿作用がある。そういうものをあわせた処方を使います。私はそういう意味で、うっ血性心不全の治療によく使います。

年寄りでもエライ人はあまり若い人と一緒に歩かない。歩いても若い人が年寄りに合わせるんです。この間来たのもエライさんですが、やって来た理由は頻尿である。主訴が頻尿で、精神科まで行っている。尿の検査をしても、どこも異常はないという。ところが「一時間おきに小便に行くから夜も寝られない」というんです。「昼は何回行くか」と聞いたら、「昼は行きません」と。夜間多尿なんです。「1回の量は多いのか少ないのか」と聞いたら、「1回の量は多いんで

す」という。これは昼間は左心不全のために前方障害があって、尿の濾過が少ないので排尿しないんです。潜在性の浮腫が中核にあるわけです。「あんた坂道を歩いたり、階段を上がったら、息切れして困るのと違うか」といったら「そりゃ、みんなそうと違いますか」と。「若い人と一緒に300m位で、たいていついて行けないのと違うか」といったら、「私は歩いても、みんながついてくるから」と。その人が気づかないところですね。寝ると「ゼリゼリ」という喘鳴が聞こえるんです。「あんた、のどがゴロゴロいうのがわからんか」といったら、「耳が遠くてきこえん」と。精神科まで行って、西洋医学では、検査を嫌というほどやったから、もう検査は絶対いらんといわれたんです。西洋薬は一切いりませんと。しようがないから八味丸と苓桂朮甘湯に六神丸を加えて使っているわけです。六神丸というのはシナヒキガエル、ブフォトキシンなどの強心作用があります。それから牛黄と竜脳のボルネオール、ああいうのが一緒になった薬なんです。ジギタリスを嫌

うんで、西洋医学は絶対いやという人には、こんなのを使わないとしょうがないから使っています。だからといって、うっ血性心不全の治療に、これが非常によく効くというのではないですよ。ひどいときは葶藶子なんかで瀉しますが、後はこういう薬で再発を防ぐ。これは西洋医学的にいった一例です。

短気の中の微飲が問題なんです。短気だけじゃなしに「短気の中の微飲があれば、小便で水を取れ」という意味だと思います。老化して、うっ血性心不全がそろそろ起きてきて、前方障害があって昼間は小便に行かなくて、夜になったらたまっている潜在性の浮腫を小便に出す。その時分から八味丸は使えばいいんじゃないかと思います。

心電図をとると虚血性の心不全というのはわりとわかりやすいんです。ところが、うっ血性心不全というのは発病が徐々に起きてくるために、これという所見がないからよく見逃されるんです。このごろの医者はデータだけでいくから、わりと患者に問診しないんです。そうすると、たいてい見逃されているんです。やっぱり階段を

40 地黄－山茱萸、牡丹皮 ●補陰作用

上がると息切れするとか、坂道はこたえるとか、足に浮腫があるとか、そういうふうな症状は重要ですよ。うっ血性心不全というのは古くて新しい。われわれが学生のときは先天性の心疾患とか弁膜症なんかを習ってきたんですけれども、最近では高血圧とか動脈硬化とか、そういう心不全が多い。うっ血性心不全というものもそういう形で現れてくる。うっ血性心不全が進んでくると、心臓喘息のように夜間に呼吸困難の発作が起きて起坐呼吸になる。若い者と一緒に歩いたとき300mも歩けば、それだけの速度に合わせていけないとか、そういうふうになったときに早く見つけて治療すべきであると、私は思います。それなのに見放されている患者がなんと多いことか。

41 人参、白朮、茯苓、甘草（＝四君子湯）＋乾姜、肉桂、附子●補陽作用

41 老化に伴う冷え症の者には、「人参、白朮、茯苓、甘草」などの補気薬と「乾姜、肉桂、附子」などの温裏薬の配合された処方（人参湯加肉桂、附子）を中心に加減して用いよ。

● 補陽作用…陽虚（＝気虚＋寒）を治す作用

人参、白朮、茯苓、甘草（＝四君子湯）＋乾姜、肉桂、附子

陽虚とは？

気も陽であるから、気虚は陽虚に含まれる。しかし、陽は熱であり火であるから、陽が虚すと、陰陽のバランスがくずれて寒の症状が現れる。したがって、陽虚は「気虚＋寒」の症状ということになる。気虚の症状に加えて次のような症状が現れる。

症状	①よく寒がる、四肢が冷えて冷たい。寒さに弱く、冷えに遭うと悪い。温めるのを好む。 ②顔色も蒼白く、皮膚にも赤みが乏しい。 ③口は渇かない、水も飲みたがらない、唾液が口中に湧いてくる。よだれが多い。 ④尿量が多く、尿が薄い。 ⑤大便は柔らかくベタベタで、色も淡く、臭気も少ない。 ⑥舌は湿潤し、舌質は淡く、苔は白い。歯痕があることもある。 ⑦脈は遅く、力が弱い。
特徴	陽虚はエネルギー代謝の衰えている状態であり、その状態が気虚よりもさらに強い。老人に多く見られる。体温も低く、寒がりで、脈も遅く、発汗も少ない。

Group：桂附理中湯（＝人参湯加肉桂附子）、真武湯、苓姜朮甘湯加附子

桂附理中湯	人参、白朮、甘草－乾姜、桂枝、附子
真武湯	白朮、茯苓－附子（生姜、芍薬）
苓姜朮甘湯加附子	白朮、茯苓、甘草－乾姜、附子

42 湿潤性の湿疹、皮膚炎群、アトピー性皮膚炎には、消風散を中心に加減して用いよ。

●湿潤性の湿疹、皮膚炎群を治す作用

> 消風散

(解説) 本方は『外科正宗』に「風湿が血脈に浸淫し瘡疥を生ずることを致し、瘙痒絶えざるを治す。及び大人、小児の風熱の癮疹で遍身に雲片斑点、乍ち有り、乍ち無きに並びに効あり。」とある。ここにある疥というのは皮膚の浅い部位にできる皮疹のことで、瘡は皮疹、つまり現在でいう湿疹、皮膚炎である。および、大人・小児の風熱型の隠疹(膨疹)つまり蕁麻疹で、遍身(全身)に雲片状の斑点ができて、今ここにあるかと思うと消えて、他の所にできるというものに用いるとある。

(応用) ❶湿疹、皮膚炎群

　　湿疹類は病態が複雑で、湿疹三角形で示されるように多様性を呈する。本方は苦参・知母・石膏・地黄という抗炎症作用の薬物で発赤、充血、熱感を治し、蒼朮・木通に利湿作用があり、湿潤や水泡を消退させる。当帰・地黄・胡麻は滋潤作用があり、落屑、乾燥の症状を治す。さらに防風・荊芥・牛蒡子・蟬退は止痒作用があり、瘙痒性の皮疹を緩解させるように働く。このように本方は湿疹全般に効くようにつくられている。しかし、個々の病態に応じて次のような加法を行って用いる。

①炎症が激しく、局所の発赤、熱感が強いときは石膏を増量する。知母・石膏で消退しない炎症に黄連解毒湯を加える。

②化膿性炎症には、十味敗毒湯、桔梗石膏、排膿散及湯、薏苡仁などを加える。

③漿液性丘疹、小水泡、水泡、湿潤の強いびらんなど滲出性炎症傾向のものには越婢加朮湯を加える。

④乾燥、落屑等湿潤傾向のない、慢性炎症には温清飲を加える。
❷蕁麻疹

　蕁麻疹に対するファーストチョイスの処方である。発赤が強く、局所の熱感を伴う風熱型に用いる。もし膨疹の強いときは風熱に湿が加わった風熱湿型の蕁麻疹として、消風散に越婢加朮湯を合方して用いる。皮疹の色が白く、熱感がない、寒冷の作用で起きる風寒型には桂麻各半湯（＝桂枝湯合麻黄湯）がよい。

❸小児ストロフルス、蕁麻疹様苔癬

　水泡形成のみられる湿の多いものには、越婢加朮湯や五苓散などを合方して利湿を強めて治療する。

❹痒疹、固定蕁麻疹

　本方がファーストチョイスである。ケロイド様になったもの、慢性化したものには桂枝茯苓丸や大黄牡丹皮湯合桃核承気湯などの駆瘀血剤を合方して用いる。

アトピー性皮膚炎に対する漢方治療

❶アトピー性皮膚炎の基本療法（内因に対する体質改善）

　アトピー性皮膚炎の患者は腸管の環境が悪いために、免疫異常を起こしてきていると考えられる。漢方では、補中益気湯と通導散の二つがこの腸管の環境をよくして免疫異常を改善すると考えられる。

▶補中益気湯

（解説）　主に小児に比較的大量に用いる。腸の環境をよくして消化吸収機能と免疫機能を改善する作用があるため、アトピー性皮膚炎に効果があると考えられる。

▶通導散

（解説）　成人、特に上半身に苔癬化や、うっ血が強く、顔面、頸部などがびまん性に暗赤色調を呈して、西洋医学的治療に抵抗するものに対し、血行を良くしてうっ血を除く駆瘀血作用と便通を良くして腸管の環境を良くする作用のある、通導散合桂枝茯苓丸や大黄牡

丹皮湯合桃核承気湯などの駆瘀血剤を用いる。

❷皮疹に対する治療

アトピー性皮膚炎は基本的には湿疹、皮膚炎であり、この皮疹に対する治療は消風散を中心に用いる。さらに湿潤型や夏季増悪型には消風散を増量し、乾燥型や冬季増悪型には十味敗毒湯や温清飲、竜胆瀉肝湯（一貫堂）を消風散に合方して用いる。

❸二次的変化に対する治療

▶加味逍遙散

（解説）手湿疹、顔面、頭部、頸部湿疹など、洗剤、シャンプー、紫外線などの刺激によるものや、ストレス性によるものには本方を合方する。

▶竜胆瀉肝湯（一貫堂）、温清飲

（解説）皮疹の発赤、充血が強いときは抗炎症作用のある黄連解毒湯を合方するが、炎症が慢性化して発赤が赤黒く、皮膚や皮疹が乾燥するときは、さらに四物湯を配合した温清飲や竜胆瀉肝湯を合方する。

▶通導散

（解説）成人型で肥厚、色素沈着、色素脱失など限局性苔癬化の強いもの、また魚鱗癬、うっ血の強い顔面・頭部・頸部のものは瘀血と考えて本方のような駆瘀血剤を併用する。慢性化して成人になっても治癒せずに、ヴィダール苔癬のように慢性で肥厚し、色素沈着したりして治りにくいものは、内因的な原因があると考えて、その難治性の原因を瘀血と仮定して通導散を用いる。

43 乾燥性の湿疹、皮膚炎群には、十味敗毒湯を中心に加減して用いよ。

● 乾燥性の湿疹、皮膚炎群を治す作用

十味敗毒湯

(組成) 荊芥、防風、独活、柴胡、桜皮、桔梗、川芎、茯苓、生姜、甘草

(解説) ●本方は浅田宗伯が『方函口訣』の中に「此の方は青洲の荊防敗毒散を取捨したる者にて荊防敗毒散よりは其力優なりとす。」とある。このため皮膚のフルンケル、カルブンケルなどの治癰剤であったが、浅田宗伯によって広く皮膚疾患に応用された。

●本方は荊芥・防風・独活・川芎・生姜に発汗解表、鎮痛、止痒作用があり、桜皮・桔梗・甘草に去痰、排膿作用が、柴胡・桜皮に消炎解熱作用がある。また、独活・茯苓には弱いが利水作用がある。

(応用) ❶癰腫症：癰、癤。

❷脂漏性皮膚炎：毛囊中心性の小丘疹を原発疹とし、毛包周囲の多核白血球、一部小円形細胞の細胞浸潤があり、癰、癤とは趣を異にして、化膿はしないが一種の毛囊を中心とした毛囊周囲炎である。化膿菌が起炎菌であれ、非特異的なものであれ、毛囊炎、毛囊周囲炎には十味敗毒湯が有効である。脂漏性皮膚炎は表在性で浅田宗伯のいう疥に当たる。これは小水泡、水泡、湿潤性のびらん面などをつくらない乾燥性の湿疹である。この意味からも十味敗毒湯が有効である。

❸湿疹、皮膚炎群：エキス剤を用いる場合は、皮疹を大別して、乾燥性皮疹には十味敗毒湯や当帰飲子を、湿潤性の皮疹には消風散を用いる。体質的には、皮膚に水分の多い乳児、水太りの体質の人は、皮疹の湿潤傾向が強く、夏季に増悪する。痩せ型体質や、皮膚の水分が少ないカサカサした皮膚では、乾燥性の皮疹を生じ、空気の乾燥する冬季に増悪する。蕁麻疹のような膨疹や急性湿疹

43 十味敗毒湯◉乾燥性の湿疹、皮膚炎群を治す作用

の湿潤型は、湿潤性の皮疹である。脂漏性皮膚炎やアトピー性皮膚炎の中で、乾燥型のもの、苔癬化局面をつくるもの、痒疹型、毛包性皮疹などは乾燥性皮疹である。

❹その他：痤瘡、汗疱状白癬、掌蹠膿疱症、膿疱性乾癬などに用いる。

44 痔疾患には、乙字湯を中心に加減して用いよ。

●痔疾患を治す作用

乙字湯

（解説）本方は原南陽の経験方で、いろいろな痔疾患に用いられる。柴胡・黄芩・升麻・大黄に消炎解熱作用があり、当帰は下部（痔静脈）の血流を良くするために配合されている。柴胡・升麻は升堤作用があり、これは脱出した痔核を肛門内に引き上げる作用がある。

（応用）❶痔核…内痔核、外痔核、内痔核脱出などに用いる。一般に駆瘀血剤である桂枝茯苓丸や桃核承気湯を合方して用いる。

❷外陰部瘙痒症、肛門瘙痒症に用いる。消風散を合方して用いる。

山本巌先生語録

●柴胡・升麻と乙字湯

乙字湯という処方は、最初は原南陽がつくったんです。もとは生姜と大棗があって、当帰はなかった。当帰を入れたのは浅田宗伯です。痙攣を緩めるときは、芍薬と甘草を使う。乙字湯の中には入っていないのですが。南陽は大棗を入れていました。痙攣性脱出の場合には、芍薬・甘草を主体に使います。だから当帰・芍薬・甘草に大棗を加えます。それから括約筋が緩んでしまったために、ぶすっとぬけてく弛緩性脱出がありますね。

黄芩・大黄は消炎という意味があります。浅田宗伯は柴胡・升麻も升堤ととらず、消炎ととっています。私は乙字湯をその処方のまま使ったことはありませんが、痔核の場合なんか、駆瘀血剤と一緒に使います。痔静脈叢のうっ血による脱出が主な場合ですね。括約筋が緩んだために直腸脱が起きてくるような場合は、補中益気湯を使いますから。

血栓を起こしたようなときは、麻杏甘石湯を合方します。普通は

44 乙字湯●痔疾患を治す作用

桃仁、牡丹皮を多く入れて、うっ血をとる。大黄は、特に便秘している人が多いし、便秘すると痔が悪くなりますから、便通をある程度つけてやることが大事なので加えます。

脱肛でも軽症の者は乙字湯をこのまま使ってもいいと思います。もともと乙字湯をつくったのは、昔、侍が馬に乗ってできた外痔核に使うためだったんですよ。だから升堤を目的とすれば、どうして柴胡・升麻が入っているのかよくわからないんですけれどもね。出血や外陰部のかゆいときにもよく効くのです。いったいどこがよく効くのかわかりませんけど。わからないことがたくさんあるんですわ、実際は。しかし、だいたいの見当は、やっぱり、必要だと思うんです。

乙字湯を使う場合、静脈系の内痔核、外痔核の場合は、普通桂枝茯苓丸を合方するんです。それから嵌頓して外へ出てきて戻らないもの、中に血栓ができ腫れて、「痛くて座れませんねん」なんていって来る。ああいうものには麻杏甘石湯を合方したらよく効きます。

20分くらいしたら効いてきます。エキスを服んでも効かなかったらもっと多く服ませたらいいんです。外痔核でも、血栓ができて赤くなって腫れているときは、非常によく効きます。まず浮腫がひきますね。これは麻黄、石膏の作用でしょうね。杏仁もそうでしょうけれども、まず浮腫がひいてしわが寄ってきます。消炎と消腫の作用と考えています。麻杏甘石湯の代わりに五虎湯でもかまいませんよ。桑白皮が入っているだけですから。茯苓や白朮のような利水薬では効かないんです。

痔疾とは話が違いますが、水を除くときにも檳榔子とか牽牛子なんかの逐水薬でしか取れない関節水腫なんかがあるんです。それはどれかといわれるとわからんですね。順番にやってみてもよろしい。だめだったら次はこれと。

日本人には内痔核が一番多いと思います。麻杏甘石湯は、内痔核で、さらに血栓が起きて腫れて、痛みが強烈にきたとき、炎症や浮腫があってというときに使います。だから猛烈に痛んだときといえばわかりやすいと思います。外痔核

でも、普通は浮腫がきて痛くなるので、麻杏甘石湯を一緒に使ったほうがいいんです。麻杏甘石湯と乙字湯を併せて使うわけです。別々にせんでも、一緒にしたほうが使いやすい。桂枝茯苓丸は無理に使わないでもいいんです。ふだん服ませて痔核を小さくさせるときに使うわけですから。

　第一度の痔核の場合だったら、指を入れて触っても、軟らかいからわからないですね。肛門鏡で開けてみるとわかりますけれども。出血も軽度では乙字湯だけでも有効ですが、出血するときは芎帰膠艾湯を主に使います。槐角丸といったような止血剤でも、たいていよくなるんです。しかし、やめるとまた再発します。だから桂枝茯苓丸などを長く服用させて再発しないようにします。便秘をしないようにさせることも必要です。

　出血しなくても脱出するものは、補中益気湯に乙字湯、桂枝茯苓丸を合方します。ゴルフのクラブで、お尻を押さえて入れると、ボコッと入るけれども、またスポッと出てくるというもの。

　出血が槐角丸か芎帰膠艾湯で止まらないのは、たいてい酒飲みです。酒を飲んで次の日シャーッと出血するのには、黄連解毒湯を入れたらよく効きます。出血は酒とセックスによる場合が多いんです。私は動脈性の充血に対しては、黄連解毒湯のほうを使いますしね。黄連解毒湯というのは、下のほうへ出血するのによく使って、鼻出血や吐血のように上に出るときは三黄瀉心湯を使います。山梔子が血尿とか、下血とか子宮からの出血のほうによく効くということかどうかは知らないけれども、黄連解毒湯を使うようです。これは経験的なものですが。ちょっと陳旧性のものには、四物湯と合わせて温清飲の形で使う。四物湯というのは止血剤です。四物湯に阿膠と艾葉と甘草が入ったら芎帰膠艾湯になりますから。芎帰膠艾湯でも服ませておくと血小板が一万ぐらいしかなくても、出血しませんよ。血小板減少性紫斑病ですが、ただし、これは血が出ないというだけで、治るのとは違いますよ。

　芎帰膠艾湯のエキスを使います。エキスではどんな阿膠を使っているのか、よく知りませんが。ゼラ

1 漢方治療44の鉄則

チンみたいな、きれいな阿膠は効きが悪いんです。よくわかりませんけれど、だいたいウサギなんかは、足を食い切られても血が出ませんよね。イヌでも自動車に轢かれて足がブラン、ブランしていても、あまり出血しませんね。ウサギは、われわれが腹を切って開けても、あまり止血鉗子は使わないで簡単に開きますね。簡単に血が止まる。人間だったらたいへんなことだと思いますが。よくわかりませんけれど、皮とか結合組織を炊いたのが阿膠だから、皮の中に含まれているのと違うかなと勝手に思っているだけです。だから精製されたものほど効きが悪くて、汚いものほどよく効くんじゃないかと思いますが、それは私が勝手に考えていることですからわかりませんよ。

乙字湯は外陰瘙痒症で、外から見て何もわからんのにかゆいのに効きます。いっぺん使ってみてください。わけのわからないものに使う。

2 病名・病態別漢方処方

1 呼吸器疾患

1 カゼ症候群

Ⓐ普通感冒…上気道～下気道の炎症性疾患(鼻水、咳、痰を主症状とする)

　base：参蘇飲

　❶クシャミ、鼻水、咽痛、寒気を呈するもの(急性上気道炎：寒証型)
　　⇒ ＋小青竜湯加附子 or 麻黄附子細辛湯
　❷鼻、咽頭粘膜の発赤、腫脹により鼻閉、咽痛を訴えるもの
　　(急性上気道炎：熱証型)⇒ ＋小青竜湯合麻杏甘石湯
　❸急性気管支炎(下部気道に炎症が及んだもの)
　　ⓐ咳、痰が出るが、色の薄い水様の痰が多いため喘鳴のあるもの
　　　(下部気道炎：寒証型)⇒ ＋小青竜湯加附子
　　ⓑ咳、痰がひどく、痰が黄～緑色になるもの
　　　(下部気道炎：熱証型)⇒ ＋小青竜湯合麻杏甘石湯

Ⓑ重症の感冒(インフルエンザ)…頭痛、発熱を主症状とする

　base：小柴胡湯

　❶寒けを訴えるもの(風寒表証)…発汗療法により治療する
　　ⓐ悪風、自汗(表虚寒証)⇒ ＋桂枝湯(＝柴胡桂枝湯)
　　ⓑ悪寒、無汗(表実寒証)⇒ ＋麻黄湯(関節痛) or 葛根湯(肩こり)
　❷熱感を訴えるもの(風熱表証)⇒ ＋葛根湯加桔梗石膏
　❸高熱が持続して発汗、口渇の強いもの(脱水症)⇒ ＋白虎加人参湯
　❹高熱が持続して便秘するもの ⇒ ＋大柴胡湯
　❺下痢を伴うとき ⇒ ＋五苓散

Ⓒ胃腸型のカゼ…嘔吐、下痢、腹痛を伴うもの(口渇、尿不利)

　base：小柴胡湯合五苓散 or 藿香正気散(煎)

　❶悪心、嘔吐の強いとき ⇒ ＋半夏厚朴湯
　❷腹痛の強いとき ⇒ ＋桂枝加芍薬湯

Ⓓ虚弱者のカゼ…老人、心不全、低血圧、循環無力症の者

　少陰病…正気の虚しているものは闘病力が弱いため発熱しない、脈

も沈である。

[base:麻黄附子細辛湯]

胃腸が弱い者、麻黄の使えないもの

[base:参蘇飲]

❶くしゃみ、鼻水、咽痛に ⇒ ＋苓甘姜味辛夏仁湯加附子

自汗が出やすい者のカゼ

[base:防已黄耆湯（水太り）or 桂枝湯（悪風）]

カゼをひきやすい者の体質改善

[base:柴胡桂枝湯 or 補中益気湯合柴胡清肝散（扁桃腺炎を繰返す）]

2 気管支炎

Ⓐ軽症のカゼに伴う咳嗽

[base:小青竜湯合半夏厚朴湯]

❶痰が少量で切れにくいもの ⇒ ＋麦門冬湯

Ⓑ咳、痰がひどく、痰は黄～緑色になる（熱証型）

[base:小青竜湯合麻杏甘石湯]

❶発熱を伴うとき ⇒ ＋小柴胡湯

❷胸痛を訴えるもの ⇒ ＋柴陥湯

❸粘稠で切れにくい痰（炎症性）⇒ ＋清肺湯

Ⓒ咳、痰は出るが、水様性の薄い痰が多いため喘鳴を伴うもの（寒証型）

[base:小青竜湯加附子]

Ⓓ神経性咳嗽…心因性に起こる咳嗽

[base:小柴胡湯合半夏厚朴湯 or 分心気飲（煎）]

3 肺炎

Ⓐ一般に

[base:小柴胡湯合麻杏甘石湯]

❶胸痛ある時 ⇒ ＋柴陥湯

❷子供の肺炎 ⇒ ＋麦門冬湯

1 呼吸器疾患

　　Ⓑ発熱が少ない老人の肺炎
　　　　[base：麻黄附子細辛湯]
　　　　　❶免疫力低下したもの ⇒ ＋補中益気湯

4 肺結核（小児の結核：BCG 接種後）　微熱、食欲不振などに
　　　[base：小柴胡湯]

5 胸膜炎
　　Ⓐ滲出性胸膜炎…胸痛、咳嗽、喀痰、呼吸困難を伴う胸水の貯まるタイプ
　　　[base：越婢加朮湯 or 小青竜湯合麻杏甘石湯]
　　Ⓑ乾性胸膜炎…胸水の浸出はあまりなく、胸痛を主とするタイプ
　　　[base：柴陥湯]

6 気管支喘息
　　Ⓐ呼吸困難に対して（呼吸困難の発作に対して）一般に
　　　[小青竜湯合麻杏甘石湯]
　　　　❶水様痰の多い寒証タイプには ⇒ ＋附子
　　Ⓑ体質改善
　　　[base：小柴胡湯合半夏厚朴湯（小児）]
　　　[大柴胡湯合半夏厚朴湯（成人）]
　　　　❶難治性 ⇒ ＋通導散合桂枝茯苓丸

7 慢性気管支炎
　　　[base：半夏厚朴湯]
　　　　❶呼吸器の炎症に対して ⇒ ＋小柴胡湯
　　　　❷難治性（気管支粘膜の肥厚に） ⇒ ＋通導散合桂枝茯苓丸

8 肺線維症
　　　[base：通導散合補中益気湯]

2 循環器疾患

1 うっ血性心不全

base：通導散合桂枝茯苓丸

❶呼吸困難…息切れ、夜間多尿 ⇒ ＋八味丸合苓桂朮甘湯
　　　　　　　　　　　　　　or ＋苓甘姜味辛夏仁湯
❷心弁膜症（うっ血肝、出血の予防）⇒ ＋竜胆瀉肝湯（一貫堂）
❸気虚（疲れやすいもの）⇒ ＋補中益気湯
❹うっ血肝、呼吸困難、チアノーゼ（右心不全）⇒ ＋木防已湯
❺浮腫、脚気様症候群（右心不全）⇒ ＋九味檳榔湯

2 不整脈（心室性期外収縮、発作性上室性頻拍、心房細動）

base：苓桂朮甘湯加牡蛎

3 狭心症、心筋梗塞

base：冠心Ⅱ号方（煎）or 当帰芍薬散合桂枝茯苓丸

❶便秘症 ⇒ ＋桃核承気湯
❷動悸、息切れ ⇒ ＋炙甘草湯
❸心筋梗塞後 元気のない者に ⇒ ＋補中益気湯
❹水肥りで、痰の多い者 ⇒ ＋二陳湯 or 半夏厚朴湯
❺肥満、高脂血症、高血圧症などの体質改善に ⇒ ＋防風通聖散合通導散

4 心膜炎…心膜液貯留に対して

base：越婢加朮湯 or 小青竜湯合麻杏甘石湯

5 心臓神経症

base：苓桂朮甘湯加牡蛎

❶不安、強迫型 ⇒ ＋柴胡加竜骨牡蛎湯
❷抑うつ型 ⇒ ＋半夏厚朴湯合香蘇散

6 高血圧症

Ⓐ 若年型

base：黄連解毒湯 or 三黄瀉心湯（便秘症）

Ⓑ 老年型（脳動脈硬化を伴うもの）

base：釣藤散

❶ 体質改善（高脂血症、動脈硬化）⇒ ＋大柴胡湯（合防風通聖散）

❷ 最低血圧の高いもの（瘀血症）⇒ ＋通導散 or 桃核承気湯

7 低血圧症

base：苓桂朮甘湯

❶ 瘀血を伴うもの
　⇒ ＋芎帰調血飲第一加減（煎）or 桂枝茯苓丸合当帰芍薬散

❷ 全身倦怠感、食欲不振の者 ⇒ ＋補中益気湯

8 動脈硬化症

base：大柴胡湯（合防風通聖散）

❶ 高血圧症（若年型）⇒ ＋黄連解毒湯

❷ 高血圧症（脳動脈硬化）⇒ ＋釣藤散

❸ 瘀血体質 ⇒ ＋桃核承気湯 or 通導散

❹ 狭心症、心筋梗塞予防に ⇒ ＋冠心Ⅱ号方（煎）

9 閉塞性動脈硬化症（ASO）、閉塞性血栓血管炎（Buerger 病）

base：芎帰調血飲第一加減（煎）or 当帰芍薬散合桂枝茯苓丸

❶ 末梢循環障害（冷え症）⇒ ＋当帰四逆加呉茱萸生姜湯

❷ 大動脈閉塞による跛行 ⇒ ＋冠心Ⅱ号方（煎）

10 レイノー病

base：通導散合桂枝茯苓丸

❶ 動脈血流のの改善 ⇒ ＋当帰四逆加呉茱萸生姜湯

11 血栓性静脈炎、静脈瘤症候群

Ⓐ**急性期**…炎症が強く、腫れと痛みの強いとき

　　base：麻杏甘石湯

Ⓑ**予防と治療**

　　base：芎帰調血飲第一加減（煎） or 桂枝茯苓丸合当帰芍薬散

　❶腫れ（炎症）と痛みの強いとき ⇒ ＋麻杏甘石湯

　❷浮腫に対して ⇒ ＋九味檳榔湯加呉茱萸生姜

　❸静脈のうっ血性炎症に対して ⇒ ＋竜胆瀉肝湯（一貫堂）

12 冷え症

　　base：当帰四逆加呉茱萸生姜湯 or 五積散

　❶下半身に浮腫があり、血行の悪い者 ⇒ ＋当帰芍薬散

　❷腰〜下肢が冷えて重い者 ⇒ ＋苓姜朮甘湯

　❸瘀血による者（冷えのぼせ）

　　⇒ ＋桂枝茯苓丸 or 桃核承気湯（便秘症）

　　　or 芎帰調血飲第一加減（煎）（低血圧傾向のもの）

3 消化管疾患

1 口内炎

Ⓐアフタ性口内炎

base：黄連解毒湯

- ❶胃炎を伴うもの ⇒ ＋半夏瀉心湯
- ❷再発を繰り返すもの ⇒ ＋芎帰膠艾湯
- ❸分娩前後のびらん(精神的ストレスによる者) ⇒ ＋加味逍遙散
- ❹食欲減退、疲れによるもの(カンジダ性など) ⇒ ＋補中益気湯
- ❺慢性歯周炎を伴うもの ⇒ ＋甘露飲(煎)

Ⓑ潰瘍性口内炎…口舌に潰瘍を生じるとき。

base：清熱補血湯(煎)

Ⓒ萎縮性口内炎

口腔粘膜が萎縮し、舌乳頭が消失し、舌表面に苔状物がなく、亀裂を生じて食物がしみるとき(口舌無皮状)。

base：清熱補気湯(煎)

2 咽喉頭異常感症…咽喉頭に異物感、圧迫感、狭窄感があるもの

base：半夏厚朴湯合小柴胡湯 or 半夏厚朴湯合大柴胡湯

3 食道アカラシア、反芻症、嘔吐症

base：茯苓飲合半夏厚朴湯

- ❶逆流性食道炎 ⇒ ＋黄連解毒湯

4 急性胃炎

base：半夏瀉心湯

- ❶二日酔いで、口渇、嘔吐のある者 ⇒ ＋五苓散

5 慢性胃炎

Ⓐ過酸症…普段は食欲のあるもの

空腹時に胃痛があるもの、胃の冷えによる痛み

base：安中散

食後に不快感や痛みのあるもの

base：半夏瀉心湯 or 五積散加黄連解毒湯（少量）

❶心窩部の痛み ⇒ ＋四逆散 or 大柴胡湯（便秘症型）

❷出血に対して ⇒ ＋芎帰膠艾湯 or 四物湯

胃神経症で胃痛のある者

base：柴胡桂枝湯

神経性胃炎

base：半夏瀉心湯合甘麦大棗湯

Ⓑ低酸症、機能性胃腸症傾向の者…普段あまり食欲のないもの

base：六君子湯

❶悪心、嘔吐する者 ⇒ ＋半夏厚朴湯

❷胃液の多い者 ⇒ ＋茯苓飲

❸機能性胃腸症、ダンピング症候群 ⇒ ＋補中益気湯

❹軟便、泥状便 ⇒ ＋人参湯

6 胃・十二指腸潰瘍

base：半夏瀉心湯 or 五積散加黄連解毒湯（少量）

❶心窩部疼痛 ⇒ ＋四逆散

❷吐血（冷服）⇒ ＋三黄瀉心湯

❸下血（冷服）⇒ ＋黄連解毒湯合芎帰膠艾湯 or 温清飲

❹ストレス性（胃痛）⇒ ＋柴胡桂枝湯

❺難治性 ⇒ ＋桂枝茯苓丸

7 吃逆（しゃっくり）

　Ⓐ一般に
　　base：半夏瀉心湯合甘麦大棗湯

　Ⓑ冷えによる者
　　base：呉茱萸湯

　Ⓒ術後
　　base：補中益気湯

8 急性腸炎

　Ⓐ小腸炎（泄瀉）…水様便を主とするもの（消化不良、食中毒）
　　base：小柴胡湯合五苓散 or 平胃散合五苓散　（一般に）
　　　❶腹痛に対して ⇒ ＋芍薬甘草湯 or 桂枝加芍薬湯

　Ⓑ冷えによるもの…泥状便を主とするもの
　　base：人参湯
　　　❶腹痛が強いとき ⇒ ＋大建中湯
　　　❷水様性下痢、尿量減少、腹痛 ⇒ ＋真武湯

　Ⓒ大腸炎（痢疾）…粘液便、下腹部痛（裏急後重）を主とするもの（細菌性）
　　base：桂枝加芍薬湯
　　　❶初期、悪寒発熱のあるとき ⇒ ＋葛根湯
　　　❷炎症症状の強いとき ⇒ ＋三黄瀉心湯

9 過敏性腸症候群

　Ⓐ便秘型、便秘下痢交代型
　　base：桂枝加芍薬湯 or 分心気飲（煎）
　　　❶イライラ、緊張の強いもの ⇒ ＋加味逍遙散 or 四逆散
　　　❷冷えて、腹痛、腹部膨満感のある者 ⇒＋大建中湯
　　　❸便の量が少なく硬いとき ⇒ ＋桃核承気湯

Ⓑ下痢型

❶腹痛軽く、腸鳴、下痢を主とする(ヒステリー型)

base：半夏瀉心湯合甘麦大棗湯

❷腹痛して下痢するもの

base：加味逍遙散 or 桂枝加芍薬湯

Ⓒ粘液排出型

base：柴胡桂枝湯合二陳湯 or 柴胡桂枝湯合半夏厚朴湯

10 下腹部痛　　疝痛、腹痛に波がある者(主に冷えによる)

base：桂枝加芍薬湯 or 大建中湯(痛みの強いとき)

❶下肢の冷える者 ⇒ ＋当帰四逆加呉茱萸生姜湯

❷軟便、泥状便 ⇒ ＋人参湯

❸水様便、尿量減少 ⇒ ＋真武湯

❹妊娠中や婦人の腹痛 ⇒ ＋当帰芍薬散

11 便秘症

base：桃核承気湯

❶痙攣性便秘 ⇒ ＋桂枝加芍薬湯 or 加味逍遙散(イライラ、緊張型)

❷腸内乾燥型(老人) ⇒ ＋麻子仁丸

❸機能性胃腸症、弛緩性便秘 ⇒ ＋補中益気湯

12 潰瘍性大腸炎、クローン病

base：芎帰調血飲第一加減(煎) or 桂枝茯苓丸合当帰芍薬散

❶軟便、泥状便 ⇒ ＋人参湯

❷腹痛 ⇒ ＋大建中湯

❸出血(血便) ⇒ ＋芎帰膠艾湯

4 肝・胆・膵疾患

1 急性肝炎

> base：小柴胡湯合黄連解毒湯

❶黄疸症状に対して ⇒ ＋茵蔯蒿湯

2 慢性肝炎、肝硬変（代償期）

> base：補中益気湯合竜胆瀉肝湯（一貫堂）

❶肝硬変、ファイブローシス ⇒ ＋通導散合桂枝茯苓丸
❷急性増悪、活動期 ⇒ ＋黄連解毒湯
❸黄疸症状 ⇒ ＋茵蔯蒿湯
❹イライラ、緊張するもの ⇒ ＋加味逍遙散
❺腹水（軽度）⇒ ＋五苓散（大量）or 血分消湯（分消湯血鼓加減）（煎）

3 脂肪肝

> base：大柴胡湯合五苓散 or 小柴胡湯合五苓散

❶過食によるもの ⇒ ＋防風通聖散

4 胆石症

> 大柴胡湯合茵蔯蒿湯 or 柴胡桂枝湯合茵蔯蒿湯 or 良枳湯（煎）

❶疼痛発作に ⇒ 芍薬甘草湯 or 大建中湯（激痛に）

5 胆嚢炎

Ⓐ急性胆嚢炎

> base：大柴胡湯合黄連解毒湯 or 小柴胡湯合黄連解毒湯

❶黄疸症状に ⇒ ＋茵蔯蒿湯
❷疼痛発作に ⇒ 大建中湯

4 肝・胆・膵疾患

Ⓑ慢性胆嚢炎

> base：桂枝茯苓丸合竜胆瀉肝湯（一貫堂）

> or 芎帰調血飲第一加減（煎）合竜胆瀉肝湯（一貫堂）

❶疼痛に対して ⇒ ＋芍薬甘草湯 or 大建中湯（疼痛の激しいとき）

❷黄疸症状に ⇒ ＋ 茵蔯蒿湯

❸疲れやすく体力のないもの（気虚）⇒ ＋補中益気湯

6 胆道ジスキネジー

> base：四逆散合香蘇散 or 大柴胡湯去大黄合香蘇散

7 膵 炎

Ⓐ急性膵炎

> base：大柴胡湯合四逆散合黄連解毒湯 or 疎肝湯（煎）

Ⓑ慢性膵炎

> base：大柴胡湯合桂枝茯苓丸 or 疎肝湯（煎）

❶難治性 ⇒ ＋通導散（熱証型）or 芎帰調血飲第一加減（寒証型）

5 腎臓疾患

1 腎炎、ネフローゼ症候群

Ⓐ急性糸球体腎炎、ネフローゼ症候群

base：越婢加朮湯 or 小青竜湯合麻杏甘石湯

Ⓑ慢性糸球体腎炎、ステロイドに反応しないネフローゼ症候群

base：竜胆瀉肝湯（一貫堂）

❶高血圧症（最低血圧が高いもの）⇒ ＋通導散

❷産後、低血圧傾向のもの ⇒ ＋芎帰調血飲第一加減（煎）

❸浮腫、蛋白尿 ⇒ ＋越婢加朮湯 or 小青竜湯合麻杏甘石湯

❹浮腫、蛋白尿（麻黄不適の者）⇒ ＋五苓散

❺血尿 ⇒ ＋四物湯 or 芎帰膠艾湯

❻疲れやすい者、貧血症 ⇒ ＋補中益気湯

Ⓒ慢性腎不全

base：防風通聖散合通導散合竜胆瀉肝湯（一貫堂）

❶疲れやすい者 ⇒ ＋補中益気湯

6 代謝・内分泌疾患

1 肥満症

Ⓐ脂肪太り
base：大柴胡湯合防風通聖散

Ⓑ水太り
base：防已黄耆湯

❶冷え症、腰痛 ⇒ ＋苓姜朮甘湯

❷便秘傾向 ⇒ ＋九味檳榔湯加呉茱萸茯苓

2 高脂血症
base：大柴胡湯合黄連解毒湯（合防風通聖散）

3 糖尿病
base：竜胆瀉肝湯（一貫堂）

❶軽症、口渇ある者 ⇒ ＋五苓散

❷肥満、高脂血症、動脈硬化 ⇒ ＋大柴胡湯 or 防風通聖散

❸網膜症、腎症 ⇒ ＋通導散合桂枝茯苓丸

❹神経障害 ⇒ ＋八味丸（腎虚）or 補中益気湯（気虚）

4 痛　風

Ⓐ疼痛発作時
base：大黄牡丹皮湯合麻杏甘石湯

Ⓑ体質改善
base：竜胆瀉肝湯（一貫堂）合猪苓湯

❶食毒の改善に ⇒ ＋防風通聖散

5 甲状腺機能亢進症
base：竜胆瀉肝湯（一貫堂）合通導散合桂枝茯苓丸

6 甲状腺機能低下症（橋本病）

(base：芎帰調血飲第一加減（煎）or（桂枝茯苓丸合当帰芍薬散）)

❶疲労倦怠感、脱力感、貧血、浮腫傾向の者 ⇒ ＋補中益気湯

7 特発性浮腫

Ⓐ一般に浮腫の強いとき

(base：越婢加朮湯 or 小青竜湯合麻杏甘石湯)

Ⓑ下肢の浮腫

(base：防已黄耆湯)

❶腰～下肢が冷えて重いもの ⇒ ＋苓姜朮甘湯

❷便秘症、下肢がだるいとき ⇒ ＋九味檳榔湯加呉茱萸茯苓

❸老人、夜間多尿（うっ血性心不全）⇒ ＋八味丸

❹四肢の冷え、こわばり、こむら返り ⇒ ＋真武湯

Ⓒ上半身の浮腫

(base：苓桂朮甘湯合五苓散)

Ⓓ疲労、倦怠感著しいもの

(base：補中益気湯合五苓散)

（冒頭）
❶易疲労、体重減少、頻脈などあるもの ⇒ ＋炙甘草湯
❷体力低下のあるもの ⇒ ＋補中益気湯

7 血液疾患

1 貧血症

> base:十全大補湯 or 補中益気湯合芎帰調血飲第一加減(煎)

❶めまい、立ちくらみ、動悸、息切れに ⇒ ＋苓桂朮甘湯

❷下痢、軟便 ⇒ ＋人参湯

2 紫斑病（血小板減少症）

> base:十全大補湯 or 補中益気湯合芎帰膠艾湯

❶慢性炎症性出血、色素沈着 ⇒ ＋竜胆瀉肝湯

❷慢性難治性（出血による腫脹、疼痛）
　　⇒ ＋桂枝茯苓丸 or 大黄牡丹皮湯（便秘症）

8 脳神経系疾患

1 脳血管障害（脳梗塞、頭蓋内出血）

> base：桂枝茯苓丸合竜胆瀉肝湯（一貫堂）
> or 通導散合竜胆瀉肝湯（一貫堂）or 冠心Ⅱ号方（煎）

❶高血圧症（脳動脈硬化症）⇒ ＋釣藤散
❷脳浮腫 ⇒ ＋続命湯（煎）or 当帰芍薬散合越婢加朮湯
❸脳浮腫（麻黄の不適なもの）⇒ ＋五苓散
❹片麻痺、肩手症候群（酒飲み）⇒ ＋疎経活血湯
❺弛緩性麻痺（気力、体力の衰えた者）⇒ ＋補中益気湯
❻しびれ、痙攣性麻痺、四肢痛 ⇒ ＋桂枝加朮附湯

2 パーキンソン症候群

> base：疎経活血湯（比較的元気）or 抑肝散加陳皮半夏（やや元気衰退）

❶筋肉固縮 ⇒ ＋半夏厚朴湯
❷振戦 ⇒ ＋甘麦大棗湯
❸便秘症 ⇒ ＋桃核承気湯 or 麻子仁丸（老人で腸乾燥の者）
❹ふらつき、低血圧 ⇒ ＋苓桂朮甘湯
❺疲れやすいもの ⇒ ＋補中益気湯

3 老年痴呆

> base：当帰芍薬散

❶健忘症、あくび、体力低下を伴う者 ⇒ ＋補中益気湯
❷高血圧症、脳動脈硬化症 ⇒ ＋釣藤散
❸脳出血、脳梗塞の予防 ⇒ ＋通導散合桂枝茯苓丸
❹脳出血後のボケ ⇒ ＋続命湯（煎）
❺便秘症 ⇒ ＋桃核承気湯 or 麻子仁丸（老人で腸管が乾燥する者）

4 三叉神経痛

> base:桃核承気湯

❶肩こりを伴うもの ⇒ ＋葛根湯合苓桂朮甘湯加附子

5 坐骨神経痛

> base:五積散 or 当帰四逆加呉茱萸生姜湯

❶筋肉痛に ⇒ ＋芍薬甘草附子湯

❷腰～下肢の冷えて重いもの ⇒ ＋苓姜朮甘湯

❸瘀血によるもの ⇒ ＋桂枝茯苓丸 or 桃核承気湯(便秘症)

❹腰椎椎間板ヘルニア、変形性腰椎症

　⇒ ＋独活寄生湯(煎) or 疎経活血湯合十全大補湯

6 顔面神経麻痺

❶初期 ⇒ 葛根湯合桃核承気湯

❷一般に ⇒ 防風通聖散合桃核承気湯

7 頭痛

❶筋緊張性頭痛(肩こりを伴うもの)

　⇒ 葛根湯合桂枝茯苓丸 or 葛根湯合桃核承気湯(便秘)

❷高血圧症 ⇒ 釣藤散(脳動脈硬化)or 黄連解毒湯(脳充血)

❸精神的ストレス、月経前緊張症 ⇒ 加味逍遙散

❹口渇、尿不利(二日酔い、脳浮腫) ⇒ 五苓散

❺かぜや炎症性疾患で発熱を伴う、または血の道症 ⇒ ＋川芎茶調散

8 片頭痛(胃部が冷えて起こる)

> base:呉茱萸湯(発作時)

❶冷え症を治す ⇒ ＋当帰四逆加呉茱萸生姜湯

❷瘀血体質の改善 ⇒ ＋芎帰調血飲第一加減

　　　　　　or 桂枝茯苓丸合当帰芍薬散

8 脳神経系疾患

9 めまい(発作時)

base：苓桂朮甘湯

❶脳動脈硬化症 ⇒ ＋釣藤散

❷胃の冷えによる片頭痛、嘔吐 ⇒ ＋呉茱萸湯

10 不眠症

base：抑肝散加陳皮半夏 or 温胆湯(煎)

❶驚きやすく、心悸亢進するもの ⇒ ＋柴胡加竜骨牡蛎湯

❷のぼせ、イライラ、興奮しやすい者 ⇒ ＋黄連解毒湯 or 三黄瀉心湯

❸神経性胃炎(腸鳴、下痢) ⇒ ＋半夏瀉心湯合甘麦大棗湯

11 疲労

base：補中益気湯

❶食欲不振(胃弱のもの) ⇒ ＋六君子湯

❷多汗症、膝関節水腫、水太り ⇒ ＋防已黄耆湯

❸老化現象(腰痛、夜間多尿) ⇒ ＋八味丸

❹産後、更年期 ⇒ ＋芎帰調血飲第一加減
　　　　　　　　　or 桂枝茯苓丸合当帰芍薬散

❺虚弱体質の小児 ⇒ ＋小建中湯

❻夏負け ⇒ ＋炙甘草湯 or 清暑益気湯

❼浮腫、尿量減少 ⇒ ＋五苓散

❽浮腫、便秘症 ⇒ ＋九味檳榔湯加呉茱萸茯苓

❾冷え症、クーラー病 ⇒ ＋五積散

9 膠原病（および類似疾患）

1 関節リウマチ

base：桂枝茯苓丸加附子 or 大黄牡丹皮湯加附子（便秘型）

❶大関節の発赤、熱感ある者 ⇒ ＋越婢加朮湯

❷関節が変形して痛むもの ⇒ ＋桂枝芍薬知母湯（痩せ型）
　　　　　　　　　　　　　　or 白虎加人参湯合越婢加朮湯（肥満型）

❸関節の疼痛が強いとき ⇒ ＋舒筋立安散（煎）

❹関節に熱感なく冷えて痛む者 ⇒ ＋桂枝加朮附湯

❺関節、骨の変形に ⇒ ＋独活寄生湯（煎）or 十全大補湯合疎経活血湯

2 全身性硬化症（強皮症）、限局性硬化症

base：通導散合桂枝茯苓丸（熱証型）

or 芎帰調血飲第一加減（寒証型）（煎）

❶皮膚硬化に ⇒ ＋薏苡仁 or 排膿散及湯

❷体力低下、易疲労 ⇒ ＋補中益気湯

❸レイノー症状に ⇒ ＋当帰四逆加呉茱萸生姜湯

❹関節炎 ⇒ ＋竜胆瀉肝湯（一貫堂）

3 全身性エリテマトーデス

base：通導散合桂枝茯苓丸（熱証型）

or 芎帰調血飲第一加減（寒証型）（煎）

❶慢性炎症症状（関節炎、腎炎、紅斑、日光過敏症など）
　⇒ ＋竜胆瀉肝湯（一貫堂）

❷滲出性炎症（関節炎の浮腫、ネフローゼ症候群、胸水など）
　⇒ ＋越婢加朮湯 or 小青竜湯合麻杏甘石湯

❸レイノー症状に ⇒ ＋当帰四逆加呉茱萸生姜湯

❹体力低下、易疲労 ⇒ ＋補中益気湯

9 膠原病（および類似疾患）

4 シェーグレン症候群

> base：芎帰調血飲第一加減（煎）or 桂枝茯苓丸合当帰芍薬散

❶レイノー現象に対して ⇒ ＋当帰四逆加呉茱萸生姜湯

❷関節炎に対して ⇒ ＋竜胆瀉肝湯（一貫堂）

5 ベーチェット病

> base：通導散合桂枝茯苓丸（熱証型）
> or 芎帰調血飲第一加減（寒証型）（煎）

❶アフタ性口内炎の再発 ⇒ ＋柴胡清肝散合補中益気湯

❷ぶどう膜炎 ⇒ ＋洗肝明目散（煎）or 竜胆瀉肝湯合越婢加朮湯

❸結節性紅斑（下肢）⇒ ＋荊芥連翹湯合越婢加朮湯

10 悪性腫瘍

> base：補中益気湯（免疫増強作用）合十全大補湯

❶ 便秘症、癌性疼痛 ⇒ ＋通導散 or 桃核承気湯

❷ 血小板減少症、貧血 ⇒ ＋芎帰膠艾湯

❸ 食欲不振 ⇒ ＋六君子湯

11 小児科疾患

1 呼吸器炎症性疾患（カゼ、気管支炎、肺炎）

base：小柴胡湯

❶嘔吐、咳嗽のあるとき（軽症）⇒ ＋半夏厚朴湯
❷くしゃみ、鼻水（上気道炎：寒証）⇒ ＋小青竜湯加附子
❸咳、痰（黄〜緑色）（下部気道炎：熱証）⇒ ＋小青竜湯合麻杏甘石湯
❹嘔吐、下痢（胃腸のカゼ）⇒ ＋五苓散
❺腹痛 ⇒ ＋桂枝加芍薬湯 or 小建中湯
❻発熱（高熱持続）⇒ ＋白虎加人参湯
❼肺炎 ⇒ ＋白虎加人参湯合麦門冬湯

2 気管支喘息

Ⓐ発作時の呼吸困難に対して

base：小青竜湯合麻杏甘石湯

Ⓑ体質改善

幼児期（カタル性で痰の多い者）

base：六君子湯

小児期（カゼなど感染症で誘発されるもの）

base：小柴胡湯合半夏厚朴湯

3 麻疹（発疹期）

base：小柴胡湯

❶高熱持続する時 ⇒ ＋葛根湯合白虎加人参湯
❷発疹、発熱、下痢のある時 ⇒ ＋猪苓湯
❸発疹1週間以上続く時 ⇒ ＋防風通聖散合補中益気湯

4 風疹、水痘

base：小柴胡湯合白虎加人参湯

5 流行性耳下腺炎（おたふくカゼ）

base：小柴胡湯合葛根湯加桔梗石膏 or 駆風解毒湯（煎）

6 ヘルプアンギナ（高熱持続時）

base：小柴胡湯合葛根湯合白虎加人参湯

7 百日咳（カタル期、痙咳期ともに）

base：小柴胡湯合半夏厚朴湯

❶痙攣性咳嗽（咳発作に）⇒ ＋麻杏甘石湯

❷難治性 ⇒ ＋桂枝茯苓丸

8 リウマチ熱

❶急性期 ⇒ 小柴胡湯合白虎加人参湯

❷再発予防 ⇒ 柴胡清肝散合補中益気湯

9 腎炎、ネフローゼ

base：柴胡清肝散 or 竜胆瀉肝湯（一貫堂）

❶体力の無い、カゼを引きやすいもの ⇒ ＋補中益気湯

❷ネフローゼ症候群で蛋白尿、浮腫のあるもの

　熱証型 ⇒ ＋小青竜湯合麻杏甘石湯

　寒証型 ⇒ ＋小青竜湯加附子

　麻黄が不適のもの ⇒ ＋五苓散

❸血尿 ⇒ ＋芎帰膠艾湯

10 白色便下痢症（ロタウイルス感染症）…水逆の嘔吐（口渇、尿不利）

base：五苓散

❶下痢が止まらないとき ⇒ ＋人参湯

11 夜尿症

> base：小建中湯

　❶冷え症、よだれ、早朝多量の尿を漏らす者 ⇒ ＋苓姜朮甘湯

　❷膀胱括約筋の弱い者（尿意が我慢できない者）⇒ ＋補中益気湯

　❸中枢神経の反射が鈍い者（ねぼけて失禁する者）⇒ ＋葛根湯 or 麻黄湯

12 日射病、熱中症、脱水症

> base：白虎加人参湯

　❶口渇、尿不利 ⇒ ＋五苓散

13 発　熱

> base：小柴胡湯

　❶嘔吐、咳嗽 ⇒ ＋半夏厚朴湯

　❷高熱が持続する時 ⇒ ＋白虎加人参湯

　❸嘔吐、下痢 ⇒ ＋五苓散

　❹神経性発熱、けいれん ⇒ ＋抑肝散加陳皮半夏

14 咳嗽、喘鳴

> base：小青竜湯

　❶薄い痰、喘鳴ある時（寒証）⇒ ＋附子 or 麻黄附子細辛湯

　❷黄～緑色の痰（熱症）⇒ ＋麻杏甘石湯

　❸痙攣性咳嗽 ⇒ ＋半夏厚朴湯

15 嘔　吐

> base：半夏厚朴湯 or 小半夏加茯苓湯

　❶発熱 ⇒ ＋小柴胡湯

　❷食中り、下痢 ⇒ ＋五苓散合平胃散

　❸全身倦怠感、食欲不振 ⇒ ＋六君子湯

Ⓐアセトン血性嘔吐症（周期性嘔吐症）

base：五苓散

　　　❶自家中毒の予防 ⇒ ＋柴胡桂枝湯

　Ⓑ白色便下痢症（ロタウイルス感染症）…水逆の嘔吐

　　base：五苓散

16 下　痢

　　base：五苓散

　　　❶冷えによる、泥状便、白色便下痢症で下痢が続く時 ⇒ ＋人参湯

　　　❷発熱、嘔吐を伴う感染性腸炎 ⇒ ＋小柴胡湯 or 藿香正気散（煎）

　　　❸末梢循環障害（四肢厥冷）⇒ ＋人参湯加附子

　　　❹胃腸機能が悪く下痢しやすいもの ⇒ ＋啓脾湯

17 便秘症（痙攣性便秘：コロコロ便）

　　base：小建中湯

　　　❶便が硬い時 ⇒ ＋大黄 or 桃核承気湯

18 腹痛（痙攣性便秘症）、反復性臍疝痛

　　base：小建中湯

　　　❶自家中毒を起こしやすい者 ⇒ ＋小柴胡湯

　　　❷腹性てんかん ⇒ ＋甘麦大棗湯

19 流涎（よだれ）

　　base：人参湯合苓姜朮甘湯

20 体質改善

　Ⓐ虚弱体質

　痙攣性便秘や嘔吐を起こしたり、カゼを引きやすい小児、
　アトピー性皮膚炎の小児

　　base：小建中湯合補中益気湯

Ⓑ 解毒体質

慢性炎症性疾患（扁桃腺炎、中耳炎、湿疹など）を起こしやすい神経過敏症、アトピー性皮膚炎の小児

base：補中益気湯合柴胡清肝散（or 竜胆瀉肝湯）

Ⓒ 痙攣性体質

熱性痙攣、憤怒痙攣、てんかん、チック、夜泣き、夜驚症など痙攣性疾患を起こしやすい神経過敏性体質の小児

base：抑肝散加陳皮半夏

❶ **熱性痙攣を起こしやすい者** ⇒ ＋柴胡清肝散（or 竜胆瀉肝湯）
❷ **てんかん** ⇒ ＋甘麦大棗湯

12 外科疾患

1 打撲、捻挫、外傷

> base：治打撲一方 or 通導散合桂枝茯苓丸 or 桃核承気湯

❶頭部外傷性出血に ⇒ ＋黄連解毒湯

❷頭部外傷、むち打ち、開頭術後の後遺症 ⇒ ＋疎経活血湯

❸全身倦怠感ある時 ⇒ ＋補中益気湯

❹脳浮腫に ⇒ ＋五苓散

2 痔 核

> base：乙字湯 or 秦艽防風湯（煎）

❶慢性、難治性（瘀血）⇒ ＋桂枝茯苓丸

❷痔出血（静脈性）⇒ ＋芎帰膠艾湯 or 槐角丸（煎）

❸鮮紅色の出血 ⇒ ＋芎帰膠艾湯合黄連解毒湯

❹内痔核の腫脹、疼痛 ⇒ ＋麻杏甘石湯

❺貧血して、疲れ易いもの ⇒ ＋補中益気湯 or 六君子湯（食欲不振）

❻裂肛、潰瘍 ⇒ ＋四逆散 or 千金内托散（煎）

3 脱 肛

> base：乙字湯

❶括約筋の弛緩 ⇒ ＋補中益気湯

❷括約筋の痙攣（寒証）⇒ ＋桂枝加芍薬湯

❸括約筋の痙攣（熱証）⇒ ＋四逆散 or 加味逍遙散

❹内痔核嵌頓による疼痛 ⇒ ＋麻杏甘石湯

4 肛門周囲炎、肛門周囲膿瘍

> base：大黄牡丹皮湯 or 腸癰湯

❶初期…発熱、発赤、腫脹、疼痛 ⇒ ＋荊防敗毒散（煎）

or 十味敗毒湯合麻杏甘石湯

12 外科疾患

❷化膿、排膿期 ⇒ ＋千金内托散（煎）or 排膿散及湯

❸体質改善（再発を繰り返すとき）⇒ ＋竜胆瀉肝湯（一貫堂）

5 痔　漏

base：千金内托散（煎）合十全大補湯 or 腸癰湯合排膿散及湯

❶外用 ⇒ 紫雲膏

6 肛門掻痒症

base：乙字湯合消風散

7 火　傷

base：黄連解毒湯

❶水泡形成（滲出性炎症）⇒ ＋越婢加朮湯

❷瘢痕、壊死、ケロイド（瘀血）⇒ ＋桃核承気湯 or 通導散

❸外用 ⇒ 紫雲膏

13 整形外科疾患

1 肩こり、五十肩

> base：葛根湯合苓桂朮甘湯加附子

- ❶難治性（瘀血による）⇒ ＋桂枝茯苓丸 or 桃核承気湯（便秘症）
- ❷胸郭出口症候群、肩手症候群によるしびれ、痛みに ⇒ ＋疎経活血湯
- ❸ストレス性 ⇒ ＋大柴胡湯 or 加味逍遙散
- ❹変形性頸椎症 ⇒ ＋独活寄生湯（煎）or 十全大補湯合疎経活血湯
- ❺冷えによるもの ⇒ ＋五積散
- ❻脳動脈硬化（高血圧症）による ⇒ ＋釣藤散
- ❼血の道症に伴う肩こりに ⇒ ＋芎帰調血飲第一加減（煎）

2 腰痛症

A 寒冷によるもの

> base：五積散

- ❶冷え症で、寒冷刺激による者（坐骨神経痛）⇒ ＋当帰四逆加呉茱萸生姜湯
- ❷冷え症、水太り、腰から下肢が重いもの ⇒ ＋苓姜朮甘湯
- ❸筋肉痛（こむら返り）⇒ ＋芍薬甘草湯附子湯
- ❹難治性（瘀血によるもの）、産後の腰痛 ⇒ ＋桂枝茯苓丸
  or 桃核承気湯（便秘症）or 芎帰調血飲第一加減
- ❺ギックリ腰、椎間板ヘルニア ⇒ ＋調栄活絡湯（煎）
  or 四物湯合桃核承気湯

B 老化によるもの

> 独活寄生湯（煎）or 十全大補湯合疎経活血湯
> or 十全大補湯合八味丸

C 産後、更年期障害など瘀血によるもの

> 芎帰調血飲第一加減（煎）or 桂枝茯苓丸合当帰芍薬散

3 変形性膝関節症

> base:独活寄生湯(煎) or 十全大補湯合疎経活血湯(骨変形を治す)

❶関節水腫に対して⇒ ＋防已黄耆湯

❷関節の熱感、腫脹、疼痛のある時⇒ ＋越婢加朮湯

❸捻挫による腫脹、疼痛に⇒ ＋大黄牡丹皮湯

4 骨粗鬆症、脊柱管狭窄症

> 独活寄生湯(煎) or 十全大補湯合疎経活血湯

5 腱鞘炎、弾撥指

> base：桂枝茯苓丸 or 桃核承気湯(便秘症)

❶慢性化、難治性⇒ ＋調栄活絡湯(煎) or 疎経活血湯

14 産婦人科疾患

1 月経異常…月経不順、無月経など

base：芎帰調血飲第一加減（煎）or 四物湯合桂枝茯苓丸

❶月経が遅れる（寒証）⇒ ＋苓姜朮甘湯
❷月経が早く来る（熱証）⇒ ＋黄連解毒湯
❸過多月経 ⇒ ＋芎帰膠艾湯
❹過少月経 ⇒ ＋桃核承気湯
❺月経痛 ⇒ ＋当帰芍薬散
❻イライラ、緊張に ⇒ ＋加味逍遙散
❼月経時の発熱 ⇒ ＋小柴胡湯
❽貧血、疲れやすい ⇒ ＋補中益気湯

2 月経困難症

base：芎帰調血飲第一加減（煎）or 桂枝茯苓丸合当帰芍薬散

❶痛みの強いとき ⇒ ＋大建中湯 or 五積散合香蘇散
❷冷え症の強いとき ⇒ ＋当帰四逆加呉茱萸生姜湯 or 五積散

3 月経前期症候群

base：加味逍遙散 or 柴胡桂枝湯合四物湯

❶月経前期浮腫 ⇒ ＋五苓散

4 更年期障害

base：芎帰調血飲第一加減（煎）（or 桂枝茯苓丸合四物湯）

❶焦燥感、緊張、イライラ感のある者 ⇒ ＋加味逍遙散
❷顔面青白く、水太りで冷え症の者 ⇒ ＋当帰芍薬散
❸焦燥感、緊張感のあるもの ⇒ ＋柴胡桂枝湯
❹難治性 ⇒ ＋通導散合桂枝茯苓丸
❺不安神経症 ⇒ ＋苓桂朮甘湯加牡蛎 or 柴胡加竜骨牡蛎湯

14 産婦人科疾患

❻ヒステリー傾向のもの ⇒ ＋甘麦大棗湯
❼気うつ傾向のもの ⇒ ＋半夏厚朴湯合香蘇散
❽心因性傾向の強いとき ⇒ ＋分心気飲（煎）

5 子宮内膜症

　base：芎帰調血飲第一加減（煎）or 桂枝茯苓丸合当帰芍薬散
　❶便秘症 ⇒ ＋大黄牡丹皮湯

6 子宮筋腫

　base：芎帰調血飲第一加減加別甲（寒証型）（煎）
　or 通導散合桂枝茯苓丸加別甲（熱証型）（煎）
　❶過多月経 ⇒ ＋芎帰膠艾湯

7 子宮付属器炎

（卵巣炎、卵管炎、卵管周囲炎、子宮内膜炎、子宮頸管炎、腟炎、腟カンジダ症、腟トリコモナス症、黄色帯下）

　base：竜胆瀉肝湯（一貫堂）
　❶慢性化 ⇒ ＋桂枝茯苓丸
　❷化膿性炎症 ⇒ ＋大黄牡丹皮湯
　❸体力、免疫力低下 ⇒ ＋補中益気湯

8 骨盤腹膜炎

Ⓐ初期…発熱、悪寒、悪心、嘔吐、下腹部痛、腰痛などあるとき
　base：小柴胡湯合黄連解毒湯合大黄牡丹皮湯
Ⓑ慢性化したとき
　base：大黄牡丹皮湯合排膿散及湯

9 子宮頸管炎、腟炎

Ⓐ初期…発赤、腫脹、疼痛、瘙痒感、帯下増加のあるとき

> base：竜胆瀉肝湯（一貫堂）合黄連解毒湯

Ⓑ慢性化、再発を繰り返すもの
> base：竜胆瀉肝湯（一貫堂）合大黄牡丹皮湯

10 腟カンジダ症、腟トリコモナス症

黄色帯下、外陰部瘙痒感のあるとき
> base：竜胆瀉肝湯（一貫堂）合大黄牡丹皮湯

❶疲れやすいもの ⇒ ＋補中益気湯

11 白色帯下

> base：当帰芍薬散合苓姜朮甘湯

❶難治性 ⇒ ＋腸癰湯

12 不妊症

> base：芎帰調血飲第一加減（煎）or 桂枝茯苓丸合当帰芍薬散

❶冷え症、低体温のものに対して ⇒ ＋当帰四逆加呉茱萸生姜湯

13 陰部瘙痒症

> base：乙字湯合消風散

14 子宮脱

> base：補中益気湯

15 妊娠悪阻

> base：小半夏加茯苓湯 or 半夏厚朴湯

16 習慣性流産、妊娠中毒症の予防（安胎）

> base：紫蘇和気飲（煎）or 当帰芍薬散合香蘇散

❶悪心、嘔吐あるもの ⇒ ＋半夏厚朴湯

❷ 栄養障害、体力低下 ⇒ ＋補中益気湯

❸ 妊娠浮腫 ⇒ ＋五苓散

❹ 妊娠時の腹痛 ⇒ ＋桂枝加芍薬湯

❺ めまい、立ちくらみ、心悸亢進に ⇒ ＋苓桂朮甘湯

17 切迫流産（早期）

base：芎帰膠艾湯

❶ 腹痛に対して ⇒ ＋桂枝加芍薬湯

18 妊娠中のカゼ

base：参蘇飲

❶ 発熱 ⇒ ＋小柴胡湯

❷ 咳嗽 ⇒ ＋麦門冬湯

❸ 浮腫 ⇒ ＋当帰芍薬散

19 分娩関連疾患

微弱陣痛、難産（弛緩出血）の予防

base：当帰芍薬散合補中益気湯

20 産褥熱

base：小柴胡湯合四物湯

21 産後疾患…産後に起こる喘息、リウマチ、血脚気、浮腫など

base：芎帰調血飲第一加減（煎）or 桂枝茯苓丸合当帰芍薬散

❶ 脱肛、子宮脱、体力低下に ⇒ ＋補中益気湯

❷ 便秘症、遺残物排出障害 ⇒ ＋桃核承気湯

❸ 子宮復古不全、腰痛 ⇒ ＋五積散

❹ 分娩後１年以上経過して発症した関節リウマチ ⇒ ＋通導散

22 乳汁分泌不全

[base:葛根湯]

❶分泌量が少ないとき ⇒ ＋蒲公英湯(煎)

23 乳腺炎

[base:小柴胡湯合葛根湯加桔梗石膏]

❶膿瘍形成時 ⇒ ＋千金内托散(煎) or 排膿散及湯

24 乳腺症

[base:芎帰調血飲第一加減(煎) or 桂枝茯苓丸合当帰芍薬散]

❶月経前に乳房が張り、痛みが強くなるとき ⇒ ＋加味逍遙散

15 皮膚科疾患

1 尋常性湿疹、接触性皮膚炎

> base：消風散

　❶発赤、充血、紅斑（ex. 日光皮膚炎）⇒ ＋黄連解毒湯
　❷水泡、びらん、浮腫（ex. 貨幣状湿疹、自家感作性皮膚炎）
　　⇒ ＋越婢加朮湯
　❸鱗屑、亀裂、乾燥（ex. 老人性乾皮症）⇒ ＋四物湯 or 八味丸
　❹乾燥、皮脂欠乏、瘙痒（ex. 老人性皮膚瘙痒症）⇒ ＋当帰飲子
　❺暗赤色で乾燥、鱗屑（ex. 慢性湿疹）⇒ ＋竜胆瀉肝湯（一貫堂）
　　　　　　　　　　　　　　　　　　　　　or 温清飲
　❻肥厚、苔癬化、ケロイド ⇒ ＋桂枝茯苓丸 or 通導散（便秘症）
　❼角化、小結節（ex. 疣贅）⇒ ＋薏苡仁 or 麻杏薏甘湯
　❽乾燥性皮疹、皮膚化膿症 ⇒ ＋十味敗毒湯
　❾膿疱（硬結）形成 ⇒ ＋排膿散及湯
　❿主婦湿疹 ⇒ ＋加味逍遙散

2 アトピー性皮膚炎

Ⓐ**接触性皮膚炎型**…手指、顔、首のまわりにできる湿疹で洗剤、シャンプー、石鹸などの刺激や日光の紫外線の刺激により起こるタイプ

> base：加味逍遙散

　❶湿潤傾向のもの ⇒ ＋消風散
　❷乾燥傾向のもの ⇒ ＋十味敗毒湯
　❸湿潤傾向強いもの ⇒ ＋越婢加朮湯
　❹慢性化して暗赤色を呈するもの ⇒ ＋竜胆瀉肝湯（一貫堂）
　❺便秘症で肥厚、苔癬化したもの ⇒ ＋通導散合桂枝茯苓丸
　❻免疫低下した者 ⇒ ＋補中益気湯（比較的大量）

Ⓑ**痒疹型**…肘や膝の曲げる側から始まり全身の皮膚に及ぶもので、主にダニの虫刺によるタイプ（結節性痒疹を含む）

> base：十味敗毒湯

❶湿潤傾向のもの ⇒ ＋消風散

❷湿潤傾向強いもの ⇒ ＋越婢加朮湯

❸慢性化して暗赤色を呈するもの ⇒ ＋竜胆瀉肝湯（一貫堂）

❹便秘症で肥厚、苔癬化したもの ⇒ ＋通導散合桂枝茯苓丸

❺膿疱形成（結節性痒疹型）⇒ ＋排膿散及湯

❻免疫低下した者 ⇒ ＋補中益気湯（比較的大量）

Ⓒ乳幼児期

> base：補中益気湯（比較的大量）

❶湿潤傾向の者（夏季悪化型）⇒ ＋消風散

❷乾燥傾向の者（冬季悪化型）⇒ ＋十味敗毒湯

❸解毒体質、乾燥性で暗赤色皮疹、口周湿疹 ⇒ ＋柴胡清肝散

3 脂漏性皮膚炎

> base：十味敗毒湯

❶発赤強いとき ⇒ ＋黄連解毒湯

❷暗赤色、乾燥、鱗屑 ⇒ ＋竜胆瀉肝湯（一貫堂）or 温清飲

4 皮脂欠乏性湿疹（老人性乾皮症、老人性皮膚瘙痒症）

> base：当帰飲子

❶暗赤色、鱗屑 ⇒ ＋竜胆瀉肝湯（一貫堂）

❷湿疹、丘疹 ⇒ ＋消風散

5 手湿疹（主婦湿疹、進行性指掌角皮症）

> base：加味逍遙散

❶乾燥、亀裂 ⇒ ＋四物湯 or 芎帰膠艾湯

❷角化、肥厚 ⇒ ＋桂枝茯苓丸 or 大黄牡丹皮湯

❸発赤、熱感 ⇒ ＋竜胆瀉肝湯（一貫堂）

❹湿潤、瘙痒 ⇒ ＋消風散

15 皮膚科疾患

6 蕁麻疹

[base：消風散]

❶浮腫、膨疹、熱感（風熱型）⇒ ＋越婢加朮湯

❷発赤、熱感強いとき ⇒ ＋黄連解毒湯

❸寒冷蕁麻疹 ⇒ ＋麻黄附子細辛湯

❹食事性 ⇒ ＋茵蔯蒿湯合大柴胡湯 or 香蘇散（魚介類によるとき）

❺心因性 ⇒ ＋加味逍遙散 or 大柴胡湯合黄連解毒湯

❻薬剤性（薬疹）⇒ ＋越婢加朮湯合黄連解毒湯

❼コリン型 ⇒ ＋加味逍遙散合竜胆瀉肝湯（一貫堂）

7 痒疹群

Ⓐ急性型…昆虫刺咬症、小児ストロフルス（漿液性丘疹）

[base：消風散合越婢加朮湯]

Ⓑ慢性型…尋常性痒疹、固定蕁麻疹（結節性痒疹）

[base：消風散]

❶アトピー性皮膚炎（炎症性丘疹、結節）⇒ ＋十味敗毒湯

❷浮腫、水泡など湿潤傾向 ⇒ ＋越婢加朮湯

❸肥厚、苔癬化（丘疹、結節）⇒ ＋通導散 or 大黄牡丹皮湯

❹膿疱（硬結）形成 ⇒ ＋排膿散及湯

8 皮膚瘙痒症

Ⓐ老人性皮膚瘙痒症

[base：当帰飲子]

Ⓑ肛門瘙痒症、陰部瘙痒症

[base：消風散]

❶一般に ⇒ ＋乙字湯

❷腟真菌などによるもの ⇒ ＋竜胆瀉肝湯（一貫堂）

9 炎症性角化症(扁平苔癬、乾癬、毛孔性紅色粃糠疹)

> base:大黄牡丹皮湯合桂枝茯苓丸 or 通導散合桂枝茯苓丸

❶扁平苔癬、毛孔性苔癬 ⇒ ＋薏苡仁
❷乾癬、毛孔性紅色粃糠疹 ⇒ ＋竜胆瀉肝湯(一貫堂)
❸乾癬(免疫力低下) ⇒ ＋補中益気湯
❹食毒の改善に ⇒ ＋防風通聖散
❺膿疱性乾癬 ⇒ ＋十味敗毒湯合排膿散及湯

10 疣贅(伝染性軟属腫、青年性扁平疣贅、尋常性疣贅、老人性疣贅)

> base:薏苡仁 or 麻杏薏甘湯 or 麻杏薏甘湯加薏苡仁

❶難治性(老人性、糸状)(瘀血)によるもの ⇒ ＋桂枝茯苓丸
❷伝染性軟属腫、老人性疣贅(免疫力低下) ⇒ ＋補中益気湯

11 痤瘡(にきび)

Ⓐ一般に

> base:荊芥連翹湯

❶膿疱形成 ⇒ ＋排膿散及湯
❷便秘傾向のもの ⇒ ＋桃核承気湯
❸膿疱形成(発赤、充血、熱感強い時) ⇒ ＋十味敗毒湯合黄連解毒湯
❹毛孔性角化、ケロイド(瘢痕) ⇒ ＋大黄牡丹皮湯加薏苡仁
　　　　　　　　　　　　　　or 桂枝茯苓丸加薏苡仁
❺月経前増悪するもの ⇒ ＋加味逍遙散

Ⓑ発育不全型

> base: 当帰芍薬散合補中益気湯 or 五積散合補中益気湯

12 酒皶…持続的毛細血管の拡張

> base:荊芥連翹湯合桂枝茯苓丸 or 荊芥連翹湯合通導散(便秘症)

❶難治性の者 ⇒ ＋防風通聖散

13 膿皮症

Ⓐ癤腫症（フルンクロージス）

　　base：荊防敗毒散（煎）or 十味敗毒湯

　❶初期（発熱、悪寒、局所発赤、腫脹、疼痛）⇒ ＋葛根湯加桔梗石膏

　❷炎症症状強い時 ⇒ ＋大黄牡丹皮湯 or 黄連解毒湯

　❸硬結形成（化膿、排膿期）⇒ ＋千金内托散（煎）
　　　　　　　　　　　　　　or 十全大補湯合排膿散及湯

　❹疲労、倦怠感があって治りにくいもの ⇒ ＋補中益気湯

Ⓑ尋常性毛瘡

　　base：荊防敗毒散（煎）or 十味敗毒湯

　❶炎症の強いとき ⇒ ＋黄連解毒湯

　❷尋常性毛瘡で、難治性、再発を繰り返すもの
　　⇒ base：荊芥連翹湯合補中益気湯合防風通聖散

Ⓒ汗腺膿瘍、伝染性膿痂疹

　　荊防敗毒散（煎）合補中益気湯 or 十味敗毒湯合補中益気湯

14 帯状ヘルペス

Ⓐ初期…紅軍を伴う小水泡が帯状に配列、群生するとき

　　base：桃核承気湯合越婢加朮湯

　❶紅斑、発赤強い時 ⇒ ＋黄連解毒湯

Ⓑ亜急性期以後

　…膿疱化し、びらん、壊死性痂皮形成、神経痛様疼痛が残るとき

　　base：通導散合竜胆瀉肝湯（一貫堂）

　❶体力、免疫力低下に ⇒ ＋補中益気湯

　❷神経痛様疼痛に ⇒ ＋麻黄附子細辛湯

　❸外用に ⇒ 紫雲膏

15 褥瘡（床ずれ）

　　base：十全大補湯 or 補中益気湯合芎帰調血飲第一加減（煎）

15 皮膚科疾患

❶外用 ⇒ 紫雲膏

16 凍瘡

base：当帰四逆加呉茱萸生姜湯合桂枝茯苓丸

17 静脈瘤症候群（うっ滞性皮膚炎）

base：芎帰調血飲第一加減（煎）or 桂枝茯苓丸合当帰芍薬散

❶浮腫、疼痛 ⇒ ＋麻杏甘石湯

❷便秘症、熱証 ⇒ ＋大黄牡丹皮湯

❸炎症性湿疹 ⇒ ＋温清飲 or 竜胆瀉肝湯（一貫堂）

18 多汗症（腋臭症）

base：防已黄耆湯

19 尋常性白斑、円形脱毛症

base：大柴胡湯合加味逍遙散

❶難治性（瘀血によるもの）⇒ ＋桂枝茯苓丸 or 大黄牡丹皮湯（便秘症）

20 肝　斑

base：加味逍遙散 or 桂枝茯苓丸

❶冷え症 ⇒ ＋当帰芍薬散

❷熱証 ⇒ ＋温清飲 or 竜胆瀉肝湯（一貫堂）

❸便秘症 ⇒ ＋通導散 or 大黄牡丹皮湯

21 血管炎

base：通導散 or 大黄牡丹皮湯

❶出血性炎症に対して ⇒ ＋黄連解毒湯

❷滲出性炎症に ⇒ ＋麻杏甘石湯

❸慢性炎症性出血に ⇒ ＋温清飲 or 竜胆瀉肝湯（一貫堂）

22 結節性紅斑様発疹

base：荊芥連翹湯合越婢加朮湯

❶難治性（瘀血によるもの）⇒ ＋桂枝茯苓丸 or 大黄牡丹皮湯（便秘症）

23 天疱瘡

Ⓐ**寒証型**

base：芎帰調血飲第一加減（煎）or 桂枝茯苓丸合当帰芍薬散

Ⓑ**熱証型**

通導散合桂枝茯苓丸 or 大黄牡丹皮湯合桂枝茯苓丸

24 掌蹠膿疱症

base：十味敗毒湯

❶難治性、慢性化（瘀血）に対して ⇒ ＋腸癰湯 or 大黄牡丹皮湯（便秘症）

❷外用 ⇒ 紫雲膏

25 瘢痕、ケロイド

base：通導散合桂枝茯苓丸 or 大黄牡丹皮湯合桃核承気湯

❶外用 ⇒ 紫雲膏

16 泌尿器科疾患

1 腎盂腎炎

Ⓐ **急性期**…発熱、悪寒、悪心、嘔吐、腰痛などあるとき

　　base：小柴胡湯合猪苓湯合五淋散

Ⓑ **慢性症、再発性**

　　base：竜胆瀉肝湯（一貫堂）合桂枝茯苓丸

　　❶体力、免疫力の低下したもの⇒ ＋補中益気湯

2 膀胱炎、尿道炎

Ⓐ **急性期**…頻尿、排尿痛、残尿感、尿混濁などあるとき

（軽症）

　　base：五淋散合猪苓湯

（一貫堂解毒体質）

　　base：竜胆瀉肝湯（一貫堂）合猪苓湯

　　❶血尿⇒ ＋四物湯

　　❷炎症状強い時（排尿痛、膿尿）⇒ ＋黄連解毒湯

Ⓑ **慢性症**…再発を繰り返すもの

（当帰芍薬散タイプ）

　　base：五淋散合猪苓湯

（一貫堂解毒体質）

　　base：竜胆瀉肝湯（一貫堂）合猪苓湯

　　❶体力、免疫力低下（ex. 緑膿菌感染症）⇒ ＋補中益気湯

　　❷真菌症、トリコモナス尿道炎、膀胱周囲炎⇒ ＋大黄牡丹皮湯

　　❸間質性膀胱炎⇒ ＋芍薬甘草湯合桂枝茯苓丸

　　　　　　　　or 芍薬甘草湯合芎帰調血飲第一加減（煎）

3 外傷による排尿障害…尿閉を起こしたもの

　　base：桃核承気湯

16 泌尿器科疾患

4 尿道狭窄

base：猪苓湯合桂枝茯苓丸 or 猪苓湯合大黄牡丹皮湯（便秘症）

❶頻尿、排尿痛あるとき ⇒ ＋五淋散

5 前立腺肥大症、慢性前立腺症候群

base：大黄牡丹皮湯加薏苡仁

❶排尿障害 ⇒ ＋猪苓湯

❷頻尿、夜間排尿 ⇒ ＋八味丸

❸尿線無力、二段排尿 ⇒ ＋補中益気湯

6 尿路結石

結石のできやすい体質を改善する

base：竜胆瀉肝湯（一貫堂）

❶排尿障害 ⇒ ＋猪苓湯

❷疼痛（側腹部痛、腎部痛）⇒ ＋大建中湯

❸血尿 ⇒ ＋芎帰膠艾湯

7 膀胱尿管逆流現象

base：柴胡桂枝湯 or 四逆散

❶発育不良 ⇒ ＋八味丸合補中益気湯

8 神経因性膀胱

（先天性）

base：八味丸合補中益気湯

（後天性外傷性）

base：治打撲一方 or 通導散 or 桃核承気湯 or 大黄牡丹皮湯

❶慢性化した者 ⇒ ＋疎経活血湯

❷手術後（膀胱尿管逆流、残尿量増加、尿失禁）⇒ ＋補中益気湯

9 無緊張膀胱

Ⓐ脊髄振盪後…尿閉、尿失禁

　base：桃核承気湯

Ⓑ術後、脊髄麻痺

　base：補中益気湯

　　❶利尿障害に⇒＋八味丸

　　❷慢性難治性⇒＋通導散合桂枝茯苓丸

Ⓒ脳卒中（脳血栓、脳出血など）後の無抑制神経因性膀胱

（ボケ傾向の者）

　base：続命湯（煎）

（酒飲みの者）

　base：疎経活血湯

10 膀胱機能障害

Ⓐ緊張亢進型（過敏膀胱、膀胱神経症）

　base：桂枝加芍薬湯（小建中湯）or 加味逍遙散

　　❶冷え症、頻尿、排尿痛など⇒＋当帰芍薬散

　　❷口渇があり、尿が濃く赤いとき⇒＋五淋散 or 猪苓湯

　　❸イライラ、緊張感強い時⇒＋加味逍遙散

Ⓑ緊張低下型（膀胱アトニー）…遷延性排尿、尿線無力、二段排尿

　base：補中益気湯

　　❶老人で夜間排尿、神経反射の低下のあるもの⇒＋八味丸

11 精巣炎、精巣上体炎、精管精嚢炎、前立腺炎、前立腺周囲炎

Ⓐ炎症症状が軽いとき

　base：五淋散合猪苓湯

　　❶慢性化、再発傾向⇒＋桂枝茯苓丸

　　❷体力低下した者⇒＋補中益気湯

Ⓑ炎症症状が強いとき

16 泌尿器科疾患

> base：竜胆瀉肝湯（一貫堂）

❶急性期（発熱、腫脹、疼痛）⇒ ＋小柴胡湯
❷化膿期（膿汁排出）⇒ ＋大黄牡丹皮湯合排膿散及湯
❸慢性化、再発傾向 ⇒ ＋腸癰湯合桂枝茯苓丸or大黄牡丹皮湯（便秘症）
❹体力の低下したもの ⇒ ＋補中益気湯

12 陰嚢水腫

> base：五苓散合半夏厚朴湯

17 耳鼻咽喉科疾患

1 扁桃腺炎、扁桃周囲炎、咽頭炎

A 急性期…発熱、頭痛、咽痛などある時

　　　base：駆風解毒湯（煎）加桔梗石膏 or 葛根湯加桔梗石膏
　　　or 清涼散加減（煎）

　　❶胃腸障害あるとき ⇒ ＋小柴胡湯 or 大柴胡湯（便秘症）
　　❷炎症症状強いとき ⇒ ＋小柴胡湯合黄連解毒湯

B 慢性反復性扁桃腺炎

　　　base：柴胡清肝散（小児）or 荊芥連翹湯（成人）

　　❶炎症症状強い時 ⇒ ＋桔梗石膏
　　❷体力ないとき ⇒ ＋補中益気湯

2 耳下腺炎

　　　base：葛根湯加桔梗石膏 or 駆風解毒湯（加桔梗石膏）（煎）

　　❶胃腸障害あるとき ⇒ ＋小柴胡湯 or 大柴胡湯（便秘症）

3 外耳炎

　　　base：葛根湯

　　❶炎症症状強いとき ⇒ ＋桔梗石膏 or 排膿散及湯

4 中耳炎

A 急性期…発熱、鼓膜の発赤、耳痛等ある時

　　　base：葛根湯

　　❶膿性耳漏ある時 ⇒ ＋桔梗石膏（炎症強）or 排膿散及湯（炎症弱）
　　❷希薄な膿性耳漏ある時 ⇒ ＋薏苡仁
　　❸胃腸障害ある時 ⇒ ＋小柴胡湯 or 大柴胡湯（便秘症）

B 慢性期

　　鼓膜穿孔、難聴、耳漏ある時

17 耳鼻咽喉科疾患

> base：小柴胡湯 or 大柴胡湯(便秘症)

❶膿性耳漏 ⇒ ＋桔梗石膏

❷膿汁排出不充分の時 ⇒ ＋排膿散及湯

膿性、粘液性耳漏が止まらない者、再発を繰り返す者

> base：千金内托散(煎) or 柴胡清肝散合補中益気湯

❶膿性耳漏 ⇒ ＋桔梗石膏(濃い膿)or 排膿散及湯

❷難治性(瘀血による)の者 ⇒ ＋桂枝茯苓丸 or 大黄牡丹皮湯(便秘症)

Ⓒ滲出性中耳炎

アレルギー性により滲出液の貯留する者

> base：小青竜湯

❶寒証型(薄い透明の液が貯留) ⇒ ＋麻黄附子細辛湯 or 附子

❷熱症型(黄色の液が貯留) ⇒ ＋麻杏甘石湯

カゼ、上気道炎に伴う耳管狭窄を伴うもの

> base：小柴胡湯合半夏厚朴湯

❶滲出液貯留に対して ⇒ ＋苓桂朮甘湯 or 五苓散

扁桃腺、アデノイド肥大によるもの

> base：柴胡清肝散(一貫堂)合小柴胡湯

❶難治性のもの ⇒ ＋桂枝茯苓丸 or 大黄牡丹皮湯(便秘症)

5 耳管狭窄症

> base：小柴胡湯

❶カゼの後の耳閉塞感 ⇒ ＋香蘇散

❷滲出液貯留によるもの ⇒ ＋苓桂朮甘湯

6 急性鼻炎

> base：葛根湯加川芎辛夷

❶粘液性鼻漏 ⇒ ＋桔梗石膏

❷水様性鼻漏 ⇒ ＋薏苡仁

7 慢性鼻炎

> base：荊芥連翹湯

❶粘膜の腫脹、肥厚（肥厚性鼻炎）⇒ ＋桂枝茯苓丸
　　　　　　　　　　　　　　　　or 大黄牡丹皮湯（便秘症）

❷うっ血性鼻炎 ⇒ ＋桂枝茯苓丸合四物湯

8 アレルギー性鼻炎

> base：小青竜湯

❶寒証型（クシャミ、鼻水、鼻粘膜蒼白）⇒ ＋附子 or 麻黄附子細辛湯
❷熱証型（鼻閉、鼻粘膜発赤、腫脹）⇒ ＋麻杏甘石湯

体質改善 ⇒ 当帰芍薬散合補中益気湯

9 慢性副鼻腔炎

Ⓐ蓄膿型（鼻漏型）…膿の溜まっている者はまず下記処方で排膿する

> base：葛根湯加川芎辛夷＋桔梗石膏（炎症の強いとき）

> or：葛根湯加川芎辛夷合排膿散及湯

Ⓑポリープ型（鼻閉型）…鼻閉塞の強いもの

> base：辛夷清肺湯

❶難治性（瘀血による）⇒ ＋桂枝茯苓丸 or 大黄牡丹皮湯（便秘症）

Ⓒ体質改善

> base：荊芥連翹湯

❶再発を繰り返す者 ⇒ ＋葛根湯加川芎辛夷合桂枝茯苓丸
　　　　　　　　　　or 大黄牡丹皮湯（便秘症）

❷化膿性炎症に対して ⇒ ＋排膿散及湯
❸体力低下、気虚 ⇒ ＋補中益気湯

10 鼻出血

Ⓐ急性期（特発性）

> base：三黄瀉心湯（冷服させる）

❶急性で止まらないとき ⇒ ＋桃核承気湯

❷反復性の出血 ⇒ ＋芎帰膠艾湯

Ⓑ再発性（小児の反復性出血）

base：柴胡清肝散合桂枝茯苓丸 or 竜胆瀉肝湯合桂枝茯苓丸

❶疲れやすいもの ⇒ ＋補中益気湯

Ⓒ月経時の代償性出血

base：竜胆瀉肝湯（一貫堂）合桂枝茯苓丸

❶体質改善、予防 ⇒ ＋加味逍遙散 or 小柴胡湯合四物湯

11 乳児の鼻閉塞

base：麻黄湯

12 嗄声、失声

base：小柴胡湯

❶声帯の浮腫による ⇒ ＋半夏厚朴湯

❷声帯の炎症による ⇒ ＋小陥胸湯（＝柴陥湯）合排膿散及湯

❸咳嗽によるもの ⇒ ＋麦門冬湯

13 咽喉頭異常感症…咽喉頭に異物感、圧迫感、狭窄感があるもの

base：半夏厚朴湯合小柴胡湯 or 半夏厚朴湯合大柴胡湯

14 眩暈（耳鳴り、難聴）

base：苓桂朮甘湯

❶高血圧症（脳動脈硬化症） ⇒ ＋釣藤散

❷老化現象 ⇒ ＋八味丸

❸難治性（瘀血） ⇒ ＋桂枝茯苓丸

15 鼾（いびき）

base：補中益気湯合半夏厚朴湯

18 眼科疾患

1 麦粒腫

　　base:荊防敗毒散(煎) or 十味敗毒湯

　　　❶眼瞼に発赤、腫脹、疼痛ある時 ⇒ ＋葛根湯

　　　❷膿瘍を形成した時 ⇒ ＋排膿散及湯

再発を繰り返すとき

　　base:荊芥連翹湯合桂枝茯苓丸 or 竜胆瀉肝湯(一貫堂)合桂枝茯苓丸

　　　❶体力の低下したもの ⇒ ＋補中益気湯

2 霰粒腫

　　base：排膿散及湯合桂枝茯苓丸

　　　or 排膿散及湯合大黄牡丹皮湯(便秘症)

3 眼瞼縁炎

　　base：十味敗毒湯合排膿散及湯

4 結膜炎(角膜炎)

Ⓐ**急性炎症初期**…結膜充血、眼瞼腫脹、眼脂の分泌あるとき

　　base:葛根湯加桔梗石膏

Ⓑ**急性炎症中期**…結膜充血激しいとき

　　base:麻黄附子細辛湯

　　　❶まぶしさ、流涙ある時 ⇒ ＋苓桂朮甘湯 or 明朗飲(煎)

　　　❷眼瞼腫脹激しいとき ⇒ ＋三黄瀉心湯 or 排雲湯(煎)

Ⓒ**慢性期**…眼脂の分泌が多いとき

　　洗肝明目散(煎) or 荊芥連翹湯合排膿散及湯

　　or 竜胆瀉肝湯合排膿散及湯

Ⓓ**咽頭結膜熱、流行性角結膜炎**

　　base:銀翹散 or 葛根湯加桔梗石膏

❶結膜充血、浮腫の激しいとき ⇒ ＋越婢加朮湯

Ⓔ点状表層角膜炎を起こしたとき
　❶流涙多いとき ⇒ 収涙飲(煎) or 荊芥連翹湯合麻黄附子細辛湯
　❷流涙(軽度)、眼痛に ⇒ 明朗飲(煎) or 苓桂朮甘湯合麻黄附子細辛湯
　❸強度の眼痛に ⇒ 謝道人大黄湯(煎)加茯苓車前子滑石
　　　　　　　　 or 三黄瀉心湯合麻黄附子細辛湯

Ⓕ深層角膜炎、角膜ヘルペス、強膜炎、上強膜炎
　[base：洗肝明目散(煎) or 竜胆瀉肝湯(一貫堂)合排膿散及湯]
　❶虹彩炎(滲出性炎症)を合併するとき ⇒ ＋越婢加朮湯
　❷難治性 ⇒ ＋桂枝茯苓丸 or 大黄牡丹皮湯 or 通導散
　❸体力低下、疲れやすい者 ⇒ ＋補中益気湯

5 アレルギー性結膜炎
[base：麻黄附子細辛湯 or 小青竜湯加附子]
　❶眼に異物感、まぶしさがあるとき ⇒ ＋苓桂朮甘湯 or 明朗飲(煎)
　❷充血激しく、眼痛あるとき ⇒ ＋三黄瀉心湯
　❸結膜浮腫のあるとき ⇒ ＋越婢加朮湯

6 翼状片
[base：越婢加朮湯]
　❶難治性 ⇒ ＋桂枝茯苓丸 or 通導散(便秘症)

7 涙嚢炎
Ⓐ初期…涙嚢部に発赤、腫脹、疼痛あるとき
[base：葛根湯]
　❶涙嚢に膿が貯まるとき ⇒ ＋桔梗石膏 or 排膿散及湯
Ⓑ亜急性～慢性期…慢性的に流涙し、涙嚢より逆流するもの
[base：千金内托散(煎) or 十全大補湯合排膿散及湯]
[　　or 荊芥連翹湯合補中益気湯合排膿散及湯]

❶鼻涙管狭窄に対して ⇒ ＋通導散合桂枝茯苓丸

8 ぶどう膜炎（虹彩炎、虹彩毛様炎、脈絡膜炎）

base：洗肝明目散（煎）合桂枝茯苓丸

or 竜胆瀉肝湯（一貫堂）合排膿散及湯

9 緑内障

開放隅角、閉塞隅角ともに眼圧を下げる

base：越婢加朮湯合五苓散

❶正常眼圧緑内障 ⇒ ＋補中益気湯

10 白内障

base：十全大補湯合防風通聖散（老人性）

❶糖尿病性 ⇒ ＋竜胆瀉肝湯（一貫堂）

11 中心性網膜炎

base：五苓散合苓桂朮甘湯

❶浮腫が高度のとき ⇒ ＋越婢加朮湯

❷ストレスによるもの ⇒ ＋加味逍遙散 or 四逆散

❸難治性 ⇒ ＋桂枝茯苓丸 or 通導散（便秘症）

12 網膜剥離

base：五苓散

13 眼底出血

[A]急性期

base：三黄瀉心湯（冷服させる）or 黄連解毒湯

[B]亜急性期以後

base：竜胆瀉肝湯（一貫堂）

18 眼科疾患

❶ 止血作用 ⇒ ＋芎帰膠艾湯
❷ 慢性、難治性 ⇒ ＋桂枝茯苓丸 or 通導散（便秘症）

14 糖尿病性網膜症

base：竜胆瀉肝湯合桂枝茯苓丸 or 竜胆瀉肝湯合通導散（便秘症）

15 ベーチェット病（眼症状）

Ⓐ 虹彩毛様体型

base：洗肝明目散（煎）or 竜胆瀉肝湯（一貫堂）合排膿散及湯

❶ 難治性、炎症吸収後 ⇒ ＋通導散合桂枝茯苓丸

Ⓑ 脈絡網膜炎型

base：洗肝明目散（煎）or 竜胆瀉肝湯（一貫堂）合排膿散及湯

❶ 眼底出血 ⇒ ＋三黄瀉心湯 or 黄連解毒湯
❷ 脈絡網膜炎型で炎症症状の激しい時 ⇒ ＋麻杏甘石湯 or 越婢加朮湯
❸ 炎症の吸収後 ⇒ ＋通導散合桂枝茯苓丸

16 シェーグレン症候群

base：芎帰調血飲第一加減（煎）or 桂枝茯苓丸合当帰芍薬散

17 眼精疲労、弱視

base：補中益気湯

19 精神科疾患

1 神経症

A 解毒証体質の者
- base：荊芥連翹湯

B イライラ、怒りっぽい、訴えの多い者
- base：加味逍遙散

C 不安神経症、心臓神経症
- base：苓桂朮甘湯加牡蛎 or 柴胡加竜骨牡蛎湯

D 強迫神経症、恐怖症
- base：柴胡加竜骨牡蛎湯
  - ❶ 難治性のもの ⇒ ＋通導散

E ヒステリー神経症、胃腸神経症
- base：甘麦大棗湯
  - ❶ 胃腸神経症に ⇒ ＋半夏瀉心湯

2 心身症

- base：四逆散 or 分心気飲（煎）
  - ❶ うつ傾向 ⇒ ＋半夏厚朴湯合香蘇散
  - ❷ 心悸亢進 ⇒ ＋苓桂朮甘湯加牡蛎
  - ❸ イライラ、怒りっぽい、興奮しやすい者、顔面紅潮、不眠などあるもの ⇒ ＋黄連解毒湯 or 三黄瀉心湯（便秘症）
  - ❹ ヒステリー反応に ⇒ ＋甘麦大棗湯
  - ❺ 神経性胃炎による胃痛に ⇒ ＋柴胡桂枝湯
  - ❻ 胃腸神経症 ⇒ ＋半夏瀉心湯
  - ❼ 難治性 ⇒ ＋桂枝茯苓丸 or 大黄牡丹皮湯（便秘症）
  - ❽ 不眠症 ⇒ ＋抑肝散加陳皮半夏
  - ❾ 神経性不食症 ⇒ ＋加味帰脾湯

3 抑うつ状態

Ⓐ 軽症

base：小柴胡湯合半夏厚朴湯合香蘇散 or 分心気飲（煎）

Ⓑ 難治性

base：竜胆瀉肝湯（一貫堂）合桂枝茯苓丸 or 合芎帰調血飲第一加減（煎）

❶食欲不振、易疲労性 ⇒ ＋補中益気湯

4 躁鬱病、統合失調症

base：通導散合桂枝茯苓丸 （熱証型）

base：芎帰調血飲第一加減加減 （寒証型）

❶イライラ、怒りっぽく、興奮しやすい者 ⇒ ＋竜胆瀉肝湯（一貫堂）

❷食欲減少、体重減少、易疲労の者 ⇒ ＋補中益気湯

5 不眠症

base：抑肝散加陳皮半夏 or 温胆湯（煎）

❶驚きやすく、心悸亢進するもの ⇒ ＋柴胡加竜骨牡蛎湯

❷のぼせ、イライラ、興奮しやすい者 ⇒ ＋黄連解毒湯 or 三黄瀉心湯

❸神経性胃炎（腸鳴、下痢）⇒ ＋半夏瀉心湯合甘麦大棗湯

6 老年痴呆

base：当帰芍薬散

❶健忘症、あくび、体力低下を伴う者 ⇒ ＋補中益気湯

❷高血圧症、脳動脈硬化症 ⇒ ＋釣藤散

❸脳出血、脳梗塞の予防 ⇒ ＋通導散合桂枝茯苓丸

❹脳出血後のボケ ⇒ ＋続命湯（煎）

❺便秘症 ⇒ ＋桃核承気湯 or 麻子仁丸（老人で腸管が乾燥する者）

7 てんかん

base：甘麦大棗湯

❶体質改善 ⇒ ＋小柴胡湯合桂枝加芍薬湯

20 歯科疾患

1 歯髄炎、歯周炎

Ⓐ発病初期

base：葛根湯

- ❶炎症症状強いとき ⇒ ＋桔梗石膏
- ❷化膿性炎症に ⇒ ＋排膿散及湯
- ❸化膿性炎症の強いとき ⇒ ＋大黄牡丹皮湯

Ⓑ炎症の峻烈な時期

急性漿液性歯髄炎

base：立効散

急性化膿性歯髄炎、急性化膿性歯周炎

base：加味清胃散（煎）or 大黄牡丹皮湯合排膿散及湯

Ⓒ慢性歯周炎（歯槽膿漏）

base：甘露飲（煎）or 滋陰降火湯合茵蔯蒿湯

- ❶化膿性炎症の激しいとき ⇒ ＋大黄牡丹皮湯合排膿散及湯（便秘症）
  　　　　　　　　　　　　or 腸癰湯合排膿散及湯
- ❷正気の虚に対して ⇒ ＋補中益気湯

2 顎関節症

base：四逆散 or 大柴胡湯去大黄

- ❶肩こりを伴うとき ⇒ ＋葛根湯 or 芍薬甘草湯
- ❷難治性 ⇒ ＋桂枝茯苓丸 or 通導散合桂枝茯苓丸（便秘症）

3 漢薬解説

漢薬解説目次

1 解表薬

① 辛温解表薬
麻黄（304）
桂枝（304）
紫蘇葉（305）
荊芥（305）
防風（305）
羌活（306）
白芷（306）
細辛（306）
生姜（306）
辛夷（307）

② 辛涼解表薬
柴胡（307）
葛根（307）
升麻（308）
薄荷（308）
牛蒡子（308）
蟬退（308）

2 清熱薬

① 清熱瀉火薬
石膏（309）
知母（309）
山梔子（309）
竹葉（310）
黄連（310）
黄芩（310）
黄柏（311）
竜胆（311）
苦参（311）

③ 清熱解毒薬
金銀花（312）
連翹（312）

④ 清熱涼血薬
生地黄（312）
牡丹皮（312）
紫根（313）

3 利湿薬

① 利水滲湿薬
茯苓（314）
猪苓（314）
沢瀉（314）
防已（315）
薏苡仁（315）
木通（315）
車前子（315）
滑石（316）
茵蔯蒿（316）

② 逐水薬
檳榔子（316）

③ 芳香化湿薬
厚朴（316）
蒼朮（317）
縮砂（317）

④ 祛風湿薬
独活（317）
威霊仙（318）

4 祛寒薬

① 温裏祛寒薬
乾姜（319）
呉茱萸（319）
蜀椒（320）
附子（320）
肉桂（320）

② 温経散寒薬（320）

5 理気薬

陳皮（321）
枳実（321）
厚朴（316）（321）
香附子（321）
木香（322）

烏薬（322）

6 理血薬

① 活血薬
川芎（323）
延胡索（323）
益母草（323）

② 破血（逐瘀）薬
桃仁（324）
紅花（324）
蘇木（325）
牛膝（325）

③ 止血薬
艾葉（325）

7 瀉下薬

① 攻下（寒下）薬
大黄（326）
芒硝（326）

② 潤腸薬
麻子仁（326）

8 化痰止咳薬

① 清化熱痰薬
貝母（327）
栝楼仁（327）
天花粉(栝楼根)（327）

② 温化寒痰薬
半夏（328）
桔梗（328）

③ 止咳平喘薬
麻黄（304）（329）
杏仁（329）
蘇子（329）
桑白皮（329）

9 補養薬

① 補気薬
人参（330）
黄耆（330）
白朮（331）
山薬（331）
炙甘草（甘草）（331）
大棗（332）

② 補陽薬
杜仲（332）

③ 補血薬
(熟)地黄（332）
当帰（333）
芍薬(白芍)（333）
阿膠（334）

④ 補陰薬
麦門冬（334）
天門冬（334）

10 固渋薬

山茱萸（335）
五味子（335）

11 熄風鎮痙薬

釣藤鈎（336）
天麻（336）

12 安神薬

牡蛎（337）
竜骨（337）

1 解表薬

　漢方では外感病(感染症)の場合、外邪が外から身体を犯し、表から裏へと進行すると考える。感染症の初期にみられる悪寒、発熱、頭痛、強項、四肢痛、無汗、脈浮など身体外表の症状を表証と呼ぶ。初期に表にある外邪を除く治療を解表法という。表証を大別して、風寒表証(表寒)と風熱表証(表熱)に分ける。表寒に対する治療法を辛温解表法、表熱に対する治療法を辛涼解表法と呼ぶ。解表法は外邪を汗によって外へ追い出すと考えて、発汗療法が主体になる。

1 辛温解表薬

　風寒表証を治療する。

麻黄(まおう)

　❶**発汗解表、鎮痛作用(散寒解表)**…体を温めて発汗解表する。
　⇒＋桂枝　ex：葛根湯、麻黄湯
　❷**利水作用(利水消腫)**…利水作用により体の過剰な水分を除き浮腫を治す。⇒＋石膏　ex：麻杏甘石湯、越婢加朮湯
　❸**鎮咳作用、気管支拡張作用(宣肺平喘)**…気管支を拡張するエフェドリン類似作用と鎮咳作用がある。⇒＋甘草、杏仁　ex：麻杏甘石湯
　(**副作用**)発汗過多、動悸、不眠、尿閉、胃腸障害

桂枝(けいし)

　❶**発汗解表作用(散寒解表)**…発汗作用は弱い。悪寒発熱、感冒、頭痛、身体痛に、体を温めて皮膚の血行を良くして発汗する。
　⇒＋生姜　ex：桂枝湯、五積散
　❷**血行を良くし、四肢・頭部を温めて痛みを止める(温経止痛)**…四肢、頭部の冷えて痛むものを治す。⇒＋附子　ex：桂枝附子湯
　❸**血行を良くして、駆瘀血作用を助ける(活血作用、行血通経)**
　⇒＋桃仁、牡丹皮　ex：桂枝茯苓丸、桃核承気湯
　❹**血行を良くして利尿作用を助ける(行水消腫)**

ⓐ尿不利、口渇、浮腫を治す⇒＋白朮、茯苓　ex：五苓散

ⓑ強心利尿作用、脳貧血を治す　⇒＋甘草、白朮、茯苓　ex：苓桂朮甘湯

紫蘇葉(しそよう)

❶発汗解表(散寒解表)…発汗作用は麻黄、桂枝のように強くはない。⇒＋荊芥、防風、羌活　ex：荊防敗毒散

❷健胃作用、止嘔作用(健胃止嘔)…胃腸を整え、消化を助け、食欲を増し、嘔吐を止める。⇒＋半夏　ex：半夏厚朴湯

❸鎮咳、去痰、利水作用(去痰止咳)…肺や気道の浮腫を除き、鎮咳去痰を助ける。⇒＋半夏、陳皮　ex：蘇子降気湯

❹抗うつ作用、安胎作用…精神的ストレスからくる胸・脇・腹痛を治す。⇒＋香附子、当帰、川芎　ex：紫蘇和気飲

❺魚介類の中毒を治す…生姜を配合して大量(30g位)用いる。

荊芥(けいがい)

❶発汗解表作用(散寒解表)…発熱、頭痛、鼻閉、咽頭痛、結膜炎などに用いる。

ⓐ風寒表証(悪寒を伴うとき)⇒＋防風、生姜　ex：荊防敗毒散

ⓑ風熱表証(熱感を伴うとき)⇒＋薄荷、柴胡　ex：銀翹散

❷咽痛を治す作用…咽頭炎、扁桃腺炎に用いる。⇒＋桔梗、甘草

❸止血作用(去瘀止血)…荊芥炭を用いる。

❹止痒作用(宣毒透疹)⇒＋防風、薄荷　ex：消風散

防風(ぼうふう)

❶発汗解表作用(散寒解表)…風寒表証を発汗して除く。

⇒＋荊芥　ex：荊防敗毒散

❷利水、鎮痛作用(去湿止痛)

ⓐ風湿による関節や筋肉の痛みを治す。

⇒＋蒼朮、薏苡仁　ex：桂枝芍薬知母湯

ⓑ頭痛を治す。⇒＋川芎、白芷　ex：川芎茶調散

❸止瀉作用…下痢、腹痛を止める。⇒＋白朮、芍薬　ex：痛瀉要方

❹止痒作用

⇒＋荊芥、薄荷　ex：消風散

羌活(きょうかつ)

❶発汗解熱作用(散寒解表)⇒＋荊芥、防風、独活　ex：荊防敗毒散

❷利水、鎮痛作用(去湿止痛)

ⓐ風湿による関節痛や筋肉痛に用いる。

⇒＋防風、独活　ex：疎経活血湯

ⓑ頭痛に用いる。⇒＋川芎、白芷　ex：川芎茶調散

(副作用)胃を傷害して嘔吐を生じやすい。

白芷(びゃくし)

❶発汗解表(散寒解表)、利水鎮痛作用(去湿止痛)

ⓐ感冒、頭痛に用いる。⇒＋川芎、羌活、防風　ex：川芎茶調散

ⓑ風湿による関節・筋肉痛を治す。

⇒＋防風、羌活、威霊仙　ex：疎経活血湯

❷膿の軟化、排膿(消腫排膿)⇒＋黄耆、当帰、肉桂　ex：千金内托散

細辛(さいしん)

❶発汗解表作用(散寒解表)…風寒の感冒、アレルギー性鼻炎、少陰病の初発に用いる。⇒＋麻黄、附子　ex：麻黄附子細辛湯

❷鎮痛作用(去風止痛)…風寒による表在性の痛みを治す。

❸鎮咳去痰作用(去痰止咳)…寒湿痰を治す。

⇒＋半夏、乾姜、五味子　ex：小青竜湯

❹手足の冷えを温める作用(温経散寒)…冷え症を治す。

⇒＋当帰、桂枝　ex：当帰四逆湯

生姜(しょうきょう)

❶発汗解表作用(散寒解表)…風寒表証に用いる。

⇒＋桂枝　ex：桂枝湯

❷嘔吐を止める作用(温中止嘔)…胃を温めて止嘔する。

⇒＋半夏　ex：小半夏湯

❸健胃作用…食欲を増し、消化機能を亢める。

⇒＋半夏、陳皮、茯苓　ex：二陳湯

❶解表薬①辛温解表薬／②辛涼解表薬

❹鎮咳作用(化飲止咳)…気管支炎を治す。

⇒＋半夏、陳皮　ex:二陳湯

辛夷(しんい)

❶発汗解表作用(散寒解表)鼻閉を通じ、頭痛を止める(宣肺通鼻)

…風寒感冒、頭痛、鼻閉のあるもの。

⇒＋麻黄、桂枝、葛根、川芎　ex:葛根湯加川芎辛夷

❷鼻閉を通じ、頭痛を止める(宣肺通鼻)…副鼻腔炎、慢性鼻炎の鼻閉に用いる。⇒＋石膏、山梔子、黄芩　ex:辛夷清肺湯

❷辛涼解表薬

風熱表証を治療する。

柴胡(さいこ)

❶消炎解熱作用(散熱解表)…感冒やインフルエンザで悪寒、発熱或いは往来寒熱する者　⇒＋黄芩　ex:小柴胡湯

❷鎮静鎮痛作用(疎肝止痛)…側頚部、胸脇季肋部の筋肉の緊張を緩める。イライラ、緊張等精神的ストレスを除く。

⇒＋芍薬、甘草　ex:四逆散、加味逍遙散

❸脱肛、子宮脱を治す(升堤作用)

⇒＋升麻、黄耆、人参　ex:補中益気湯、乙字湯

❹マラリア熱に用いる(清胆抗瘧)　⇒＋黄芩　ex:小柴胡湯

葛根(かっこん)

❶消炎解熱作用(散寒解表)…表証(肩こり)に用いる。

⇒＋麻黄、桂枝　ex:葛根湯

❷消炎止痒作用(宣毒透疹)…麻疹、蕁麻疹に用いる。

⇒＋升麻　ex:升麻葛根湯

❸体内の脱水を防ぐ(生津止渇)…解熱作用で水分の喪失を防ぐ。

⇒＋知母、石膏

❹頚筋、背筋の痙攣を除く(潤筋解痙)…肩こりを治す。

⇒＋芍薬、甘草　ex:葛根湯

❺下痢を治す(止瀉作用)…急性細菌性腸炎に用いる。

⇒＋黄芩、黄連　ex：葛根黄連黄芩湯

升麻(しょうま)

❶消炎止痒作用(宣毒透疹)…麻疹の透疹に用いる。

⇒＋葛根　ex：升麻葛根湯

❷脱肛、子宮脱を治す(升堤作用)

⇒＋柴胡、黄耆、人参　ex：補中益気湯

❸消炎鎮痛作用(清熱解毒)…歯痛を治す。

⇒＋石膏、黄連　ex：加味清胃散

薄荷(はっか)

❶発汗解熱作用(散熱解表)…風熱表証に用いる。

⇒＋荊芥、連翹、金銀花　ex：銀翹散

❷消炎鎮痛作用(去風止痛)…血管を収縮して充血を除き、腫脹、疼痛を治す。

❸止痒作用(宣毒透疹)…⇒＋蟬退、荊芥、防風　ex：消風散

牛蒡子(ごぼうし)

❶消炎解熱作用(散熱解表)…風熱表証に用いる。

⇒＋金銀花、連翹、荊芥、薄荷　ex：銀翹散

❷止痒作用(宣毒透疹)…炎症性瘙痒を治す。

⇒＋蟬退、荊芥、防風　ex：消風散

❸消炎鎮痛作用(清喉止痛)…風熱の咽喉炎を治す。

⇒＋荊芥、防風、連翹　ex：駆風解毒湯

❹鎮咳去痰作用(去痰平喘)…風熱咳嗽に用いる。⇒＋荊芥、桔梗

蟬退(せんたい)

❶消炎解熱作用(散熱解表)…風熱表証に用いる。⇒＋薄荷

❷止痒作用(宣毒透疹)…湿疹、蕁麻疹に用いる。

⇒＋防風、荊芥、牛蒡子　ex：消風散

❸鎮痙、鎮痛作用(熄風止痙)…弱いが抗痙攣、鎮痛作用がある。

2 清熱薬

解熱、抗炎症作用のある薬物を清熱薬と呼び、熱証の治療に用いられる。

1 清熱瀉火薬

解熱作用があり、陽明病、温病の気分証に主として用いる、抗炎症性の薬物である。

石膏(せっこう)

❶消炎解熱作用(清熱瀉火)…解熱作用があるが、発汗を抑制する。発熱性の感染症で、高熱、汗出で、脈洪大に用いる。
⇒＋知母　ex：白虎湯

❷肺熱の咳嗽を治す(清肺平喘)…気道の炎症による咳嗽、呼吸困難に用いる。⇒＋麻黄、杏仁　ex：麻杏甘石湯

❸頭痛、歯痛を治す(清胃止渇)…胃熱による歯周炎、歯根炎、口内炎を治す。⇒＋黄連、生地黄、牡丹皮　ex：清胃散

❹化膿性炎症を治す(清熱化斑)…中耳炎、蓄膿症などの炎症を抑制して膿を希薄にする。⇒＋桔梗　ex：桔梗石膏

知母(ちも)

❶消炎解熱作用(清熱瀉火)…高熱、煩渇に用いる。
⇒＋石膏　ex：白虎加人参湯

❷解熱鎮静作用(滋陰退熱)…手足のほてり、口乾、盗汗、腰から下がだる痛い者に用いる。⇒＋黄柏　ex：知柏地黄丸

❸肺熱の咳嗽を治す(潤肺止咳)…呼吸器の炎症性咳嗽に用いる。⇒＋貝母　ex：二母散

❹脱水を防ぐ作用(生津止渇)…熱病による多汗などで脱水して口渇するのを防ぐ作用がある。

山梔子(さんしし)

❶消炎解熱作用(清熱瀉火)…炎症性充血を抑える。肝炎、食道炎、胃炎などに用いる。⇒＋黄連

❷止血作用(涼血止血)…動脈性の血管を収縮して止血する。

2 清熱薬 ① 清熱瀉火薬

　　　⇒＋黄連、黄芩　ex：黄連解毒湯

　　❸利胆作用（利湿退黄）…湿熱による黄疸を治す。

　　⇒＋茵蔯蒿、大黄　ex：茵蔯蒿湯

　　❹心胸部の煩熱を除く、鎮静作用（清心除煩）

　　怒りや興奮、心煩、不安を鎮める。⇒＋黄連　ex：黄連解毒湯

竹葉（ちくよう）

　　❶解熱作用（清熱瀉火）、呼吸器の炎症を抑制…熱性疾患で炎症の強いときに用いる（麻疹の肺炎）。⇒＋石膏　ex：竹葉石膏湯

　　❷消炎止嘔作用（清胃止嘔）…胃熱の嘔吐に用いる。

黄連（おうれん）

　　❶消炎解熱作用（清熱瀉火）⇒＋黄芩、黄柏、山梔子　ex：黄連解毒湯

　　ⓐ全身性の感染症

　　ⓑ身体上部の炎症…眼、舌、口内、歯牙、歯周や頭部の炎症に用いる。

　　ⓒ皮膚の炎症…日光皮膚炎、火傷、化膿性炎症に用いる。

　　ⓓ胃炎…制酸作用、胃粘膜の充血性炎症を治す作用がある。

　　⇒＋山梔子

　　ⓔ腸炎…細菌性の下痢、腸炎を治す。

　　⇒＋葛根、黄芩　ex：葛根黄連黄芩湯

　　❷消炎止血作用（清熱涼血）…細動脈を収縮して止血する。

　　⇒＋黄芩、大黄　ex：黄連解毒湯、三黄瀉心湯

　　❸化膿性炎症を治す作用（解毒医瘡）⇒＋金銀花、連翹、桔梗石膏

　　❹鎮静作用（清心瀉火）…脳の充血による精神興奮を鎮める。

　　⇒＋黄芩、黄柏、山梔子 ex：黄連解毒湯

　　❺降圧作用…若年型高血圧症に用いる。

黄芩（おうごん）

　　❶消炎解熱作用…発熱性疾患で消炎解熱する時期（少陽病）に用いる。⇒＋柴胡　ex：小柴胡湯

　　❷呼吸器の炎症に用いる（清肺止咳）…気管支炎、肺炎など呼吸器の炎症による咳嗽に用いる。⇒＋半夏、柴胡　ex：小柴胡湯

❸抗菌作用、腸炎に用いる(清腸止痢)…細菌性下痢、腸炎で腹痛、裏急後重あるものを治す。⇒＋芍薬、甘草　ex：黄芩湯

❹流産を防止する安胎作用

❺止血作用(清熱涼血)

黄柏(おうばく)

❶消炎解熱作用(滋陰降火)…陰虚の発熱(足のほてり)、骨蒸、潮熱を治す。⇒＋知母　ex：知柏地黄丸

❷消炎作用

ⓐ腸炎、下痢膿血便を治す(清腸止痢)⇒＋黄連

ⓑ下肢の炎症に用いる(清熱燥湿)⇒＋蒼朮、牛膝　ex：三妙散

❸抗化膿性炎症(解毒医瘡)…皮膚の化膿性炎症や湿熱による黄色帯下に用いる。

❹黄疸を治す(利湿退黄)⇒＋山梔子　ex：梔子柏皮湯

竜胆(りゅうたん)

❶消炎解熱作用

❷消炎作用

ⓐ黄疸を治す作用(利湿退黄)…胆嚢炎、胆肝の炎症や黄疸を治す。⇒＋山梔子、柴胡、黄芩　ex：竜胆瀉肝湯

ⓑ目、耳、腎臓、膀胱の炎症を治す作用…急性結膜炎、中耳炎、腎盂炎、膀胱炎などを治す。⇒＋山梔子、柴胡、黄芩 ex：竜胆瀉肝湯

❸化膿性炎症を治す作用…淋濁、黄色帯下に用いる。

苦参(くじん)

❶消炎解熱作用…湿疹、皮膚炎、陰部瘙痒症に用いる。
⇒＋知母、石膏　ex：消風散

❷化膿性炎症を治す作用…腸炎、下痢、赤白帯下を治す。

❸抗真菌、抗トリコモナス作用(去風殺虫)…トリコモナス腟炎、アメーバ赤痢、皮膚疾患に用いる。

2 清熱薬 ① 清熱解毒薬／② 清熱涼血薬

② 清熱解毒薬

主として化膿性炎症に用いる薬物である。

金銀花(きんぎんか)

❶**解熱作用（散熱解表）**…感染症の初期で発熱、熱感、頭痛、咽喉痛などを伴う風熱表証に用いる。⇒＋荊芥、連翹　ex：銀翹散

❷**抗化膿性炎症（解毒医瘡）**…皮膚の化膿性炎症に用いる。
⇒＋連翹、牛蒡子、蒲公英　ex：五味消毒飲

❸**出血性炎症に用いる**…赤痢の血便に黒炒して用いる。

連翹(れんぎょう)

❶**解熱作用（散熱解表）**…発熱、熱感、頭痛、咽喉痛等を伴う風熱表証に用いる。⇒＋荊芥、金銀花　ex：銀翹散

❷**抗化膿性炎症（解毒医瘡）**…皮膚化膿症など化膿性炎症に用いる。⇒＋金銀花、蒲公英

③ 清熱涼血薬

主として出血性炎症に用いて消炎止血する薬物である。

生地黄(しょうじおう)

❶**消炎解熱作用、脱水による口渇を治す作用（生津止渇）**…熱病で脱水し口渇、譫語するものに用いる。⇒＋玄参、麦門冬　ex：増液湯

❷**消炎止血作用（涼血止血）**…血熱による出血に用いる。血液の凝固を促進する。⇒＋阿膠、艾葉　ex：芎帰膠艾湯

❸**緩下作用（潤腸通便）**…腸内に水分を保ち便を軟らかくする。
⇒＋桃仁、麻子仁、杏仁　ex：潤腸湯

❹**強心利尿作用**　⇒＋桂枝、附子　ex：八味丸

❺**血糖降下作用**

牡丹皮(ぼたんぴ)

❶**消炎解熱作用（清熱涼血）**…発熱や局所の炎症に用いる。

ⓐ陰虚の発熱（手足のほてり等）に用いる。
⇒＋地黄、山茱萸　ex：六味丸

2 清熱薬 ② 清熱涼血薬

　　ⓑ**身体の熱感、イライラ、のぼせ、発汗に用いる。**
　　⇒＋柴胡、山梔子 ex：逍遙散
　❷**閉経、打撲、捻挫に用いる（活血去瘀）**…瘀血による内出血や瘀血に伴う痛みを治す。⇒＋桃仁、桂枝　ex：桂枝茯苓丸
　❸**抗化膿性炎症（去瘀消瘡）**…虫垂炎（腸癰）や皮膚化膿症（疔瘡）に用いる。⇒＋桃仁、冬瓜子　ex：大黄牡丹皮湯
　❹**消炎止血作用（涼血止血）**…炎症性の出血、熱病の出血斑、吐血、衂厥等に用いる。⇒＋犀角、地黄　ex：犀角地黄湯

紫根（しこん）
　❶**消炎解熱作用**
　❷**消炎止血作用（活血透疹）**…血熱（出血性炎症）の火傷、発疹（麻疹、皮膚炎等）に用いる。外用 ⇒＋当帰、胡麻油　ex：紫雲膏
　❸**抗化膿性炎症（解毒医瘡）**…化膿性皮膚炎を治す。

3 利湿薬

❶利水滲湿薬

利尿作用があり、体内の水分を尿として除く薬物。

茯苓（ぶくりょう）

　❶利水作用（利尿消腫）…尿量少なく水分が体内や消化管に滞り、浮腫、腹水、胃内停水、嘔吐、下痢するとき使用する。⇒＋猪苓、沢瀉、白朮　ex：五苓散

　❷消化機能を良くする作用（健脾止瀉）…消化機能が衰えて下痢をしたり、胃が痞えて苦しいときに用いる。⇒＋人参、陳皮、茯苓　ex：六君子湯

　❸めまい、心悸亢進を治す作用…胃内停水などあってめまいや心悸亢進するものを治す。⇒＋白朮、桂枝　ex：苓桂朮甘湯

　❹鎮静作用（養心安神）…不眠、動悸、不安に用いる。
　⇒＋桂枝、甘草、牡蛎　ex：苓桂朮甘湯加牡蛎、柴胡加竜骨牡蛎湯

猪苓（ちょれい）

　❶利水作用（滲湿止瀉）…胃腸管や体内の水を血中に引き込み尿として排出して下痢を止め、浮腫を治す。
　⇒＋沢瀉、白朮、茯苓　ex：五苓散、猪苓湯

　❷消炎利尿作用（利尿通淋）…腎臓結石、尿路結石、膀胱炎等のとき、腸内や体内の水分を利尿して尿量を増加させて尿の浸透圧を低下させる目的で用いる。⇒＋茯苓、沢瀉、滑石　ex：猪苓湯

沢瀉（たくしゃ）

　❶利水作用（滲湿止瀉）
　ⓐ消化管の水を尿として排出して下痢を止め、水腫を治す。
　⇒＋猪苓、茯苓 ex：五苓散
　ⓑめまいを治す。⇒＋白朮　ex：沢瀉湯

　❷消炎利尿作用（利尿通淋）…腎臓結石、尿路結石、膀胱炎などに対して、尿量を増加し尿の浸透圧を下げて治療する。

③利湿薬①利水滲湿薬

⇒＋猪苓、茯苓、滑石　ex：猪苓湯

防已(ぼうい)

❶利水作用（利尿消腫）

ⓐ浮腫、関節水腫、特に下半身の浮腫、膝関節の水腫に適する

⇒＋黄耆、茯苓　ex：防已茯苓湯

ⓑ心不全の肺水腫に用いる　⇒＋人参、桂枝、石膏　ex：木防已湯

❷関節炎、リウマチ、筋肉痛など風湿による痛みに用いる（去湿止痛）…鎮痛と抗炎症作用が強いため膝関節痛に用いられる。

⇒＋白朮、黄耆　ex：防已黄耆湯

薏苡仁(よくいにん)

❶利水作用（利尿消腫）…浮腫、関節水腫に用いる。

❷関節炎による浮腫、疼痛を治す（去湿止痛）…筋肉、関節リウマチに用いる。⇒＋麻黄、甘草、杏仁、蒼朮　ex：麻杏薏甘湯、薏苡仁湯

❸消炎排膿作用（排膿消癰）…排膿作用があり、化膿性疾患に用いる。濃い膿には桔梗石膏を、薄い膿に薏苡仁を用いる。

❹胃腸内の水を除いて下痢を止める（健脾止瀉）

⇒＋人参、白朮、茯苓 ex：参苓白朮散

❺ウィルス性疣贅、伝染性軟属腫を治す…抗ウィルス作用。

木通(もくつう)

❶消炎利尿作用（利尿通淋）…尿道炎、膀胱炎などに用いる。

⇒＋茯苓、沢瀉、車前子、滑石　ex：五淋散

❷浮腫を治す（滲湿利湿）⇒＋猪苓、沢瀉、桑白皮

車前子(しゃぜんし)

❶消炎利尿作用（利尿通淋）…尿道炎、膀胱炎などに用いる。

⇒＋茯苓、沢瀉、木通　ex：五淋散

❷浮腫を治す（利水消腫）…うっ血性心不全による水腫を治す。

⇒＋牛膝、地黄、山茱萸　ex：牛車腎気丸

❸目の充血、眼痛に用いる（清肝明目）…消炎利尿作用により角結膜炎を治す。⇒＋黄芩、菊花、決明子　ex：洗肝明目散

3 利湿薬 ①利水滲湿薬／②逐水薬／③芳香化湿薬

滑石(かっせき)

❶消炎利尿作用(利尿通淋)…尿道炎、膀胱炎、尿路結石などに用いて、尿量を増加させて治療する。⇒＋猪苓、茯苓、沢瀉　ex：猪苓湯

❷水様性の下痢を治す(滲湿止瀉)…腸粘膜保護、抗炎症、利尿作用がある。⇒＋猪苓、沢瀉、茯苓　ex：猪苓湯

❸熱性疾患で口渇、尿不利に用いる　⇒＋甘草

茵蔯蒿(いんちんこう)

❶湿熱の黄疸を治す(利湿退黄)…消炎、解熱、胆汁分泌作用で黄疸を治す。⇒＋山梔子、大黄　ex：茵蔯蒿湯

❷利尿して湿熱を治す(清熱利湿)…リンパ液の湿潤による浮腫(湿熱)を治す。⇒＋茯苓、猪苓、沢瀉　ex：茵蔯五苓散

②逐水薬

利尿作用もあるが、主に強い瀉下作用によって体内の水分を除く薬物。

檳榔子(びんろうじ)

❶利尿作用(利尿消腫)、瀉下作用(逐水)…瀉下と同時に体内、腹水、関節内の水を排出する。⇒＋大黄　ex：九味檳榔湯

❷瀉下作用(下気通便)…大腸の運動機能異常、便秘症、排便後の残った感じを治す。⇒＋大黄

❸駆虫作用(駆虫消積)

③芳香化湿薬

主に下痢、腸炎の治療に用いる薬物で、消化管の水分を吸収して利尿する。

厚朴(こうぼく)

❶腹痛、腹部膨満感を治す(破気散満)…平滑筋の痙攣を緩めるクラーレ様作用がある。

ⓐ食道、噴門、幽門、腸の痙攣を除く。

⇒＋半夏、生姜　ex：半夏厚朴湯

ⓑ大黄の瀉下作用で起きる腸の痙攣を止める。

⇒＋枳実、大黄　ex：小承気湯、大承気湯

　　❷整腸作用（温中止痛）…お腹を温めて、腹痛、腹満、嘔吐、しぶり腹を治す。⇒＋蒼朮、陳皮　ex：平胃散

　　❸気管・気管支の痙攣を緩める。気管支拡張作用（降逆平喘）…気管支炎、気管支喘息の呼吸困難に用いる。⇒＋麻黄、半夏　ex：厚朴麻黄湯

　　❹消化管の水分を除いて下痢を止める（燥湿除満）…厚朴は利水作用があり、消化管の水を除いて下痢を止める。

蒼朮（そうじゅつ）

　　❶消化管の水分を小便にとり下痢を止める（健脾止瀉）…胃腸内の水を除き、下痢を止める。⇒＋厚朴、陳皮　ex：平胃散

　　❷四肢、関節、筋肉の水を除いて痛みを止める（燥湿止痛）…風湿によって引き起こされた痛みを治す。⇒＋麻黄、石膏　ex：越婢加朮湯

縮砂（しゅくしゃ）＝砂仁

　　❶お腹を温めて下痢を止める（温脾止瀉）…寒証の者の下痢に用い、お腹を温めて下痢を止める。⇒＋蒼朮、厚朴　ex：香砂平胃散

　　❷お腹を温めて嘔吐を止める（温胃止嘔）

　　　⇒＋藿香、香附子　ex：香砂平胃散

　　❸消化管の運動をスムーズにして痛みを止める（行気止痛）

　　　⇒＋木香、人参、白朮　ex：香砂六君子湯

④祛風湿薬

皮膚、筋肉、関節など身体外表に近い部分の疼痛、痙攣、麻痺を治療する薬物。

独活（どっかつ）

　　❶風湿の関節炎に用いる（祛風止痛）…湿証、水滞の人が風にあうと風湿となり、皮膚はしびれ、筋肉は痙攣して重だるく、関節は腫れて痛む。水分を除き痛みやしびれを止める。

　　　ⓐ肩こり、肩関節周囲炎

　　　⇒＋葛根、芍薬、甘草、麻黄、桂枝　ex：独活葛根湯

ⓑ **四肢の関節痛や腰痛を治す。**
　　⇒＋防風、秦艽、杜仲、地黄　ex：独活寄生湯
　❷ **発汗解熱作用**（**散寒解表**）…風寒感冒、頭痛、身痛を治す。
　　⇒＋荊芥、防風、羌活　ex：荊防敗毒散、十味敗毒湯

威霊仙（いれいせん）
　❶ **風湿の関節痛に用いる**（**祛風止痛**）
　関節リウマチや変形性関節症の浮腫、水腫を除き、関節痛、運動障害、手足のしびれ、関節の骨の変形を治す。
　　⇒＋防風、羌活、牛膝　ex：疎経活血湯
　❷ **黄疸を治す**（**利湿退黄**）

4 祛寒薬

■1 温裏祛寒薬

主として、腹部内臓を温める作用のある薬物である。

乾姜(かんきょう)

❶お腹や肺を温める(温中祛寒)…お腹が冷えて起きる腹痛、下痢、悪心、嘔吐に用いる。

ⓐお腹を温めて下痢を止める(温脾止瀉)

⇒＋甘草、白朮、人参　ex：人参湯

ⓑお腹を温めて嘔吐を止める(温胃止嘔)

⇒＋人参、半夏　ex：乾姜人参半夏丸

ⓒお腹を温めて腹痛を止める(祛寒止痛)

⇒＋蜀椒、人参　ex：大建中湯

ⓓ肺を温めて咳を止める(温肺止咳)

⇒＋半夏、五味子 ex：小青竜湯、苓甘姜味辛夏仁湯

❷四肢、体表部(経絡)を温める

ⓐ経絡を温めて止血する(温経止血)

⇒＋四物湯　ex：芎帰調血飲第一加減

ⓑ経絡を温めて腰痛を治す。⇒＋白朮、茯苓　ex：苓姜朮甘湯

❸急性末梢循環不全、ショック、虚脱に用いる(回陽救逆)

⇒＋附子、甘草 ex：四逆湯

呉茱萸(ごしゅゆ)

❶お腹を温めて嘔吐を止める(降逆止嘔)…お腹を温めて幽門の痙攣を除き悪心、嘔吐を止める。⇒＋人参、生姜　ex：呉茱萸湯

❷お腹を温めて、頭痛、腹痛、脚痛を治す(祛寒止痛)

ⓐ胃が冷えて起きる片頭痛を治す。

⇒＋人参、生姜、大棗　ex：呉茱萸湯

ⓑ手足が冷えて起きる腰痛、腹痛。月経痛を治す。

⇒＋当帰、桂枝、細辛　ex：当帰四逆加呉茱萸生姜湯

④祛寒薬①温裏祛寒薬／②温経散寒薬

呉茱萸は制吐の半夏、温中散寒の乾姜、利水の茯苓、降気の枳実を兼ねた作用がある。

蜀椒(しょくしょう)

❶**お腹を温めて腹痛を止める(温中祛寒、散寒止痛)**…冷えによる腸管の痙攣性疼痛を止める。⇒＋乾姜、人参、膠飴　ex：大建中湯
蜀椒は胃粘膜に対する刺激が強過ぎるため、膠飴を入れてこれを緩和する。

❷**駆虫作用(駆虫消積)**…腸管の蠕動亢進や痙攣を止めるとともに回虫を麻痺させて駆虫する作用がある。

附子(ぶし)

❶**手足の末梢を温めて痛みを止める(祛寒止痛)**…血管を拡張して血行を良くし、四肢の冷えを温めて痛みを止める。
⇒＋桂枝、甘草、白朮　ex：桂枝加朮附湯

❷**強心利尿作用(温腎行水)**…身体機能が衰弱して水分代謝が低下している者に用いる。

ⓐ心不全による浮腫や、腰痛を治す。
⇒＋茯苓、沢瀉、肉桂　ex：八味丸

ⓑ下痢、腹痛、尿量減少を治す。⇒＋白朮、茯苓　ex：真武湯

❸**ショック状態に用いる(回陽救逆)**…大汗、大出血、大吐瀉の後の顔面蒼白、脈微弱、四肢厥冷、血圧低下、冷汗など急性循環不全に用いる。⇒＋乾姜、甘草　ex：四逆湯

肉桂(にっけい)：桂枝の項(p.304)を参照。

②温経散寒薬

桂枝、当帰、川芎、細辛、麻黄、附子など、主として四肢、体表の血行を良くして外表部を温める薬物である。桂枝、麻黄、細辛は辛温解表薬、当帰、川芎は活血薬、附子は温裏祛寒薬としての作用がある。

5 理気薬

　理気とは気滞を理することである。気滞は、主に機能を順調にする行気と、鬱結を開通し、逆気を下す降気の二つに分けている。しかし両者同時に見られることも多い。

陳皮(ちんぴ)

　❶食欲増進作用(健脾理気)…胃腸の運動をスムーズにする。胸の痞え、悪心、嘔吐、消化不良に用いる。⇒＋蒼朮、厚朴 ex：平胃散

　❷胃炎、気管支炎を治す(燥湿化痰)…痰は粘液であり、粘液性炎症を治すのに陳皮が用いられる。

　ⓐ胃炎を治す。⇒＋半夏、茯苓　ex：二陳湯、六君子湯

　ⓑ気管支炎を治す(湿痰咳嗽に用いる)。

　⇒＋半夏、茯苓　ex：二陳湯、参蘇飲

枳実(きじつ)

　❶胃腸の蠕動をスムーズにして不消化物を除く(破気消積)

　ⓐ消化管の蠕動を亢進して、腹満、腹痛、便秘を治す。

　⇒＋厚朴 ex：大承気湯

　ⓑ消化管のジスキネジーを治す。⇒＋芍薬、甘草、柴胡　ex：四逆散

　❷幽門痙攣を除き蠕動を亢進して溜飲を下す(瀉痰除痞)…胃内に食物が停滞して心下部が痞えて苦しいのを治す。

　⇒＋橘皮、生姜 ex：茯苓飲

　❸去痰排膿作用 ⇒＋桔梗、芍薬　ex：排膿散及湯

厚朴(こうぼく)　⇒ p.316 参照

香附子(こうぶし)

　❶気分の憂鬱な者に用いる(疎肝解鬱)…感情の抑うつ、精神的緊張を緩める。⇒＋紫蘇　ex：香蘇散

　❷気滞による疼痛を止める(行気止痛)…精神的ストレスによる胸腹の痛みや腹痛、生理痛を治す。特に胃寒気痛を治す。

　⇒＋四物湯、烏薬、延胡索　ex：芎帰調血飲第一加減

5 理気薬

❸胃の働きを良くする（健胃消食）…消化不良、食欲不振に用いる。
⇒＋砂仁、木香　ex：香砂六君子湯
❹血管を拡張して血行を良くする…狭心症や脳血管障害後遺症に用いる。⇒＋赤芍、川芎、紅花、丹参　ex：冠心Ⅱ号方加香附子木香

木香（もっこう）

❶胃腸の気滞によって起きる疼痛を止める（行気止痛）…平滑筋の痙攣を緩めて腹満、腹痛を止める。
⇒＋香附子、縮砂、藿香　ex：香砂平胃散
❷細菌性下痢の腹痛、裏急後重を治す（利腸止痢）…大腸炎に用いる。⇒＋黄連、黄芩、芍薬、甘草、大黄　ex：行和芍薬散
❸胃の働きを良くする（健胃消食）…消化不良、食欲不振を治す。
⇒＋人参、白朮、茯苓、縮砂、陳皮　ex：香砂六君子湯
❹血管を拡張して血行を良くする…狭心症や脳血管障害後遺症に用いる。⇒＋赤芍、川芎、紅花、丹参　ex：冠心Ⅱ号方加香附子木香

烏薬（うやく）

❶寒冷によって生じる腹痛、寒疝に用いる（行気止痛）…寒冷の作用で起きる腹痛、生理痛など、平滑筋の痙攣性疼痛を治す。
⇒＋延胡索、当帰、肉桂、木香、香附子　ex：芎帰調血飲第一加減
❷食欲増進作用（健胃消食）…胃腸の蠕動を整え、腸のガスを排出する。痙攣性便秘にも用いられる。
❸血行を良くし血管を拡張して温める作用がある。脳の血流改善作用がある。…中風（脳血管障害）の後遺症に用いる。
⇒＋僵蚕、白芷、麻黄　ex：烏薬順気散

6 理血薬

❶活血薬

　血分の病気を治療する薬物を理血薬という。このうち、主に血行を良くして瘀血を除く作用がある薬を活血薬、活血化瘀薬という。

川芎(せんきゅう)

　❶血行を良くして痛みを止める（去瘀止痛）

　　ⓐ脳や頭部の血流を良くして、頭痛を治す。

　　⇒＋細辛、白芷、羌活　ex：川芎茶調散

　　ⓑ四肢の血行を良くし、しびれ、麻痺、疼痛を治す。

　　⇒＋防風、防已、羌活、威霊仙、蒼朮　ex：疎経活血湯

　　ⓒ狭心症の胸痛を治す。⇒＋丹参、赤芍　ex：冠心Ⅱ号方

　❷瘀血による月経障害を治す（活血調経）…無月経、稀発月経に用いる。⇒＋当帰、芍薬、地黄　ex：四物湯

　❸難産、後産、産後の出血に用いる（産後の子宮収縮を良くする）

　　⇒＋当帰、赤芍、桃仁、紅花、牡丹皮　ex：芎帰調血飲

延胡索(えんごさく)

　❶各種の鬱血や瘀血による痛みを治す（活血止痛）…瘀血痛（固定性の痛み）を治す。⇒＋当帰、芍薬、川芎、桃仁、我朮

　❷婦人の月経障害、月経痛を治す（活血調経）⇒＋当帰、芍薬、川芎、桃仁、紅花、牛膝、益母草　ex：芎帰調血飲第一加減

益母草(やくもそう)

　❶子宮収縮と止血作用（活血調経）…瘀血による月経不順、月経痛に用いる。⇒＋当帰、赤芍、川芎　ex：芎帰調血飲

　❷産後血滞腹痛、外傷後の瘀血による痛みを治す

　　⇒＋当帰、芍薬、香附子

　❸腎炎の浮腫、血尿に用いる…利水作用（利尿消腫）

2 破血（逐瘀）薬

　陳旧性の瘀血で腹腔内に腫瘤（癌や子宮筋腫）を形成している場合は、活血のみでは不充分であり、破血（出血）によって瘀血を逐う必要がある。これに使用する薬が破血薬である。

桃仁（とうにん）

❶**閉経、血の道症に用いる（活血通経）**…月経閉止や過少月経により生理痛や冷えのぼせ、不眠、イライラなど更年期障害様の症状を呈する時に下血して治療する。⇒＋四物湯、紅花　ex：桃紅四物湯

❷**熱病の精神異常に用いる（破血逐瘀）**…熱邪と畜血が結合して少腹が脹満し、大便が黒く、小便不利して精神異常を来す。これは駆瘀血薬で瀉下すると治る。⇒＋桂枝、大黄、芒硝　ex：桃核承気湯

❸**打撲、挫傷、捻挫、内出血による疼痛に用いる（去瘀止痛）**…内出血と組織の挫滅に使用する。

⇒＋当帰、赤芍、紅花、大黄　ex：調栄活絡湯

❹**化膿性炎症を治す（排膿消瘍）**…肛門周囲膿瘍、前立腺炎、骨盤腹膜炎など腸癰に用いる。⇒＋冬瓜子、牡丹皮、薏苡仁、大黄、芒硝　ex：大黄牡丹皮湯、腸癰湯

❺**便秘症（燥屎）に用いる（潤腸通便）**…水分が少なく便が乾燥して便秘するときに用いる。⇒＋当帰、地黄、麻子仁　ex：潤腸湯

紅花（こうか）

❶**月経異常に用いる（活血通経）**

ⓐ月経痛、無月経、月経不順に用いる。

⇒＋当帰、川芎、芍薬、紅花 ex：桃紅四物湯

ⓑ産後の瘀血に用いる。

⇒＋桃仁、当帰、益母草　ex：芎帰調血飲第一加減

❷**血行を良くして痛みを除く（散瘀止痛）**…狭心症に用いて冠血流を良くして胸痛を除く。⇒＋川芎、丹参、赤芍　ex：冠心Ⅱ号方

❸**打撲、捻挫の内出血に用いる（祛瘀療傷）**…内出血による腫脹、疼痛に用いる。⇒＋当帰、蘇木、大黄　ex：通導散

⑥理血薬 ②破血(逐瘀)薬／③止血薬

❹血行を良くし、鬱血、腫脹を除く(**活血散瘀**)…褥瘡、凍傷の予防、難治性潰瘍に用いる。

(**副作用**)月経過多、出血傾向のもの、妊婦には注意して用いる。

蘇木(そぼく)

❶月経異常に用いる(**活血通経**)…難治性、陳旧性の瘀血によるものに用いる。⇒＋紅花、大黄　ex:通導散

❷打撲、捻挫による腫脹、疼痛に用いる(**祛瘀療傷**)…内出血を除き痛みを止める。⇒＋当帰、紅花、大黄　ex:通導散

❸止血作用(**去瘀止血**)…断続的、持続的で止血剤の効かない瘀血による出血に用いる。

牛膝(ごしつ)

❶月経異常(月経痛、無月経、月経不順)に用いる(**行瘀通経**)…子宮収縮、鎮痛作用がある。⇒＋四物湯、桃仁、紅花　ex:芎帰調血飲第一加減

❷骨や筋肉を強くして腰や手足の疼痛を治す(**強筋起痿**)

ⓐ老化による腰痛を治す。⇒＋地黄、山茱萸　ex:牛車腎気丸

ⓑ打撲、捻挫による腰痛を治す。

⇒＋四物湯、桃仁、紅花　ex:調栄活絡湯

❸膀胱炎、尿道炎、尿路結石に用いる(**利尿通淋**)

❹消炎作用、抗化膿性炎症(**瀉火解毒**)

③止血薬

艾葉(がいよう)

❶止血作用(**温経止血**)…寒証、冷え症の者の出血に用いる。

⇒＋四物湯、阿膠　ex:芎帰膠艾湯

❷寒証の腹痛に用いる(**祛寒止痛**)…冷え症の生理痛に用いる。

7 瀉下薬

❶攻下(寒下)薬

寒性の下剤を用いて、腸内容物を瀉下する。

大黄(だいおう)

　　❶瀉下通便(清腸通便)…大腸を刺激し、蠕動を亢めて排便させる。

　　　⇒＋甘草、芒硝　ex：桃核承気湯

　　❷消炎作用、抗化膿性炎症(瀉火解毒)

　　ⓐ陽明病の実証(熱性疾患の便秘)に用いる。

　　　⇒＋枳実、厚朴　ex：大承気湯

　　ⓑ腸癰(肛門周囲炎、虫垂炎)や化膿性炎症を治す。

　　　⇒＋牡丹皮、冬瓜子　ex：大黄牡丹皮湯

　　ⓒ上部(顔面、口舌、歯根、咽喉、眼)の炎症を治す。

　　　⇒＋黄連、黄芩　ex：三黄瀉心湯

　　❸瘀血を去り月経を通じる(逐瘀通経)…瘀血による無月経、打撲損傷に用いる。⇒＋桃仁、紅花、蘇木　ex：桃核承気湯、通導散

芒硝(ぼうしょう)

　　❶瀉下作用、消炎作用(清腸通便)…大腸の粘膜を刺激して粘液の分泌を亢進する。胃腸実熱、大便燥結に用いる。

　　　⇒＋大黄、甘草　ex：調胃承気湯

❷潤腸薬

腸の蠕動が低下して腸管の水分が減少したために起きる老人や虚証の人の腸燥便秘に用いる。

麻子仁(ましにん)

　　❶瀉下作用(潤腸通便)⇒＋当帰、地黄、桃仁、枳殻、大黄

　　　ex：麻子仁丸、潤腸湯

8 化痰止咳薬

　漢方の鎮咳剤は、主として鎮咳薬、去痰薬を中心に配合してつくられる。咳嗽は気道の喀痰を排出する目的があるため、去痰が鎮咳よりも大切である。したがって去痰はその結果鎮咳になる。しかし、乾咳は痰がないにもかかわらず起こり、これは気道の刺激によるものである。このため鎮咳薬で抑制しなければならない。

■1 清化熱痰薬

　熱痰のため痰の量が少なく、痰が粘いものに用いる。喀痰の分泌を多くして喀出を容易にする薬物である。

貝母(ばいも)

　❶肺気道の炎症による痰を除く(化痰散結)…燥熱痰に用いる。痰の分量を増やし切れやすくする。⇒＋桔梗、甘草、紫苑　ex：四順湯

　❷粘痰があり喀出困難で咳に苦しむ者に用いる(潤肺止咳)…炎症による熱を下し、気道を潤し、痰を出やすくして咳を止める。
　⇒＋知母　ex：二母散

栝楼仁(かろにん)

　❶肺気道の炎症による痰を除く、胸痛を治す(化痰散結)…急性気管支炎、肺炎、肋膜炎の痰、咳、胸痛に用いる。
　⇒＋半夏、黄連　ex：小陥胸湯

　❷狭心症の胸痛に用いる…胸痹で臥するを得ざるもの、心痛背に徹するを治す。⇒＋薤白、半夏　ex：栝楼薤白半夏湯

　❸腸燥便秘を治す(潤腸通便)

　❹消炎排膿作用…肺膿瘍、気管支拡張症、急性乳腺炎、急性虫垂炎などに用いる。

天花粉(てんかふん)＝**栝楼根**(かろこん)

　❶消炎解熱、鎮咳作用(潤肺止咳)…気道の炎症による咳嗽に用いて、痰を潤して喀出しやすくする。

8 化痰止咳薬 ① 清化熱痰薬／② 温化寒痰薬

❷脱水を治して口渇を止める…発汗などにより脱水して口渇があり尿量減少するものに用いる。

⇒＋柴胡、黄芩、牡蛎　ex：柴胡桂枝乾姜湯

2 温化寒痰薬

主に温める作用があり、寒痰、湿痰に用いられる。

半夏(はんげ)

❶鎮咳去痰作用(去痰止咳)…半夏は中枢性の鎮咳作用(リン酸コデイン類似)と、粘液を溶解する作用があり、気道の喀痰を溶解して痰の喀出を容易にする。

ⓐ鎮咳作用…麻黄、厚朴といった気管支拡張作用の薬物を配合して痙攣性の咳嗽を治す。⇒＋麻黄、石膏　ex：越婢加半夏湯　⇒＋厚朴、茯苓　ex：半夏厚朴湯

ⓑ去痰作用…湿痰の多い咳嗽に用いる。

⇒＋陳皮、茯苓　ex：二陳湯、半夏厚朴湯

❷鎮嘔制吐作用(降逆止嘔)…半夏には中枢性、末梢性の鎮嘔作用、吃逆を止める作用がある。

ⓐ胃寒、痰飲嘔吐に　⇒＋生姜、茯苓　ex：小半夏加茯苓湯

ⓑ慢性胃炎症状を治す。

⇒＋陳皮、茯苓、人参、白朮　ex：六君子湯

桔梗(ききょう)

❶去痰作用(去痰止咳)…痰の分泌を多くして喀出しやすくする。半夏と併せて鎮咳去痰薬として用いる。

❷咽喉の炎症(咽痛)に用いて痛みを止める(宣肺利喉)

⇒＋甘草 ex：桔梗湯

❸排膿作用(排膿消癰)

ⓐ癤、癰、皮下膿瘍などに用いて排膿させる。

一般に ⇒＋枳実、芍薬　ex：排膿散及湯

炎症症状が強いとき ⇒＋石膏　ex：桔梗石膏

3 止咳平喘薬

主として咳嗽、呼吸困難に用いられるが、気管支喘息や痙攣性の咳嗽で、水分の多い多量の喀痰の出る場合(寒痰、湿痰)には、気管支筋の痙攣を緩める作用のある麻黄や厚朴に、利水作用のある薬物を配合して用いる。

麻黄(まおう)

　　詳細は p.304 を参照。

杏仁(きょうにん)

❶**利水作用、鎮咳作用(宣咳平喘)**…肺、気道の浮腫を除き、喘鳴、多痰を除き鎮咳させる。⇒＋麻黄、石膏　ex：麻杏甘石湯

❷**腸燥便秘を治す(潤腸通便)**…杏仁の脂肪油が腸を潤す。
⇒＋麻子仁、枳実、大黄　ex：麻子仁丸

蘇子(そし)

❶**利水作用、鎮咳作用(下気定喘)**…蘇子の利水作用により、気道の浮腫や痰の量を減少させて、咳嗽、呼吸困難を治す。この作用を下気(降気)という。⇒＋半夏、前胡、厚朴　ex：蘇子降気湯

桑白皮(そうはくひ)

❶**消炎、利水、鎮咳作用(瀉肺平喘)**…気道の炎症性の咳嗽、呼吸困難に用いて、消炎利尿により鎮咳する。
⇒＋麻黄、杏仁、石膏、甘草　ex：五虎湯

❷**利尿作用(利尿消腫)**…腎炎、ネフローゼ、心不全の浮腫、アレルギー性の局所性浮腫を治す。⇒＋茯苓皮、大腹皮　ex：五皮飲

9 補養薬

人体の気血陰陽の不足を補益して、いろいろな虚弱の状態を良くする薬物である。

1 補気薬

元気を補う薬物である。

人参(にんじん)

❶元気を補う(大補元気)…大出血、大発汗、吐瀉後のショック状態に用いる。⇒＋附子 ex：参附湯

❷消化吸収機能を良くして元気をつける(補脾益気)…胃腸の働きを良くして元気をつける。⇒＋白朮、茯苓、甘草 ex：補中益気湯

❸肺気を補い、息切れ自汗を治す(補肺平喘)…少し動くと自汗が出て、息切れがして動けない者に用いる。
⇒＋白朮、茯苓、甘草、蘇子、桑白皮 ex：喘四君子湯

❹体内の水分を保ち、口渇を防ぐ(生津止渇)…熱性疾患で脱水して脈が触れにくい者。⇒＋麦門冬、五味子 ex：生脈散

❺精神の安定を図る(養心安神)…体が衰弱して不安、不眠、心悸亢進して脱力感のあるものを治す。⇒＋酸棗仁、遠志 ex：加味帰脾湯

黄耆(おうぎ)

❶元気を良くし筋肉を強くする(補気升堤)…内臓下垂、アトニー、脱肛、子宮脱を治す。⇒＋柴胡、升麻 ex：補中益気湯

❷皮膚の水を利して自汗を止める(固表止汗)…疲れ易く、少し動くと発汗するというものに用いる。⇒＋防風、白朮 ex：玉屏風散

❸浮腫を除く(利尿消腫)…四肢・顔面の浮腫を除く。
⇒＋白朮、防已 ex：防已黄耆湯

❹知覚麻痺、運動麻痺を治す(利血通痺)…皮膚のしびれ感や脳出血の運動麻痺に用いる。⇒＋桃仁、紅花、当帰、川芎 ex：補陽還五湯

❺皮膚化膿症に用いる(托毒排膿)…炎症症状少なく化膿が潰れず治りにくいもの。⇒＋人参、桂枝、当帰 ex：千金内托散

白朮（びゃくじゅつ）
　❶胃腸の働きを良くする（健胃消食）…食欲を増し、消化を良くする。⇒＋人参、茯苓、甘草　ex：四君子湯
　❷急性吐瀉、胃炎を治す（健胃止瀉）…嘔吐、下痢、腹痛、胃炎を治す。⇒＋人参、乾姜　ex：人参湯
　❸利尿作用（利尿消腫）…浮腫や胃内停水、胃腸内の過剰水分を除く。⇒＋茯苓、猪苓、沢瀉　ex：五苓散
　❹表虚の自汗を止める（固表止汗）⇒＋黄耆、防已　ex：防已黄耆湯
　❺安胎の効がある…妊娠中の水腫、流産の予防に用いる。
　　⇒＋当帰、川芎　ex：当帰芍薬散

山薬（さんやく）
　❶消化器の働きを良くし、下痢を止め、体を元気にする（健脾止瀉）…胃腸が弱く食べ過ぎると下痢するもの。
　⇒＋人参、茯苓、薏苡仁　ex：参苓白朮散
　❷咳嗽や呼吸困難に用いる（潤肺止咳）…少し動くと息が切れて苦しく、よく汗が出るものに用いる。
　❸口渇を治す（生津止渇）…発汗や虚熱により脱水して口渇するものを治す。⇒＋葛根、天花粉、五味子
　❹遺精、小便頻数に用いる（益腎固精）⇒＋地黄、山茱萸　ex：六味丸

炙甘草（しゃかんぞう）
　❶胃腸の働きを良くして、体の元気を益す（益気補脾）…食欲減退し、下痢しやすいものに用いる。⇒＋人参、白朮、茯苓　ex：四君子湯
　❷心悸亢進を鎮める（益気復脈）…体内の水分が欠乏して心悸亢進、脈結代するものを治す。
　⇒＋人参、阿膠、麦門冬、地黄、桂枝　ex：炙甘草湯
　❸筋肉の痙攣や痛みを止める（緩急止痛）⇒＋芍薬　ex：芍薬甘草湯
　❹鎮静作用…精神神経の症状を緩和する。
　⇒＋大棗、小麦　ex：甘麦大棗湯
　❺消炎作用、抗化膿性炎症（解毒医瘡）…生甘草を用いる。

9 補養薬 ①補気薬／②補陽薬／③補血薬

　　　　⇒＋桔梗　　ex：桔梗湯
　　　❻咳嗽、喘息に用いる（潤肺去痰）…生甘草を用いる。
　　　　肺熱咳嗽（上気道炎、気管支炎）に用いる。⇒＋杏仁、貝母、桑葉
　　　❼緩和、解毒に用いる

大棗（たいそう）
　　　❶胃腸の働きを良くする（健脾止瀉）⇒＋人参、白朮
　　　❷鎮静作用があり、ヒステリーに用いる（養心安神）
　　　　⇒＋小麦、甘草　　ex：甘麦大棗湯
　　　❸緩和、矯味に用いる…大戟、甘遂、葶藶子などの峻下作用を緩める。⇒＋葶藶子　　ex：葶藶大棗瀉肺湯
　　　❹止血作用（補血止血）

②補陽薬

　補陽薬は主として陽虚に用いられる。気も陽であるが、陽は熱でもあり、火でもある。したがって陽虚の場合は陽が虚すから寒の症状を生ずる。つまり、気虚＋寒証となる。これを治療する薬が補陽薬である。

杜仲（とちゅう）
　　　❶老化に伴う腰痛に用いる（温腎壮陽、堅骨強腰）…腎陽虚による腰痛に用いて腰や筋肉を強くして治療する。
　　　　⇒＋牛膝、桑寄生、続断、独活、羌活　　ex：独活寄生湯
　　　❷安胎作用（固経安胎）…妊娠中の出血や切迫流産に用いる。
　　　❸降圧作用

③補血薬

　補血薬は主として血虚に用いられる。血虚とは物質の不足するもので、出血傾向のものや、月経異常、老化現象、自律神経系・内分泌系の失調を基礎にする疾患に多く見られる。

（熟）地黄（じおう）
　　　❶栄養を補い老化を防ぐ（滋腎育陰）…老化による骨、筋肉、皮膚の

萎縮や神経の反射機能を良くする。⇒＋山茱萸、山薬　ex：六味丸

❷**自律神経、内分泌の調整に働く**（**補血調経**）…下垂体－卵巣系のホルモンの失調による月経不順や不正性器出血を治す。

⇒＋当帰、川芎、芍薬　ex：四物湯

❸**脱水を防ぎ、体内を潤して、口渇を除く**（**生津止渇**）⇒＋山薬、五味子

❹**強心作用**…地黄には弱いが強心作用があり、肺水腫、うっ血性心不全に用いる。⇒＋沢瀉、茯苓、桂枝、附子　ex：八味丸

❺**腸燥便秘に用いる**（**潤腸通便**）

⇒＋当帰、桃仁、杏仁、麻子仁　ex：潤腸湯

当帰（とうき）

❶**月経異常に用いる**（**補血調経**）…血流を良くして子宮の発育を促す。子宮筋の痙攣や収縮を弛緩させる。生理不順、月経痛、閉経などを治す。⇒＋川芎、芍薬、地黄　ex：四物湯

❷**血行を良くし、四肢頭部を温める**（**温経散寒**）…活血作用。

⇒＋桂枝、細辛　ex：当帰四逆湯

❸**打撲や産後の瘀血による疼痛を治す**（**散瘀止痛**）…内出血、腫脹、疼痛に駆瘀血薬を配合して瘀血を除く。

⇒＋紅花、蘇木、大黄　ex：通導散

❹**大便を軟らかくする**（**潤腸通便**）…当帰の油分が腸内に水分を溜めて大便を軟らかくする。⇒＋桃仁、杏仁、麻子仁、大黄　ex：潤腸湯

❺**化膿性炎症、潰瘍の治療を促進する**（**排膿消癰**）…血流を良くして腫脹を除き排膿を助ける。⇒＋黄耆、人参、肉桂　ex：千金内托散

芍薬（しゃくやく）＝白芍

❶**月経不順、不正性器出血を治す**（**養血調経**）…補血、鎮痛作用がある。血虚による月経不順、不正性器出血、生理痛を治す。

⇒＋当帰、川芎、地黄　ex：四物湯

❷**筋肉の痙攣を止める**（**舒筋止痛**）…平滑筋、骨格筋の痙攣を止める。

ⓐ消化管の痙攣性疼痛や、こむら返りを止める。

⇒＋甘草　ex：芍薬甘草湯

9 補養薬 ③補血薬／④補陰薬

　　　ⓑ月経時、妊娠時の腹痛を止める。⇒＋当帰、白朮　ex：当帰芍薬散

　　❸止血作用(斂陰止血)…血管を収縮して止血する。

　　⇒＋地黄、阿膠、艾葉　ex：芎帰膠艾湯

　　❹向精神作用(柔肝止痛)…イライラ、興奮、脇痛、腹痛を治す。

　　⇒＋柴胡、枳実　ex：四逆散

阿膠(あきょう)

　　❶止血作用(凝血止血)⇒＋当帰、芍薬、地黄、艾葉　ex：芎帰膠艾湯

　　❷鎮静作用(補血安神)…熱と脱水による心煩、不眠に用いる。

　　⇒＋黄連、黄芩　ex：黄連阿膠湯

　　❸脱水を防ぐ(滋陰熄風)…熱のための発汗や、下痢、嘔吐による脱水を防ぐ。⇒＋滑石、猪苓、沢瀉　ex：猪苓湯

4 補陰薬

　主として陰虚に用いられる。陰は血を含み、陰は寒であり、水である。そして陰が虚すと熱を生じる。したがって、陰虚の症状は血虚＋熱である。このような状態のものに用いられる薬物である。

麦門冬(ばくもんどう)

　　❶乾性咳嗽に用いる(潤肺止咳)…体内が乾いて、気道の潤いがないとき(燥痰)に用いる。半夏の鎮咳を主薬とするときは、半夏の燥性を予防する意味で体を潤す薬物を加える。

　　⇒＋半夏、人参、粳米　ex：麦門冬湯

　　❷脱水を防いで体を潤す(生津止渇)…体内の水分を消耗して、脱水、口渇するとき用いる。⇒＋地黄、玄参　ex：増液湯

　　❸強心作用…発汗過多により頻脈、血圧低下などショック症状を呈する時に用いる。⇒＋人参、五味子　ex：生脈散

　　❹腸燥便秘に用いる(潤腸通便)⇒＋地黄、玄参、大黄

天門冬(てんもんどう)

　　麦門冬に作用は似ているため、同じように用いる。主に陰虚火旺、特に虚熱の咳嗽に用いられる。

10 固渋薬

　主として滑脱に用いる。滑脱とは、大便、尿、汗、精液などが漏れ出ることで、これを治す作用のある薬物をいう。

山茱萸(さんしゅゆ)

　❶**腎虚(腎陰虚、腎陽虚)を治す(益腎固精)**…遺尿、多尿、夜尿など腎気不固に対して、地黄のような補腎と同時に、山茱萸のような補腎と固渋の作用のある薬物を用いる。

　　ⓐ**腎陰虚に対して** ⇒＋地黄、山薬　ex：左帰飲、六味丸

　　ⓑ**腎陽虚に対して** ⇒＋地黄、山薬、附子、肉桂　ex：右帰飲、八味丸

　❷**気血両虚による不正性器出血、月経過多に用いる(固経止血)**

　　⇒＋地黄、当帰、芍薬

　❸**止汗作用(固表斂汗)**…病後や慢性疾患で虚脱状態になり、多汗の者に用いる。⇒＋人参、竜骨、牡蛎、芍薬

五味子(ごみし)

　❶**呼吸困難、咳嗽を治す(斂肺止咳)**…寒湿痰を伴う咳嗽に用いる。

　　⇒＋半夏、乾姜、細辛　ex：小青竜湯

　❷**止汗作用(固表止汗)**…体が虚して多汗(自汗、盗汗)の者に用いる。⇒＋人参、麻黄根

　❸**脱水を防いで口渇を止める(生津止渇)**…発汗過多で脱水してショック状態で脈結代などするときに用いる。

　　⇒＋人参、麦門冬　ex：生脈散

　❹**腎虚による遺尿、多尿を治す(益腎固精)** ⇒＋竜骨、牡蛎、附子

　❺**滲出性中耳炎に用いる**…滲出液の分泌を抑制する。

　　⇒＋茯苓、桂枝、甘草　ex：苓桂味甘湯

11 熄風鎮痙薬

　熄風は内風（体内に変化が生じて起こるもの）を鎮めることで、熄風鎮痙薬は脳や自律神経系の興奮、脳血管・神経の障害などによって生じる筋肉のひきつり、痙攣、てんかん、不眠などを鎮める作用のある薬物である。

釣藤鈎（ちょうとうこう）

　❶**鎮静、鎮痙（抗痙攣）作用（熄風止痙）**…高熱時の痙攣（熱性痙攣）、憤怒痙攣、てんかん、チック症、不眠症などを治す。
　⇒＋柴胡、茯苓、半夏、陳皮　　ex：抑肝散加陳皮半夏
　❷**降圧作用、鎮静作用（平肝潜陽）**…高血圧に伴う、頭痛、めまい、ふらつき等を治す。⇒＋菊花、防風、石膏　　ex：釣藤散

天麻（てんま）

　作用は釣藤鈎に類似する。
　❶**鎮静、鎮痙作用**…頭痛、眩暈を治す。

12 安神薬

　安神薬は精神安定作用、抗不安作用があり、精神神経症やノイローゼに用いられる。

牡蛎(ぼれい)

❶**止汗作用（固表斂汗）**…自汗、盗汗を止める。⇒＋黄耆、麻黄根

❷**鎮静作用、抗不安作用（安神定驚）**…不安神経症、心臓神経症に用いられる。動悸、不安感、不眠などの症状を鎮める。⇒＋桂枝、甘草、茯苓　ex：苓桂朮甘湯加牡蛎、柴胡加竜骨牡蛎湯

❸**鎮静、鎮痙作用（平肝潜陽）**…熱病や高血圧症によるめまい、ふらつき、痙攣を治す。⇒＋竜骨、石決明、釣藤鈎

❹**腫瘤を軟化させる（軟堅散結）**…頸部腫瘤（甲状線腫）腹部腫瘤（肝脾腫大）に用いられる。⇒＋別甲、芍薬

❺**夢精、不正性器出血、帯下等に用いる（固腎渋精）**
　⇒＋竜骨、牡蛎　ex：桂枝加竜骨牡蛎湯

❻**制酸作用** ⇒＋良姜、延胡索、小茴香、縮砂　ex：安中散

竜骨(りゅこつ)

　牡蛎と同じように用いる。

●病名・症候索引

【欧文】

ASO（閉塞性動脈硬化症）…246
Buerger 病（閉塞性血栓血管炎）…246、（当帰四逆加呉茱萸生姜湯）95
SLE…（桂枝茯苓丸）124、（通導散）209
PSS…（桂枝茯苓丸）124、（通導散）209

【あ】

アセトン血性嘔吐症…266
アトピー性皮膚炎… 232、278、（加味逍遙散）163、（十味敗毒湯）183、（通導散）209、（痒疹群）280
アレルギー性結膜炎…294
アレルギー性鼻炎…59、291、（麻黄附子細辛湯）60、（小青竜湯）61、（語録）67、（当帰芍薬散）79
悪性腫瘍…263
足の冷えとほてり…（八味丸）227
安胎…275

【い】

イライラ… 161、170、（黄連解毒湯）47、（大柴胡湯）25、（竜胆瀉肝湯）52、（慢性肝炎）54、252、（不眠症）260、（月経異常）273、（更年期障害）273、（膀胱機能障害）287、（神経症）297、（心身症）297
インフルエンザ…12、242、（麻黄湯）13、（大柴胡湯）25、（語録）33、44
息切れ…（貧血症）257
胃酸過多症…（五積散）96、（半夏瀉心湯）158
胃神経症…（慢性胃炎）249、（神経症）297、（心身症）297
胃・十二指腸潰瘍…249、（大柴胡湯）25、（竜胆瀉肝湯）52、（五積散）96、（安中散）121、（半夏瀉心湯）158、（四逆散）162、（語録）203
胃痛…（柴陥湯）25
異常分娩…（桂枝茯苓丸）124
鼾（いびき）…292
陰虚…224

【う】

陰嚢水腫…288、（防已黄耆湯）73、（半夏厚朴湯）146
陰部瘙痒症…275、280
咽喉頭異常感症…248、292、（半夏厚朴湯）146
咽頭炎…289
咽頭結膜熱…（結膜炎）293

うつ病…175、軽症の―（半夏厚朴湯）146
うっ血肝…245、（竜胆瀉肝湯）52
うっ血性心不全…224、245、（八味丸）226
うっ血性鼻炎…291
うっ滞性皮膚炎…（竜胆瀉肝湯）52
右心不全…245
運動麻痺…（十全大補湯）220、（疎経活血湯）221

【え】

易怒・興奮…170
円形脱毛症…283
炎症性角化症…281、（竜胆瀉肝湯）51
炎症性疾患…46

【お】

おたふくカゼ…265
黄色帯下…（子宮付属器炎）274
黄疸…149、（小柴胡湯）24、（慢性肝炎）54、（肝硬変）55、56、（茵蔯蒿湯）150、（語録）150、（急性肝炎）252、（胆嚢炎）252
嘔吐（症）…99、248、（大柴胡湯）25、（五積散）96、（呉茱萸湯）102、（大建中湯）117、（茯苓飲）148、（めまい）260、（発熱）266、（小児科）266
酸水の―（安中散）102、水逆の―（五苓散）76、（語録）80、（白色便下痢症）265、267、アセトン血性―266
悪心・嘔吐… 154、（小半夏加茯苓湯）155、（当帰四逆加呉茱萸生姜湯）95、（五積散）98、（半夏厚朴湯）146、（半夏瀉心

【お】～【き】

湯)157、(六君子湯)211、(慢性胃炎)249、(めまい)260、(骨盤腹膜炎)274、(習慣性流産)275
往来寒熱…(語録)32
瘀血症候群、瘀血証…(語録)122、(大黄牡丹皮湯)125、(桃核承気湯)126、(芎帰調血飲第一加減)126、(語録)132、202、(通導散)209
瘀血体質…(片頭痛)259
瘀熱…(語録)152

【か】

カゼ症候群(感冒)…12、190、242、(麻黄湯)13、(小柴胡湯)24、(柴陥湯)25、(大柴胡湯)25、(語録)33、(小青竜湯)61、(頭痛)259、(小児科)264、(中耳炎)290
　初期の─　59、(麻黄附子細辛湯)60、水太りの─(防已黄耆湯)73、軽症の─(五積散)96、98、胃腸型─242、虚弱者の─242、妊娠中の─276
回虫症…(大建中湯)101
潰瘍性大腸炎…251、(桂枝茯苓丸)124、(芎帰調血飲第一加減)127
角膜炎…293、(竜胆瀉肝湯)52
角膜ヘルペス…(角膜炎)294
過酸症…(慢性胃炎)249
過酸性胃炎…(黄連解毒湯)47、(半夏瀉心湯)158
過少月経…(月経異常)273
過多月経…(月経異常)273、(子宮筋腫)274
過敏性結腸…(四逆散)162、(加味逍遙散)163
過敏性腸症候群…250、(便秘)139、(痙攣性便秘)143、(痙攣性便秘と下痢)144、(半夏厚朴湯)146、(半夏瀉心湯)158
過敏膀胱…287
肩こり…271、(葛根湯)13、(大柴胡湯)25、(芍薬甘草湯)142、(釣藤散)206、(三叉神経痛)259、(頭痛)259、(顎関節症)299
肩手症候群…(疎経活血湯)221、(脳血管障害)258、(肩こり)271
片麻痺…(通導散)209、(脳血管障害)258
脚気様症候群…91、245
化膿性疾患…182
下腹部痛…250、(骨盤腹膜炎)274
下腹部膨満感…(加味逍遙散)163
貨幣状湿疹…278

肝硬変…252、(竜胆瀉肝湯)51、55
肝性脳症…(肝硬変)55、56
肝臓癌…(肝硬変)56
肝斑…283
間質性膀胱炎…285
寒証…(語録)107
寒厥…(語録)165
痛証…(大柴胡湯)25
関節炎…(語録)44、72、(強皮症、全身性エリテマトーデス)261、(シェーグレン症候群)262
関節炎浮腫(水腫)…(逐水作用)91、(全身性エリテマトーデス)261
関節痛…(葛根湯)13、(桂枝湯)14
関節リウマチ(RA)…261、(桂枝湯)14、(白虎加人参湯)19、(竜胆瀉肝湯)51、(越婢加朮湯)71、(桂枝茯苓丸)124、(産後)127、276
乾癬…281、(竜胆瀉肝湯)51、(桂枝茯苓丸)124、(通導散)209
　膿疱性─(十味敗毒湯)184
乾燥性皮疹…(十味敗毒湯)184
汗腺膿瘍…282
汗疱状白癬…(十味敗毒湯)184
外陰部瘙痒症…(乙字湯)237
外傷…269
外耳炎…289、(排膿散及湯)183
咳嗽…177、(半夏厚朴湯)146、(発熱)266、(小児科)266、(妊娠中のカゼ)276
　痙攣性─(鎮咳)177、(百日咳)265、(咳嗽)266、(小青竜湯加石膏)194、妊婦の─(麦門冬湯)178
顎関節症…299
眼瞼縁炎…293
眼精疲労…296
眼底出血…295、(竜胆瀉肝湯)52、(芎帰膠艾湯)198、(語録)199、203
癌…(桂枝茯苓丸)124
癌性疼痛…(桂枝茯苓丸)124、(通導散)209、(悪性腫瘍)263
癌性腹膜炎…(三和散)57
顔面神経麻痺…259

【き】

ギックリ腰…(腰痛症)271
気うつ…(更年期障害)274
気管支炎…243、(小柴胡湯)24、(柴陥湯、大

索引　病名・症候索引

339

【き】～【け】

柴胡湯)25、(語録)31、44、(小青竜湯)61、(麻杏甘石湯)71、(小児科)264
喘息様—(語録)62、64、急性—242、慢性—244、(二陳湯)177
気管支痙攣…145
気管支喘息…193、244、(小青竜湯)61、(語録)63、64、(麻杏甘石湯)71、(桂枝茯苓丸)124、(半夏厚朴湯)146、(鎮咳)177、(語録)195、(小児科)264、(産後)127、276
—の発作(小青竜湯加石膏)194
気虚…210
吃逆(しゃっくり)…250、(呉茱萸湯)102、(半夏瀉心湯)158
術後の—(補中益気湯)212
機能性胃腸症…(苓桂朮甘湯)77、(慢性胃炎)249
急性胃炎…248、(柴胡桂枝湯)26、(半夏瀉心湯)157
急性胃腸炎…(五積散)98
急性肝炎…252、(小柴胡湯)24、(語録)33、150
急性糸球体腎炎…254
—の浮腫(半夏厚朴湯)146
急性腸炎…250、(半夏瀉心湯)158
急性鼻炎…290
狭心症…245
強迫神経症…(柴胡加竜骨牡蛎湯)172、(神経症)297
強皮症…261、—の体質改善(通導散)209
強膜炎…(角膜炎)294、(竜胆瀉肝湯)52
胸郭出口症候群…(肩こり)271
胸脇苦満…(語録)34
胸水…(越婢加朮湯)71、(全身性エリテマトーデス)261
胸痛…(語録)31
胸部ヘルペス痛…(柴陥湯)25
胸膜炎…244、(小柴胡湯)24
滲出性—(越婢加朮湯)71
恐怖症…(神経症)297
虚弱体質…(疲労)260)
起立性調節障害・低血圧症…(苓桂朮甘湯)77
筋肉固縮…(パーキンソン症候群)258
筋肉痛…(葛根湯)13、(桂枝湯)14、(真武湯)79、腰背の—(芍薬甘草湯)、142(坐骨神経痛)259、(腰痛症)271
逆流性食道炎…248、(語録)50、(茯苓飲)148、(四逆散)162

【く】

くも状血管腫…(肝硬変)55
クーラー病(冷房病)…(五積散)97、(下痢)103、(疲労)260
クローン病…251、(桂枝茯苓丸)124、(芎帰調血飲第一加減)127
空腹時胃痛…(慢性胃炎)249

【け】

けいれん…(発熱)266、熱性—(痙攣性体質)268
ケロイド…284、(通導散)209
頸部リンパ腺炎…(小柴胡湯)24、(柴胡清肝散)51
血管炎…283
血脚気…(四物湯)219、(産後)276
血虚…216
血小板減少症…257、(抗ウイルス薬副作用)55、(十全大補湯)220、(悪性腫瘍)263
血性帯下…(竜胆瀉肝湯)51
血栓性静脈炎…247、(麻杏甘石湯)71
血尿…(黄連解毒湯)47、199、(猪苓湯)89、(腎炎)265、(膀胱炎)285、(尿路結石)286、(芎帰膠艾湯)198
血便…(芎帰膠艾湯)198
結節性紅斑様発疹…284
結節性痒疹…280、(通導散)209
結膜炎…293、(竜胆瀉肝湯)52
厥陰病…(語録)165
腱鞘炎…272、(桂枝茯苓丸)124
健忘症…(老年痴呆)258、298
下血…(黄連解毒湯)47、199、(胃・十二指腸潰瘍)249
下痢…159、(五苓散)76、81、(真武湯)79、119、(猪苓湯)89、(五積散)96、(人参湯)100、(貧血症)257、(発熱)266、(小児科)267
白色便—265、麻疹の—(猪苓湯)89、冷えによる—99、103、中寒の—・虚寒の—103
月経異常…273、(桂枝茯苓丸)124、(芎帰調血飲第一加減)126、(四物湯)218
月経過多…(芎帰膠艾湯)198
月経困難症…273
月経前緊張症…(加味逍遙散)163、(語録)

【け】～【し】

169、(頭痛)259
月経前期症候群…273、(柴胡桂枝湯)26
月経前期浮腫…(加味逍遙散)163、(語録)169
月経痛…(当帰芍薬散)79、(当帰四逆加呉茱萸生姜湯)95、(加味逍遙散)163、(芎帰膠艾湯)198、(温経湯)202、(月経異常)273
月経不順…216、273、(芎帰調血飲第一加減)126、(芎帰膠艾湯)198、(温経湯)202
月経閉止…(大黄牡丹皮湯)125
解毒体質…(竜胆瀉肝湯)51、(体質改善)268、(アトピー性皮膚炎)279、(膀胱炎)285、(神経症)297
限局性硬化症…261
眩暈…292、(釣藤散)206

【こ】

こむら返り…(肝硬変)55、(苓姜朮甘湯)78、(芍薬甘草湯)142
口渇…(白虎加人参湯)21、(糖尿病)255、(頭痛)259、(白色便下痢症)265、(日射病)266、(膀胱機能障害)287
　多尿の一…(八味丸)227
口内炎…248
　アフタ性一…(半夏瀉心湯)158、(ベーチェット病)262
高血圧症…246、(鎮静)170、(柴胡加竜骨牡蛎湯)172、(釣藤散)206、(慢性糸球体腎炎)254、(脳血管障害)258、(老年痴呆)258、298、(頭痛)259、(肩こり)271、(眩暈)292
　若年型一…205、(黄連解毒湯)47
　脳動脈硬化に伴う一…206
　最低血圧の高い一…208、(通導散)209
高脂血症…255、(茵蔯蒿湯)150、(糖尿病)255
高所恐怖症…(柴胡加竜骨牡蛎湯)172
高熱…19
膠原病…(竜胆瀉肝湯)51、(芎帰調血飲第一加減)126、(通導散)209
虹彩炎…295、(角膜炎)294
虹彩毛様炎…295
甲状腺機能亢進症…255、(竜胆瀉肝湯)52
甲状腺機能低下症…256
更年期湿疹…(加味逍遙散)163
更年期障害…273、(芎帰調血飲第一加減)126、(加味逍遙散)163、(通導散)209

紅斑…(全身性エリテマトーデス)261
　結節性一(ベーチェット病)262
肛門周囲炎…269、(竜胆瀉肝湯)52、(大黄牡丹皮湯)125
肛門周囲膿瘍…269、(竜胆瀉肝湯)52、(大黄牡丹皮湯)125、(排膿散及湯)183、(語録)187、188
肛門瘙痒症…270、280、(乙字湯)237
呼吸困難…193、(語録)180、(八味丸)227、(気管支喘息)244、264、(うっ血性心不全)245
骨折…(治打撲一方)127
骨粗鬆症…271、(独活寄生湯)223
骨盤腹膜炎…274、(大黄牡丹皮湯)125、(ダグラス窩膿瘍)189
固定蕁麻疹…280、(消風散)233
昆虫刺咬症…280
五十肩…271、(葛根湯)13、(芍薬甘草湯)142

【さ】

嗄声…292、(半夏厚朴湯)146
三叉神経痛…259
産褥熱…276
霰粒腫…293
坐骨神経痛…259、(苓姜朮甘湯)78、(当帰四逆加呉茱萸生姜湯)95、(芍薬甘草湯)142、(腰痛症)271
痤瘡…281、(排膿散及湯)183、(十味敗毒湯)184、膿疱性一(荊芥連翹湯)51
残尿感…(加味逍遙散)163

【し】

しびれ…(脳血管障害)258
シェーグレン症候群…262、296、(芎帰調血飲第一加減)127
弛緩性麻痺…(脳血管障害)258
色素沈着…(紫斑病)257
子宮筋腫…274、(桂枝茯苓丸)124、(通導散)209
子宮頸管炎…274
子宮脱…275、(補中益気湯)213、(産後)276
子宮内膜炎…274、(大黄牡丹皮湯)125
子宮内膜症…274、(芎帰調血飲第一加減)126
子宮付属器炎…274
子宮復古不全…(産後)276

【し】

四肢厥逆…(語録)164
四肢厥冷…(下痢)267
四肢痛…(脳血管障害)258
指掌角皮症…(逍遙散)169
歯髄炎・歯周炎…299、(大黄牡丹皮湯)125
歯槽膿漏…299、(排膿散及湯)183
失禁…(補中益気湯)212
湿疹・皮膚炎群…湿潤性―232、乾燥性―235
紫斑病…257
脂肪肝…252
脂肪太り…(肥満症)255
失声…292
出血…216、(桂枝茯苓丸)124、(四物湯)218、(慢性胃炎)249、(潰瘍性大腸炎)251、(血小板減少症)257、(血管炎)283 妊娠初期の―(桂枝茯苓丸)123、静脈性―197、動脈性―199、性器―(芎帰膠艾湯)198、痔―(竜胆瀉肝湯)52、(芎帰膠艾湯)198、静脈うっ血による―201、不正性器―(温経湯)202、脳―(老年痴呆)258、298、鼻―291、(三黄瀉心湯)47、(芎帰膠艾湯)198、(降圧)205、眼底―295、(竜胆瀉肝湯)52、(芎帰膠艾湯)198、(語録)199、203、反復性網膜硝子体―(語録)203
出血性メトロパチー…(桂枝茯苓丸)124
酒皶…281
手掌紅斑…(肝硬変)55
主婦湿疹…278、279、(温経湯)202
傷寒熱病…(桃核承気湯)125
掌蹠膿疱症…284、(十味敗毒湯)184、(通導散)209
小腸炎…250
小児ストロフルス…280、(消風散)233
少陰病…(麻黄附子細辛湯)60、(語録)165
少陽病…(語録)27、29、35
食中り…(嘔吐)266
食道アカラシア…248
食道炎…(茯苓飲)148
食道・噴門痙攣…145、(半夏厚朴湯)146、(茯苓飲)148、(四逆散)162
食道静脈瘤…(語録)58、203
食欲不振…(抗ウイルス薬副作用)55、(六君子湯)211、(低血圧症)246、(疲労)260、(悪性腫瘍)263、(嘔吐)266、(抑うつ状態)298
習慣性流産…275、(当帰芍薬散)79、87
周期性嘔吐症…266

脂漏性皮膚炎…279、(十味敗毒湯)183、235
心窩部痛…(大柴胡湯)25、(五積散)98、(人参湯)115、(四逆散)162、(慢性胃炎、胃・十二指腸潰瘍)249
心悸亢進…(苓桂朮甘湯)77、83、(補中益気湯)212、(安胎)276、(心身症)297 神経性―(柴胡加竜骨牡蛎湯)172
心筋梗塞…245
心下痞(鞕)…(半夏瀉心湯)157
心室性期外収縮…245、(柴胡加竜骨牡蛎湯)172
心身症…297、(柴胡桂枝湯)26、(柴胡桂枝乾姜湯)26、(四逆散)162、(加味逍遙散)163
心臓神経症…245、(苓桂朮甘湯)77、83、(柴胡加竜骨牡蛎湯)172、(神経症)297
心弁膜症…245
心房細動…245
心膜炎…245
神経因性膀胱…206
神経症…297、(柴胡桂枝湯)26、(柴胡桂枝乾姜湯)26、(四逆散)162、(加味逍遙散)163、(柴胡加竜骨牡蛎湯)172
神経循環無力症…(苓桂朮甘湯)77
神経性胃炎…(半夏瀉心湯)158、(慢性胃炎)249、(不眠症)260、(心身症)297
神経性不食症…(心身症)297
神経反射低下…224、(八味丸)226
進行性手掌角皮症…279
滲出性炎症…70
振戦…(パーキンソン症候群)258
自家感作性皮膚炎…278
耳下腺炎…289、(小柴胡湯)24、(語録)44
耳管狭窄症…290
耳漏…(中耳炎)289
痔核…237、269、(麻杏甘石湯)71
痔出血…(竜胆瀉肝湯)52、(芎帰膠艾湯)198、(語録)239
痔漏…270、(大黄牡丹皮湯)125、(語録)187、189
弱視…296
術後ケロイド・癒着…(桂枝茯苓丸)124、(語録)132
術後腸狭窄疼痛・便秘…(桂枝加芍薬湯)143
静脈瘤症候群…247、283
褥瘡…282、(十全大補湯)220
女性化乳房…(肝硬変)55
腎盂腎炎…285、(語録)32

腎炎…254、(全身性エリテマトーデス)261、(小児科)265
尋常性湿疹…278
尋常性白斑…283
尋常性毛瘡…282
尋常性疣贅…281
尋常性痒疹…280
蕁麻疹…280、(越婢加朮湯)71、(芎帰調血飲第一加減)127、(消風散)233
蕁麻疹様苔癬…(消風散)233

【す】

ストレス性胃痛…(胃・十二指腸潰瘍)249
膵炎…253
水逆の嘔吐…(五苓散)76、(語録)80、(白色便下痢症)265、267
水痘…264、(語録)44
頭痛…259、(五苓散)76、(降圧)205、(釣藤散)206、(扁桃腺炎)289

【せ】

精管精嚢炎…287
精巣炎…287
精巣上体炎…287
青年性扁平疣贅…281
脊柱間狭窄症…272、(独活寄生湯)223
癤腫症…282、(十味敗毒湯)183、235
接触性皮膚炎…278
切迫流産…276、(芎帰膠艾湯)198
疝痛…(冷えによる下痢)103
全身倦怠感…(低血圧症)246、(嘔吐)266
全身性エリテマトーデス…261
　—の体質改善(通導散)209
全身性硬化症…261
喘鳴…193、(小児科)266
前立腺炎…287
前立腺周囲炎…287
前立腺肥大症…286、(猪苓湯)89、(八味丸)227

【そ】

躁うつ病…(桂枝茯苓丸)124、(通導散)209

【た】

ダンピング症候群…(補中益気湯)212、249
ダグラス窩膿瘍…(語録)189
太陰病…(桂枝加芍薬湯)142
太陽病…(麻黄－桂枝)12、(語録)27
帯下…血性—(竜胆瀉肝湯)51、黄色—(子宮付属器炎)274、白色— 275、(苓姜朮甘湯)78、(当帰芍薬散)79
帯状ヘルペス…282、(竜胆瀉肝湯)51
帯状疱疹…(麻黄附子細辛湯)60
体質改善…(柴胡桂枝湯)26、(カゼ)243、(気管支喘息)244、264、(肥満・高脂血症・高血圧)245、(高脂血症・動脈硬化)246、(痛風)255、(虚弱体質)267、(解毒体質、痙攣性体質)268、(肛門周囲炎)270、(尿路結石)286、(アレルギー性鼻炎)79、291、(慢性副鼻腔炎)291、(鼻出血)292、(てんかん)298
　成人気管支喘息の—(通導散)209
　膠原病の—(通導散)209
　難治性神経症の—(通導散)209
体重減少…(抗ウイルス薬副作用)55、(甲状腺機能亢進症)255、(統合失調症)298
体力低下・易疲労・免疫力低下…(肝硬変)56、(補中益気湯)212、(強皮症、全身性エリテマトーデス)261、(子宮付属器炎)274、(安胎、産後)276、(アトピー性皮膚炎)278、279、(乾癬)281、(疣贅)281、(帯状ヘルペス)282、(腎盂腎炎)285、(膀胱炎)285、(精巣炎)287、(扁桃腺炎)289、(慢性副鼻腔炎)291、(麦粒腫)293、(角膜炎)294、(抑うつ状態)298、(統合失調症)298、(老年痴呆)298
対人恐怖症…(柴胡加竜骨牡蛎湯)172
多汗症…283、(防已黄耆湯)73、(疲労)260
立ちくらみ…(苓桂朮甘湯)77、83、(補中益気湯)212、(貧血症)257、(安胎)276
胆管炎…(竜胆瀉肝湯)51
胆石症…252、(大柴胡湯)25、(四逆散)162
　—疼痛(芍薬甘草湯)142、(四逆散)162
胆道ジスキネジー…253、(半夏厚朴湯)146、(四逆散)162
胆嚢炎…252、(大柴胡湯)25、(語録)32、33、(竜胆瀉肝湯)51、(四逆散)162
蛋白尿…(慢性糸球体腎炎)254、(ネフローゼ症候群)265

【た】~【に】

【た】

大腸炎…250
打撲…269、(治打撲一方)127、(語録)128、(通導散)208
脱肛…269、(補中益気湯)213、(乙字湯)238、(産後)276
脱水症…(五苓散)76
弾撥指…271、(桂枝茯苓丸)124

【ち】

蓄膿症…(葛根湯)14
　青年期―(荊芥連翹湯)51
腟炎…274
腟カンジダ症…274、275
腟トリコモナス症…274、275
血の道症…(芎帰調血飲第一加減)126、(頭痛)259、(肩こり)271
中寒…(語録)106
中心性網膜炎…295
中耳炎…289、(小柴胡湯)24、(排膿散及湯)183
腸管痙攣…145
腸重積…(大建中湯)101
腸チフス…(語録)40
直腸脱…(語録)237

【つ】

つわり…(小半夏加茯苓湯)155
痛風…255、(竜胆瀉肝湯)52
椎間板ヘルニア…(腰痛症)271

【て】

てんかん… 176、298、(柴胡桂枝湯)26、(痙攣性体質)268
　腹性― 267、―痙攣発作(甘麦大棗湯)176
低血圧症… 246、(苓桂朮甘湯)77、(パーキンソン症候群)258
低酸症…(人参湯)100
低体温…(不妊症)275
低蛋白血症…(補中益気湯)212
手足のほてり…(陰虚)224
手湿疹…279、(加味逍遙散)163
天疱瘡…284
伝染性軟属腫…281
伝染性膿痂疹…282

【と】

トリコモナス尿道炎…285
統合失調症…298、(桂枝茯苓丸)124、(通導散)209
凍瘡…283、(当帰四逆加呉茱萸生姜湯)95
糖尿病…255、(竜胆瀉肝湯)52、(八味丸)227
糖尿病性網膜症…296
頭部挫傷(外傷)…(治打撲一方)128、131、(通導散)209
吐血…(三黄瀉心湯)47、199、(胃・十二指腸潰瘍)249
特発性浮腫…256
床ずれ…282
動悸…(狭心症)245、(貧血)257
動脈硬化症…246、(柴胡加竜骨牡蛎湯)172

【な】

内出血…(桂枝茯苓丸)124
夏負け…(補中益気湯)212、(疲労)260
難産予防…276
難治性…(慢性肝炎)54、(語録)135、(気管支喘息)244、(慢性気管支炎)244、(胃・十二指腸潰瘍)249、(血小板減少症)257、(百日咳)265、(痔核)269、(肩こり)271、(腰痛症)271、(腱鞘炎、弾撥指)272、(更年期障害)273、(白色帯下)275、(疣贅、酒皶)281、(円形脱毛症)283、(結節性紅斑様発疹、掌蹠膿疱症)284、(中耳炎)290、(眩暈)292、(角膜炎、翼状片)294、(中心性網膜炎)295、(眼底出血、ベーチェット病)296、(心身症)297、(抑うつ状態)298、(顎関節症)299
　―の更年期障害(通導散)209
難聴…292、(中耳炎)289

【に】

日光過敏症…(全身性エリテマトーデス)261
日光皮膚炎…(黄連解毒湯)46、(尋常性湿疹)278
日射病…(消炎解熱)19
日本脳炎…(語録)40
二段排尿…(前立腺肥大症)286、(膀胱機能障害)287
乳がん…(逍遙散)169

乳汁分泌不全…**277**
乳腺炎…**277**
乳腺症… **277**、(加味逍遙散)163、(逍遙散)169
尿失禁…(神経因性膀胱)286、(無緊張膀胱)286
尿線無力…(前立腺肥大症)286、(膀胱機能障害)287
尿道炎…**285**、(猪苓湯)89
尿道狭窄…**286**
尿不利…(頭痛)259、(白色便下痢症)265、(日射病)266
尿閉…(外傷による排尿障害)285、(無緊張膀胱)287
尿量減少…(疲労)260
尿路結石…**286**、(猪苓湯)89
　——の痙攣性疼痛(大建中湯)101、(芍薬甘草湯)142
妊娠悪阻…**155**、**275**、(小半夏加茯苓湯)155
妊娠腎炎…(当帰芍薬散)79
妊娠中毒症… **275**、(当帰芍薬散)79、(補中益気湯)212
妊娠中のカゼ…**276**
妊娠浮腫…**276**、(補中益気湯)212

【ね】

ネフローゼ症候群…**254**、(小青竜湯)61、(越婢加朮湯)71、(防已黄耆湯)73、(全身性エリテマトーデス)261、(小児科)265
寝違い…(芍薬甘草湯)142
熱厥…(語録)165
熱中症…**266**
捻挫…**269**、(治打撲一方)127、(語録)132、(変形性膝関節症)272

【の】

のぼせ…(降圧)205
ノイローゼ…(苓桂朮甘湯)83
脳血管障害(脳梗塞、頭蓋内出血)…**258**
　——後遺症…(桂枝茯苓丸)124、(疎経活血湯、独活寄生湯)222
脳出血…(通導散)209、(老年痴呆)258、298
脳動脈硬化症…(釣藤散)206、(脳血管障害)258、(老年痴呆)258、298、(めまい)260、(肩こり)271、(眩暈)292

脳貧血…(苓桂朮甘湯)77、83
脳浮腫…(脳血管障害)258、(頭痛)259
膿尿…**285**
膿皮症…**282**、(排膿散及湯)183

【は】

パーキンソン症候群… **258**、(疎経活血湯)221、——の痙攣(甘麦大棗湯)176
パニック症候群…(苓桂朮甘湯)77、(柴胡加竜骨牡蛎湯)172
バセドウ病…(通導散)209
肺炎… **243**、(小児科)264、(大柴胡湯)25、(語録)29、31、44、(麻杏甘石湯)71
肺結核…**244**、(柴胡桂枝乾姜湯)26
肺線維症…**244**
敗血症…(語録)32
排尿困難…(猪苓湯)89
排尿障害…(外傷性)285、(前立腺肥大症)286、(尿路結石)286
排尿痛…(猪苓湯)89、(加味逍遙散)163
白色帯下… **275**、(苓姜朮甘湯)78、(当帰芍薬散)79
白色便下痢症…**265**、(嘔吐)267
白内障…**295**、(十全大補湯)220
白血球減少症…(抗ウイルス薬副作用)55、(十全大補湯)220
橋本病…**256**
発熱…(消炎解熱)19、23、(抗ウイルス薬副作用)55、(陰虚)219、(小児科)266、(妊娠中のカゼ)276、(扁桃腺炎)289
　月経中の——(語録)34
発熱性疾患…**23**
鼻水…(アレルギー性鼻炎)291
瘢痕…**284**
反芻症…**248**、(茯苓飲)148、(四逆散)162
反復性網膜硝子体出血…(語録)204
反復性臍仙痛…**267**、(桂枝加芍薬湯)143
麦粒腫…**293**、(排膿散及湯)183

【ひ】

ひきつけ…(甘麦大棗湯)176
ヒステリー…**176**、(痙攣性便秘と下痢)143、(更年期障害)274、(心身症)297
　——の転換反応(甘麦大棗湯)176
ヒステリー神経症…(神経症)297
ヒルシュスプルング氏病…(大建中湯)101)

【ひ】～【へ】

ピリン疹…(語録)44
ピロリ菌除菌…(黄連解毒湯)47
ビダール苔癬…(加味逍遙散)163
冷え症…**94、231、247**、(苓姜朮甘湯)78、(当帰芍薬散)79、(肥満症)255、(片頭痛)259、(疲労)260、(夜尿症)266、(腰痛症)271、(月経困難症、更年期障害)273、(不妊症)275、(肝斑)283、(膀胱機能障害)287
　　手足の—(当帰四逆湯)96、(肝気鬱結)163、お腹の—**99**
冷えのぼせ…247
肥厚性鼻炎…291
皮脂欠乏性湿疹…**279**
皮脂欠乏性皮膚炎…(当帰飲子)220
皮膚硬化…(強皮症)261
皮膚搔痒症…280
肥満症…**255**、(糖尿病)255
百日咳…**265**
瘭疽…(皮膚化膿症)185
疲労…**260**、(補中益気湯)212
疲労倦怠感…(甲状腺機能低下症)256、(特発性浮腫)256
貧血症…**216、257**、(人参湯)100、(十全大補湯)220、(慢性糸球体腎炎)254、(甲状腺機能低下症)256、(悪性腫瘍)263、(痔核)269
胃手術後の—(補中益気湯)212
頻尿…(加味逍遙散)163、(尿道狭窄)285、(前立腺肥大症)286、(膀胱機能障害)287
鼻出血…**291**、(三黄瀉心湯)47、199、(芎帰膠艾湯)198、(降圧)205
鼻閉…(アレルギー性鼻炎)291、(慢性副鼻腔炎)291
鼻閉塞(乳児)…**292**、(麻黄湯)13
鼻涙管狭窄…(涙嚢炎)295
鼻漏…(急性鼻炎)290、(慢性副鼻腔炎)291

【ふ】

ふらつき…(パーキンソン症候群)258
ぶどう膜炎…**295**、(ベーチェット病)262、(竜胆瀉肝湯)52
ファイブローシス…(慢性肝炎)54、57、(語録)132、(通導散)209
フルンクロージス…**282**
不安神経症…**171**、(苓桂朮甘湯)77、(柴胡加竜骨牡蛎湯)172、(更年期障害)273、(神経症)297
不正性器出血…(温経湯)202
不整脈…**245**、(柴胡加竜骨牡蛎湯)172
不妊症…**275**、(桂枝茯苓丸)124、(芎帰調血飲第一加減)126、(温経湯)202
不眠症…**260、298**、(柴胡桂枝湯)26、(鎮静)170、(柴胡加竜骨牡蛎湯)172、(釣藤散)206、(心身症)297
風疹…**264**、(語録)44
副作用…(小柴胡湯)54、(抗ウイルス薬)54、(小青竜湯)65、66、(麻黄)304、(羌活)306
薬剤副作用防止…(補中益気湯)213
腹水…(肝硬変)55、56、252
腹痛…**141、159、251**、(真武湯)79、(当帰四逆加呉茱萸生姜湯)95、(五積散)96、(人参湯)100、(大建中湯)101、(芍薬甘草湯)142、(桂枝加芍薬湯)143、(潰瘍性大腸炎)251、(肥満症)255、(小児科)267、(切迫流産)276
　　ストレス性—(柴胡桂枝湯)26、妊娠時—(当帰芍薬散)79、86、冷えによる—**99**、空腹時—(安中散)102、120、(安胎)276
腹部膨満感…(五積散)98、(補中益気湯)213
浮腫…**75、88、256**、(小青竜湯)61、(語録)66、(消炎利水)70、(語録)82、(血栓性静脈炎)247、(慢性糸球体腎炎)254、(甲状腺機能低下症)256、(疲労)260、(ネフローゼ症候群)265、(産後)276、(静脈瘤症候群)283、(中心性網膜炎)295
　　炎症性—(葛根湯)13、滲出性—**70**、腎炎の—(越婢加朮湯)71、(防已黄耆湯)73、下肢の—(防已黄耆湯)73、心不全の—(苓桂朮甘湯)77、83、下半身の—(苓姜朮甘湯)78、脚気の—(当帰芍薬散)79、急性腎炎の—(半夏厚朴湯)146、悪性腫瘍・乳癌の術後の—(通導散)209、月経前期—(月経前期症候群)273、妊娠—276
二日酔い…(五苓散)76、(急性胃炎)248、(頭痛)259

【へ】

ヘルプアンギナ…**265**、(語録)44

【へ】

ベーチェット病…262、296、(語録)199
　―の体質改善(通導散)209
閉所恐怖症…(柴胡加竜骨牡蛎湯)173
閉塞性血栓血管炎…246
閉塞性動脈硬化症…246
変形性頚椎症…271
変形性膝関節症…73、272、(越婢加朮湯)71、(防已黄耆湯)74
変形性脊椎症…(独活寄生湯)223
変形性腰椎症…258
片頭痛…259、(呉茱萸湯)102、(めまい)260
扁桃腺炎・扁桃周囲炎…289、(小柴胡湯)24、(柴胡清肝散)51
扁平苔癬… 281、(桂枝茯苓丸)124、(通導散)209
便秘症…137、251、(大柴胡湯)25、(肝硬変)56、(パーキンソン症候群)258、(痴呆)260、(悪性腫瘍)263、(小児科)267、(子宮内膜症)274、(産後)276、(静脈瘤症候群)283、(肝斑)283、(老年痴呆)258、298
　習慣性―(桃核承気湯)126、痙攣性―(桂枝加芍薬湯、語録)143、(四逆散)162、(加味逍遙散)163、弛緩性―(補中益気湯)212

【ほ】

放射線・コバルト照射の副作用防止…(補中益気湯)213
胞状奇胎…(桂枝茯苓丸)124
発作性上室性頻拍…245
本態性低血圧症…(苓桂朮甘湯)77
膀胱炎… 285、(語録)32、(猪苓湯)89、(五淋散)90
膀胱機能障害…287
膀胱周囲炎…285
膀胱神経症…287、(四逆散)162、(加味逍遙散)163
膀胱尿管逆流現象…286
膀胱まひ(術後)…(補中益気湯)212

【ま】

麻疹…264、(語録)44
　―の燥症(麦門冬湯)178
麻痺…弛緩性―(脳血管障害)258、痙攣性―(脳血管障害)258

【み】

慢性胃炎…249、(五積散)96、(半夏瀉心湯)158
慢性胃腸炎…(五積散)98
慢性炎症性疾患…51
慢性肝炎… 252、(竜胆瀉肝湯)51、52、(語録)57、(小柴胡湯副作用)54
慢性気管支炎…244、(二陳湯)177
慢性糸球体腎炎… 254、(竜胆瀉肝湯)51、(当帰芍薬散)79
慢性湿疹…278
慢性腎不全… 254、(竜胆瀉肝湯)51、(通導散)209
慢性前立腺症候群…286
慢性腸炎…(半夏瀉心湯)158
慢性鼻炎…291、(葛根湯)13
慢性副鼻腔炎…291

水太り…(防已黄耆湯)73、(肥満症)255、(疲労)260、(腰痛症)271
耳鳴り…292、(釣藤散)206、(補中益気湯)212
脈絡膜炎…295

【む】

むちうち…(語録)132
むねやけ…(五積散)98、(安中散)102、120、(六君子湯)211
無緊張膀胱…287
無月経…273

【め】

めまい…260、(苓桂朮甘湯)77、(貧血症)257、(安胎)276

【も】

毛孔性紅色粃糠疹…281、(竜胆瀉肝湯)51、(通導散)209
毛孔性苔癬…281、(通導散)209
毛嚢炎・毛嚢周囲炎…(十味敗毒湯)184
網膜剥離…295

【や】

夜間多尿…(疲労)260

【や】～【ろ】

夜間排尿…(前立腺肥大症)286、(膀胱機能障害)287
夜尿症…(苓姜朮甘湯)78、85、(小児科)266
薬疹…(語録)44
火傷…270、(黄連解毒湯)46

【ゆ】

疣贅…278、281
幽門痙攣・通過障害…147、(四逆散)162

【よ】

よだれ…267、(夜尿症)266
陽虚…231
陽明病…(語録)27、29、(瀉下作用)137
痒疹…(消風散)233
腰痛症…94、224、271、(苓姜朮甘湯)78、(五積散)96、97、(独活寄生湯)222、(疲労)260、(骨盤腹膜炎)274、(産後)276
腰冷痛…(当帰四逆加呉茱萸生姜湯)95
腰椎椎間板ヘルニア…(坐骨神経痛)259
抑うつ状態…298
翼状片…294
夜泣き…(甘麦大棗湯)176
予防…(習慣性流産)79、(凍瘡)95、(リウマチ熱)265、(自家中毒)267、(妊娠中毒症)275、(微弱陣痛、難産)276、(鼻出血)292、(脳出血、脳梗塞)298
悪性腫瘍・乳癌再発—(通導散)209、虚血性心疾患・うっ血性心不全—(通導散)209、ダンピング症候群の—(補中益気湯)212、妊娠中毒症の—(補中益気湯)212

【ら】

ライ症候群…(語録)44
卵管炎、卵巣周囲炎…274、(大黄牡丹皮湯)125、(ダグラス窩膿瘍)189
卵巣炎…274

【り】

リウマチ熱…265
流涎…267
流行性耳下腺炎…265
流産…習慣性—275、切迫—276

良性頭位眩暈症…(苓桂朮甘湯)77
緑内障…295、(越婢加朮湯)71、(五苓散)76

【る】

涙嚢炎…294、(排膿散及湯)183

【れ】

レイノー病(レイノー現象)…246、(当帰四逆加呉茱萸生姜湯)95、(強皮症、全身性エリテマトーデス)261、(シェーグレン症候群)262
冷蔵庫病…(下痢)103
冷房病(クーラー病)…(五積散)97、(下痢)103、(疲労)260

【ろ】

ロタウィルス感染症…265、(嘔吐)267
老化現象…216、224、231、(八味丸)226
老年痴呆…258、298、(当帰芍薬散)79
老人性乾皮症…278、279
老人性皮膚瘙痒症…278、279、280、(当帰飲子)220
老人性疣贅…281
肋間神経痛…(柴陥湯)25
肋膜炎…(柴陥湯)25、(大柴胡湯)25、(語録)31

●処方集 & 処方索引

【あ】

【安中散】あんちゅうさん『和剤局方』桂枝4、延胡索3、牡蛎3、茴香2、縮砂2、良姜2、炙甘草1…(胃薬)98、(温裏)100、102、(散寒)119、(慢性胃炎)249、(牡蛎)337

【い】

【胃苓湯】いれいとう『万病回春』蒼朮4、厚朴3、陳皮3、大棗2、生姜1、甘草1、白朮3、茯苓3、猪苓3、沢瀉3、桂枝2…(五苓散加減)82、160

【茵芥湯】いんけいとう『聖恵方』茵蔯蒿2、荊芥2、蒲黄2、鉄粉2、蒼朮2、猪苓3、沢瀉3、茯苓5…(めまい)83

【茵蔯蒿湯】いんちんこうとう『傷寒論』茵蔯蒿4、山梔子3、大黄1…(慢性肝炎)54、252、(肝硬変)56、(黄疸)149、150、(急性肝炎)252、(胆嚢炎)252、253、(山梔子)310、(茵蔯蒿)316
　―合茵蔯五苓散…(黄疸)152
　血分消湯合―…(肝硬変)56、
　柴胡桂枝湯合―…(胆石症)252
　大柴胡湯合―…(高脂血症)150、(胆石症)252、(蕁麻疹)280

【茵蔯五苓散】いんちんごれいさん『金匱要略』沢瀉6、猪苓5、茯苓5、白朮5、桂枝3、茵蔯蒿4…(慢性肝炎)54、(黄疸)149、151、(茵蔯蒿)316
　―合茵蔯蒿湯…(黄疸)152

【う】

【右帰飲】うきいん『景岳全書』附子3、肉桂3、地黄10、山茱萸3、山薬8、枸杞子10、杜仲5、甘草1、茯苓3…(山茱萸)335

【烏薬順気散】うやくじゅんきさん『和剤局方』烏薬3、陳皮3、白僵蚕3、麻黄3、川芎3、桔梗3、枳実2、白芷2、炙甘草2、乾生姜2…(烏薬)322

【温経湯】うんけいとう『金匱要略』半夏4、麦門冬4、当帰3、川芎2、芍薬2、人参2、桂枝2、阿膠2、牡丹皮2、甘草2、乾生姜1、呉茱萸1…(止血)201

【温清飲】うんせいいん『万病回春』黄連2、黄芩3、黄柏2、山梔子2、当帰4、川芎3、芍薬3、地黄4…(止血)197、199、218、239、(補血)217、(胃・十二指腸潰瘍)249、(尋常性湿疹)278、(脂漏性皮膚炎)279、(静脈瘤症候群、肝斑、血管炎)283
　消風散合―…(慢性炎症)233、(アトピー性皮膚炎)234
　通導散合桂枝茯苓丸合―…(角化症)209

【温胆湯】うんたんとう『千金方』半6夏、茯苓6、陳皮2.5、竹筎2、枳実1、甘草1、生姜1…(不眠症)260、298

【温脾湯】うんぴとう『備急千金要方』大黄2、厚朴2、桂枝2、甘草2、乾姜2、附子1…(語録)113

【え】

【越婢加朮湯】えっぴかじゅつとう『金匱要略』麻黄6、石膏10、乾生姜1、大棗3、甘草2、白朮4…(関節リウマチ)19、261、(滲出性炎症)46、(消炎利水)70、(治喘)193、(胸膜炎)244、(心膜炎)245、(腎炎)254、(浮腫)256、(全身性エリトマトーデス)261、(火傷)270、(変形性膝関節症)272、(尋常性湿疹、アトピー性皮膚炎)278、279、(蕁麻疹、痒疹群)280、(結膜炎、アレルギー性結膜炎、翼状片)294、(中心性網膜炎)295、(ベーチェット病)296、(麻疹)304、(蒼朮)317
　―合黄連解毒湯…(蕁麻疹)280
　―合五苓散…(緑内障)295

349

【え】〜【か】

荊芥連翹湯合—…(ベーチェット病)262、(結節性紅斑様発疹)284
消風散合—(滲出性炎症)232、(痒疹群)280
桃核承気湯合—…(帯状ヘルペス)282
当帰芍薬散合—…(脳血管障害)258
白虎加人参湯合—…(関節リウマチ)261
竜胆瀉肝湯合—…(慢性炎症性疾患)52、(ベーチェット病)262

【越婢加半夏湯】えっぴかはんげとう『金匱要略』麻黄6、石膏8、生姜3、大棗3、甘草2、半夏5…(咳嗽)181、(半夏)328

【延年半夏湯】えんねんはんげとう『外台秘要』半夏5、柴胡3、別甲3、桔梗3、檳榔子3、人参2、乾姜2、枳実1、呉茱萸1…(胃痙攣)164

【お】

【黄芩湯】おうごんとう『傷寒論』黄芩4、大棗4、甘草4、芍薬4…(大腸炎)167、(黄芩)311

【黄連阿膠湯】おうれんあきょうとう『傷寒論』黄連3、芍薬3、黄芩2、阿膠3…(阿膠)334

【黄連解毒湯】おうれんげどくとう『外台秘要』黄連2、黄芩3、黄柏2、山梔子2…(一種の清熱方)31、(消炎解熱)46、(慢性肝炎)54、(アレルギー性鼻炎)68、(鎮静)170、(皮膚化膿症)185、(止血)199、203、218、239、(高血圧症、動脈硬化症)246、(口内炎、逆流性食道炎)248、(慢性肝炎)252、(頭痛)259、(不眠症)260、(打撲)269、(火傷)270、(月経異常)273、(尋常性湿疹)278、(脂漏性皮膚炎)279、(蕁麻疹)280、(膿皮症、帯状ヘルペス)282、(血管炎)283、(膀胱炎)285、(眼底出血)295、(ベーチェット病)296、(心身症)297、(不眠症)298、(山梔子)310、(黄連)310
—加ヨクイニン…(化膿性炎症)47
越婢加朮湯合—(蕁麻疹)280
芎帰膠艾湯合—(動脈性出血)197、(胃・十二指腸潰瘍)249
五積散加—(胃酸過多)96、(慢性胃炎)248、(胃・十二指腸潰瘍)249

小柴胡湯合—…(急性肝炎)24、150、252、(扁桃腺炎)289
小柴胡湯合—合大黄牡丹皮湯…(骨盤腹膜炎)274
消風散合—(炎症強い)232
十味敗毒湯合—…(痤瘡)281
大黄牡丹皮湯合—…(肛囲膿瘍)188
大柴胡湯合—…(胆嚢炎)252、(蕁麻疹)280
大柴胡湯合—(合防風通聖散)…(高脂血症)255
大柴胡湯合四逆散合—…(膵炎)253
治打撲一方合—…(頭部外傷)127、
半夏瀉心湯合—…(口内炎)158
竜胆瀉肝湯合—…(子宮頸管炎)275

【黄連湯】おうれんとう『傷寒論』黄連3、甘草3、乾生姜3、人参3、桂枝3、大棗3、半夏6…(胃痛)157
—加梔子豉湯(山梔子)…(胃炎)50

【乙字湯】おつじとう『方函口訣』当帰6、柴胡5、升麻2、黄芩3、大黄1、炙甘草3…(痔疾患)237、269、(皮膚瘙痒症)280、(柴胡)307
—合桂枝茯苓丸…(痔核)237
—合五虎湯…(痔静脈血栓)238
—合消風散…(肛門瘙痒症)237、270、(腟部瘙痒症)275
—合桃核承気湯…(痔核)237
—合麻杏甘石湯…(痔静脈血栓)237
補中益気湯合—…(直腸脱)239

【か】

【槐角丸】かいかくがん『和剤局方』槐角4、地楡6、防風3、黄芩3、枳実2、当帰3…(痔出血)239、痔核269

【解労散】かいろうさん『楊氏家蔵方』芍薬6、柴胡4、鼈甲4、枳殻4、甘草2、茯苓2、大棗2、乾生姜1…(胃痙攣)164

【藿香正気散】かっこうしょうきさん『和剤局方』半夏4、陳皮4、桔梗2、白朮2、茯苓2、厚朴2、紫蘇葉2、白芷2、大棗1、藿香1、大腹皮1、甘草1、乾生姜1…(胃腸型感冒)36、191、(カゼ症候群)242、(下痢)267

【か】

【葛根黄連黄芩湯】かっこんおうごんおうれんとう『傷寒論』葛根6、黄連3、黄芩3、甘草2…(葛根)308、(黄連)310

【葛根湯】かっこんとう『傷寒論』葛根8、麻黄4、大棗4、桂枝3、芍薬3、炙甘草2、乾生姜1…(発汗解表)12、13、16、17、28、(五積散)96、(皮膚化膿症)184、(カゼ症候群)242、(急性腸炎)250、(夜尿症)266、(乳汁分泌不全)277、(外耳炎・中耳炎)289、(麦粒腫)293、(涙嚢炎)294、(歯髄炎、顎関節症)299、(麻黄)304、(葛根)307
—加石膏…(熱病)28、44
—加桔梗石膏…(発熱性疾患)21、44、(カゼ症候群)242、(膿皮症)282、(扁桃腺炎、耳下腺炎)289、(結膜炎)293、(涙嚢炎)294、(歯髄炎)299
—加桔梗石膏合小柴胡湯…(発熱性疾患)21、(流行性耳下腺炎)265、(乳腺炎)277
—加大黄…(熱病)28
—加薏苡仁…(中耳炎)289
—合桂枝茯苓丸…(頭痛)259
—合小柴胡湯…(発熱性疾患)33
—合桃核承気湯…(顔面神経麻痺)259、(頭痛)259
—合白虎加人参湯…(熱病)44、(麻疹)264
—合苓桂朮甘湯加附子…(三叉神経痛)258、(肩こり)271
小柴胡湯加桔梗石膏合—…(発熱性疾患)36
小柴胡湯合—合白虎加人参湯…(ヘルプアンギナ)265

【葛根湯加川芎辛夷】かっこんとうかせんきゅうしんい「本朝経験方」葛根4、麻黄3、桂枝2、芍薬2、甘草2、生姜1、大棗3、川芎3、辛夷3…(急性鼻炎)290、(辛夷)307
—加薏苡仁…(急性鼻炎)290
—加桔梗石膏…(慢性副鼻腔炎)291
—合桂枝茯苓丸…(慢性副鼻腔炎)291
—合大黄牡丹皮湯…(慢性副鼻腔炎)291
—合排膿散及湯…(慢性副鼻腔炎)291

【葛根加半夏湯】かっこんかはんげとう 葛根湯に半夏5を加えたもの…(発熱性疾患)33

【加味帰脾湯】かみきひとう『済生方』帰脾湯に柴胡・山梔子を加えたもの。黄耆3、人参3、白朮3、当帰3、茯苓3、酸棗仁3、竜眼肉3、柴胡3、遠志3、山梔子3、大棗2、炙甘草2、木香1、乾生姜1…(心身症)297、(人参)330

【加味逍遙散】かみしょうようさん『和剤局方』当帰3、芍薬3、白朮3、茯苓3、柴胡3、炙甘草2、牡丹皮2、山梔子2、乾生姜1、薄荷1…(慢性肝炎)54、(便秘)139、(向精神)161、162、(口内炎)248、過敏性腸症候群、便秘症)251、(慢性肝炎)252、(頭痛)259、(脱肛)269、(肩こり)271、(月経異常、月経前期症候群、更年期障害)273、(乳腺症)277、(尋常性湿疹、アトピー性皮膚炎)278、(手湿疹)279、(蕁麻疹)280、(痤瘡)281、(肝斑)283、(膀胱機能障害)287、(鼻出血)292、(中心性網膜症)295、(神経症)297、(柴胡)307
—合五苓散…(月経前期浮腫)163
—合竜胆瀉肝湯…(膀胱神経症)163、(蕁麻疹)280
消風散合—…(アトピー性皮膚炎)234
大柴胡湯合—…(尋常性白斑)283

【加味清胃散】かみせいいさん『衆方規矩』荊芥4、升麻2、防風2、黄連2、地黄4、牡丹皮3、石膏30、当帰4、甘草2 …(歯髄炎)299、(升麻)308

【加味八仙湯】かみはっせんとう『万病回春』当帰2.5、川芎2.5、熟地黄2.5、半夏2.5、茯苓3、芍薬3、陳皮3、人参2、牛膝2、秦艽2、防風1.5、羌活1.5、白朮4、柴胡1、桂枝1、甘草1…(十全大補湯加減)223

【栝楼薤白半夏湯】かろがいはくはんげとう『金匱要略』栝楼仁3、薤白4、半夏6 …(栝楼仁)327

【乾姜人参半夏丸】かんきょうにんじんはんげがん『金匱要略』乾生姜3、人参3、半夏6…(乾姜)319

【冠心Ⅱ号方】かんしんにごうほう『中国医学科学院』丹参5、赤芍6、紅花4、川芎3、降香2時に、香附子3、木香3を加えて用いる…(駆瘀血)122、(狭心症)245、(動脈硬化症、ASO)246、脳血管障害)258、(川芎)323、(紅花)324

351

【か】～【き】

－加香附子木香…(香附子、木香)322

【甘草乾姜湯】かんぞうかんきょうとう『傷寒論』甘草4、乾姜2…(温裏)78、85、99、115

【甘草瀉心湯】かんぞうしゃしんとう『傷寒論』半夏瀉心湯に甘草2を加えたもの…(一種の清熱法)31、(過敏性大腸)144、(抗痙攣)176
——加陳皮…(吃逆)158
——加茯苓…(過敏性腸症候群)144、158

【甘草麻黄湯】かんぞうまおうとう『金匱要略』甘草2、麻黄3…(治喘)193

【甘麦大棗湯】かんばくたいそうとう『金匱要略』炙甘草5、大棗6、小麦20…(抗痙攣)176、(パーキンソン症候群)258、(腹痛)267、(体質改善)268、(更年期障害)274、(神経症)297、(てんかん)298、(炙甘草)331、(大棗)332
半夏瀉心湯合——(過敏性腸症候群)158、251、(慢性胃炎)249、(吃逆)250、(不眠症)260、298、(心身症)297

【甘露飲】かんろいん『和剤局方』地黄6、枇杷葉5、石斛5、黄芩4、枳実3、天門冬3、麦門冬3、茵蔯蒿2、炙甘草2…(補陰)224、(口内炎)248、(歯髄炎)299

【き】

【桔梗石膏】ききょうせっこう「本朝経験方」桔梗3、石膏10…(化膿性炎症)47、(去痰排膿)182、(扁桃腺炎、外耳炎)289、(中耳炎)289、290、(急性鼻炎)290、(涙嚢炎)294、(石膏)309、(桔梗)328
麦門冬湯合——…(麻疹燥症)179

【桔梗湯】ききょうとう『傷寒論』桔梗2、甘草3…(去痰排膿)182、(桔梗)328、(炙甘草)331

【帰耆建中湯】きぎけんちゅうとう「華岡青洲方」桂枝加芍薬湯に当帰4、黄耆4を加えたもの…(難治性潰瘍)220
千金内托散合——…(痔漏)189

【帰脾湯】きひとう『済生方』黄耆4、人参3、白朮3、当帰3、茯苓3、酸棗仁5、竜眼肉3、遠志2、大棗3、炙甘草2、木香1、乾生姜1…(出血)204

【枳実芍薬散】きじつしゃくやくさん『金匱要略』枳実3、芍薬3…(四逆散)163、(産後腹痛)183

【橘皮枳実生姜湯】きっぴきじつしょうきょうとう『金匱要略』橘皮3、枳実2、生姜2…(蠕動亢進)147

【芎帰膠艾湯】きゅうききょうがいとう『金匱要略』地黄6、当帰4、芍薬4、阿膠3、艾葉3、川芎3、炙甘草3／阿膠は、他の生薬を煎じて滓を去った後の液に加えて加熱して溶かす…(出血性疾患)47、(切迫流産)123、(止血)197、(補血)217、(出血)218、(痔出血)239、269、(口内炎)248、(慢性胃炎)249、(潰瘍性大腸炎)251、(腎炎)254、265、(悪性腫瘍)263、(月経異常)273、(子宮筋腫)274、(切迫流産)276、(鼻出血)292、(眼底出血)296、(生地黄)312、(艾葉)325、(芍薬)334
——合黄連解毒湯…(動脈性出血)197、(胃・十二指腸潰瘍)249、(痔出血)269、(手湿疹)279、(尿路結石)286、(鼻出血)291、(眼底出血)295
補中益気湯合——…(紫斑病)257

【芎帰調血飲】きゅうきちょうけついん『万病回春』当帰2、川芎2、地黄2、白朮2、茯苓2、陳皮2、烏薬2、香附子2、牡丹皮2、益母草2、大棗2、乾生姜1、炙甘草1…(川芎、益母草)323

【芎帰調血飲第一加減】きゅうきちょうけついんだいいちかげん『一貫堂』当帰2、川芎2、地黄2、白朮2、茯苓2、陳皮2、烏薬2、香附子2、牡丹皮2、益母草2、大棗2、乾生姜1、炙甘草1、芍薬2、桃仁3、紅花2、牛膝2、枳殻2、木香2、延胡索2、肉桂1…(駆瘀血)122、126、(補血)217、(低血圧症)246、(ASO、Buerger病)246、(血栓性静脈炎、冷え症)247、(潰瘍性大腸炎)251、(膵炎)253、(腎炎)254、(甲状腺機能低下症)256、(片頭痛)259、(疲労)260、(強皮症、全身性エリテマトーデス、シェーグレン症候群)262、296、(ベーチェット病)262、(肩こり、腰痛症)271、(月経異常、月経

困難症、更年期障害)273、(子宮内膜症)274、(不妊症)275、(産後疾患)276、(乳腺症)277、(静脈瘤症候群)283、(天疱瘡)284、(統合失調症)298、(乾姜)319、(香附子)321、(烏薬)322、(延胡索)323、(紅花)324、(牛膝)325
―加別甲…(子宮筋腫)274
―加薏苡仁…(強皮症)261
芍薬甘草湯合―…(膀胱症)285
補中益気湯合―…(産後)213、(貧血症)257、(褥瘡)282
竜胆瀉肝湯合―…(胆囊炎)253、(抑うつ状態)298

【玉屏風散】ぎょくへいふうさん『世医特効方』黄耆6、白朮4、防風3…(黄耆)330

【銀翹散】ぎんぎょうさん『温病条弁』芦根7、金銀花5、連翹5、牛蒡子4、淡竹葉3、淡豆豉3、荊芥3、薄荷3、桔梗3、甘草2…(発熱性疾患)21、36、(皮膚化膿症)185、(結膜炎)293、(荊芥)305、(薄荷、牛蒡子)308、(金銀花、連翹)312
―合小柴胡湯…(発熱性疾患)21

【く】

【駆風解毒湯】くふうげどくとう『万病回春』連翹5、防風3、牛蒡子3、荊芥2、羌活2、甘草2…(流行性耳下腺炎)265、(耳下腺炎)289、(牛蒡子)308
―加桔梗石膏…(扁桃腺炎、耳下腺炎)289

【九味檳榔湯加呉茱萸茯苓】くみびんろうとうかごしゅゆぶくりょう『勿誤薬室方函』檳榔子4、厚朴3、陳皮3、桂枝3、紫蘇葉2、木香2、乾生姜1、炙甘草1、大黄1、呉茱萸2、茯苓5…(逐水)91、(うっ血性心不全)245、(血栓性静脈炎)247、(肥満症)255、(浮腫)256、(疲労)260、(檳榔子)316

【け】

【荊芥連翹湯】けいがいれんぎょうとう『一貫堂』当帰2、川芎2、芍薬2、地黄2、黄連2、黄芩2、黄柏2、山梔子2、連翹2、防風2、薄荷2、荊芥2、炙甘草2、枳実2、柴胡2、白芷2、桔梗2…(解毒体質)51、(痤瘡)281、(扁桃腺炎)289、(慢性鼻炎)291、(慢性副鼻腔炎)291、(神経症)297
―合越婢加朮湯…(ベーチェット病)262、(結節性紅斑様発疹)284
―合桂枝茯苓丸…(酒皶)281、(麦粒腫)293
―合通導散…(酒皶)281
―合排膿散及湯…(結膜炎)293
―合補中益気湯合排膿散及湯…(涙囊炎)294
―合補中益気湯合防風通聖散…(膿皮症)282
―合麻黄附子細辛湯…(結膜炎)294

【荊防敗毒散】けいぼうはいどくさん『万病回春』荊芥3、防風3、柴胡3、茯苓3、羌活2、独活2、前胡2、薄荷2、連翹2、桔梗2、枳実2、川芎2、金銀花2、乾生姜1、炙甘草1…(皮膚化膿症)184、(肛門周囲炎)269、(膿皮症)282、(麦粒腫)293、(紫蘇葉、荊芥、防風)305、(羌活)306、(独活)318
―合補中益気湯…(膿皮症)282

【桂枝甘草湯】けいしかんぞうとう『傷寒論』桂枝4、甘草4…(心悸亢進)83

【桂枝甘草竜骨牡蛎湯】けいしかんぞうりゅうこつぼれいとう『傷寒論』桂枝4、甘草2、竜骨2、牡蛎2…(抗不安)171

【桂枝湯】けいしとう『傷寒論』桂枝4、芍薬4、大棗4、炙甘草2、乾生姜1…(発汗解表)12、13、16、(柴胡桂枝湯)26、(発汗解表)28、(芍薬)57、(防已黄耆湯)73、(五積散)95、(カゼ症候群)242、(桂枝)304、(生姜)306
―加麻黄白朮…(五積散)96
―合麻黄湯…(蕁麻疹)233

【桂枝加葛根湯】けいしかかっこんとう『傷寒論』桂枝湯に葛根6を加えたもの…(発汗解表)28

【桂枝加芍薬湯】けいしかしゃくやくとう『傷寒論』桂枝4、芍薬6、大棗4、炙甘草2、乾生姜1…(五積散)95、(便秘)139、(鎮痙鎮痛)141、142、(過敏性腸症候群)144、251、(カゼ症候群)242、264、(急性腸炎)250、(下腹部痛、便秘症)251、(脱肛)269、(安胎、切迫流

【け】

産)276、(膀胱機能障害)287

【桂枝加芍薬大黄湯】けいしかしゃくやくだいおうとう『傷寒論』桂枝加芍薬湯に大黄1～2を加えたもの…(便秘)139、(術後腸狭窄)143

【桂枝加朮附湯】けいしかじゅつぶとう『吉益東洞方』桂枝湯に蒼朮4、附子1を加えたもの…(冷えと湿)84、256、(脳血管障害)258、(関節リウマチ)261、(附子)320

【桂枝加竜骨牡蛎湯】けいしかりゅうこつぼれいとう『金匱要略』桂枝湯に竜骨3、牡蛎3を加えたもの…(牡蛎)337

【桂枝芍薬知母湯(桂芍知母湯)】けいししゃくやくちもとう『金匱要略』桂枝3、知母3、防風2、芍薬3、麻黄3、白朮4、炙甘草2、附子1、乾生姜1…(関節リウマチ)19、261、(防風)305

【桂枝茯苓丸】けいしぶくりょうがん『金匱要略』桂枝4、茯苓4、牡丹皮4、桃仁4、芍薬4…(増殖性炎症)47、(駆瘀血)122、123、(止血)201、(冷え症)247、(胃・十二指腸潰瘍)249、(紫斑病)256、(老年痴呆)258、(坐骨神経痛)259、(百日咳)265、(痔核)269、(肩こり)271、(腰痛症)271、(腱鞘炎)272、(子宮付属器炎)274、(尋常性湿疹)278、(手湿疹)279、(疣贅)281、(尋常性白斑、肝斑、結節性紅斑様発疹)284、(精巣炎)287、(中耳炎)290、(慢性鼻炎)291、(慢性副鼻腔炎)291、(眩暈)292、(結膜炎)294、(翼状片)294、(中心性網膜症)295、(眼底出血)296、(心身症)297、(顎関節症)299、(桂枝)304、(牡丹皮)313
　─加附子…(関節リウマチ)261
　─加薏苡仁…(痤瘡)281
　乙字湯合──(痔核)237
　葛根湯合──(頭痛)259
　葛根湯加川芎辛夷合──(慢性副鼻腔炎)291
　荊芥連翹湯合──(酒皶)281、(麦粒腫)293
　五積散合──(腰痛)96
　柴胡清肝散合──(鼻出血)292
　四物湯合──(過少月経)219、(月経異常、更年期障害)273、(慢性鼻炎)291

芍薬甘草湯合──(膀胱炎)285
消風散合──(ケロイド様)233
洗肝明目散合──(ぶどう膜炎)295
大黄牡丹皮湯合──(加薏苡仁)…(炎症性角化症)281、(天疱瘡)284
大柴胡湯合──(膵炎)253
腸癰湯合──(精巣炎)288
猪苓湯合──(尿道狭窄)286
通導散合──(慢性肝炎)54、(頭部外傷)131、(重症瘀血)208、(心不全予防)209、(アトピー性皮膚炎)233、278、(気管支喘息、気管支炎)244、(うっ血性心不全)245、(レイノー病)247、(肝硬変)252、(糖尿病)255、(強皮症、全身性エリテマトーデス)261、(ベーチェット病)262、296、(打撲)269、(更年期障害)273、(炎症性角化症)281、(天疱瘡、瘢痕)284、(無緊張膀胱)287、(涙嚢炎)295、(統合失調症)298、(老年痴呆)298、(顎関節症)299
通導散合──加別甲…(子宮筋腫)209、274
通導散合──加薏苡仁…(強皮症)261
通導散合──合四物湯…(更年期障害)209
通導散合──合温清飲…(角化症)209
当帰四逆加呉茱萸生姜湯合──(凍瘡)95、283
当帰芍薬散合──(狭心症)245、(低血圧症)246、(ASO、Buerger病)246、(血栓性静脈炎)247、(潰瘍性大腸炎)251、(甲状腺機能低下症)256、(片頭痛)259、(疲労)260、(シェーグレン症候群)262、296、(腰痛症)271、(月経困難症)273、(子宮内膜症)274、(不妊症)275、(産後疾患)276、(乳腺症)277、(静脈瘤症候群)283、(天疱瘡)284
補中益気湯合──(直腸脱)239
竜胆瀉肝湯合──(慢性炎症性疾患)51、52、(胆嚢炎)253、(脳血管障害)258、(腎盂腎炎)285、(鼻出血)292、(麦粒腫)293、(糖尿病性網膜症)296、(抑うつ状態)298
竜胆瀉肝湯合通導散合──(甲状腺機能亢進症)255

【桂枝附子湯】けいしぶしとう『金匱要略』桂枝4、附子1、生姜3、大棗3、甘草2…(桂枝)304

【桂附理中湯】けいぶりちゅうとう 人参湯に桂枝3、附子2を加えたもの…(補陽)231

【け】~【こ】

【桂麻各半湯】けいまかくはんとう『傷寒論』桂枝4、麻黄2、芍薬2、杏仁3、甘草2、生姜2、大棗2…(蕁麻疹)233

【啓脾湯】けいひとう『万病回春』人参3、蓮肉2、山薬3、白朮3、茯苓4、山楂子2、陳皮2、沢瀉2、炙甘草1、乾生姜1、大棗1…(下痢)267

【血分消湯】けつぶんしょうとう ＝分消湯血鼓加減(⇒ p.367)

【こ】

【香砂平胃散】こうしゃへいいさん 平胃散に香附子4、藿香1、縮砂2を加えたもの…(縮砂)317、(木香)322

【香砂養胃湯】こうしゃよういとう『万病回春』白朮3、茯苓3、人参2、蒼朮2、厚朴2、陳皮2、香附子2、白豆蔲2、木香1、縮砂1、甘草1、大棗1、生姜1…(制吐)155

【香砂六君子湯】こうしゃりっくんしとう 六君子湯に香附子4、藿香1、縮砂2を加えたもの…(制吐)155、(縮砂)317、(香附子、木香)322

【香蘇散】こうそさん『和剤局方』香附子4、紫蘇葉2、陳皮2、炙甘草1、乾生姜1…(抗うつ)175、(蕁麻疹)280、(香附子)321
五積散合——…(月経困難症)273
四逆散合——…(胆道ジスキネジー)253
小柴胡湯合半夏厚朴湯合——…(抑うつ状態)298
大柴胡湯去大黄合——…(胆道ジスキネジー)253
当帰芍薬散合——…(安胎)275
半夏厚朴湯合——…(抗うつ)175、(心臓神経症)246、(更年期障害)274

【厚朴麻黄湯】こうぼくまおうとう『金匱要略』厚朴4、半夏4、杏仁4、麻黄3、五味子3、石膏10、小麦10、乾姜1.5、細辛1.5…(厚朴)317

【行和芍薬散】こうわしゃくやくさん『保命集』芍薬6、当帰3、黄連3、黄芩3、大黄2、檳榔子2、木香2、桂皮2、甘草2…(木香)322

【黒逍遙散】こくしょうようさん『女科指要』逍遙散に生地黄または熟地黄を12g加えたもの…(指掌角皮症)169

【五虎湯】ごことう『万病回春』麻杏甘石湯に桑白皮1を加えたもの…(桑白皮)329
消風散合——…(痔静脈血栓)238

【五香湯(＝まくり)】ごこうとう「一貫堂」鵝胡菜0.5、大黄0.5、桃仁0.5、紅花0.5、桂枝0.5、黄連0.5、甘草0.5…(語録)49

【五積散】ごしゃくさん『和剤局方』蒼朮3、陳皮3、茯苓3、白朮3、半夏3、当帰3、厚朴2、芍薬2、川芎2、白芷2、枳実2、桔梗2、乾生姜2、桂枝2、麻黄2、炙甘草2、大棗2…(冷えと湿)84、(温経散寒)95、(経絡の中寒)97、(整腸)159、(冷え症)247、(坐骨神経痛)259、(疲労)265、(肩こり、腰痛症)271、(月経困難症)273、(産後疾患)276、(桂枝)304
——加黄連・山梔子…(逆流性食道炎)50、(胃薬)98
——加黄連解毒湯…(胃酸過多)96、(慢性胃炎、胃・十二指腸潰瘍)249
——合桂枝茯苓丸…(腰痛)96
——合香蘇散…(月経困難症)273
——合桃核承気湯…(腰痛)96
——合人参湯…(中寒)…119
——合補中益気湯…(痤瘡)281

【五皮飲】ごひいん『中蔵経』茯苓皮3、陳皮2、桑白皮2、大腹皮3、生姜皮1…(桑白皮)329

【五味消毒飲】ごみしょうどくいん『医宗金鑑』金銀花3、野菊花3、蒲公英3、紫花地丁3、紫背天葵子3 …(皮膚化膿症)185、(金銀花)312

【五淋散】ごりんさん『和剤局方』茯苓6、沢瀉3、車前子3、滑石3、木通3、山梔子3、黄芩3、当帰3、芍薬3、甘草3、地黄3…(利尿)90、(尿道狭窄)286、(膀胱機能障害)287、(木通、車前子)315
小柴胡湯合猪苓湯合——…(腎盂腎炎)285

【ご】～【さ】

猪苓湯合─…(尿道炎)89、(膀胱炎)285、(精巣炎)287

【五苓散】ごれいさん『傷寒論』茯苓5、猪苓5、沢瀉6、白朮5、桂枝3…(利尿)75、(水逆嘔吐)80、265、267、(下痢)81、267、(利尿)88、(茯苓飲)148、(カゼ症候群)242、264、(急性胃炎)248、(慢性肝炎)252、(腎炎)254、265、(糖尿病)255、(脳血管障害)258、(頭痛)259、(疲労)260、(熱中症・発熱)266、(嘔吐)267、(脳浮腫)269、(月経前期症候群)273、(安胎)276、(中耳炎)290、(中心性網膜症)295、(桂枝)305、(茯苓、猪苓、沢瀉)314、(白朮)331
─加減…(語録)159
加味逍遙散合─…(月経前期浮腫)163
小柴胡湯合─…(カゼ症候群)242、(急性腸炎)250、(脂肪肝)252
消風散合─…(水泡形成)233
大柴胡湯合─…(脂肪肝)252
平胃散合─…(下痢)159、(急性腸炎)250、嘔吐 266
補中益気湯合─…(浮腫)256
苓桂朮甘湯合─…(浮腫)256、(中心性網膜症)295

【牛車腎気丸】ごしゃじんきがん『済生方』八味地黄丸に牛膝3、車前子2を加えたもの…(車前子)315、(牛膝)325

【呉茱萸湯】ごしゅゆとう『傷寒論』呉茱萸3、人参2、大棗4、乾生姜1…(当帰四逆加呉茱萸生姜湯)95、(温裏)99、101、(吃逆)158、250、(片頭痛)259、(めまい)260、(呉茱萸)319

【さ】

【犀角地黄湯】さいかくじおうとう『千金方』犀角1、地黄8、芍薬3、牡丹皮2…(牡丹皮)313

【柴陥湯】さいかんとう「本朝経験方」小柴胡湯に栝楼仁3、黄連2を加えたもの…(発熱性疾患)24、(一種の清熱法)31、(結胸)157、(肺炎)243、(胸膜炎)244
─加梔子豉湯…(山梔子)…(胃炎)50
─合排膿散及湯…(嗄声)292

【柴胡加竜骨牡蛎湯】さいこかりゅうこつぼれいとう『傷寒論』柴胡5、黄芩3、半夏5、人参3、大棗3、桂枝3、茯苓3、竜骨3、牡蛎3、乾生姜1、大黄1…(柴胡桂枝乾姜湯)27、(不安神経症)77、(心悸亢進)83、(抗不安)171、172、(心臓神経症)245、(不眠症)260、(更年期障害)273、(神経症)297、(不眠症)298、(茯苓)314、(牡蛎)337

【柴胡葛根湯】さいかっこんとう 小柴胡湯合葛根湯の意…(熱病)28

【柴胡枳枳湯】さいこききつとう 柴胡5、半夏5、黄芩3、乾生姜1、栝楼実3、桔梗3、枳実2、炙甘草1…(熱病)28

【柴胡桂枝湯】さいこけいしとう『傷寒論』柴胡5、黄芩3、半夏5、人参2、大棗2、炙甘草2、乾生姜1、桂枝3、芍薬3…(熱病)25、(向精神)161、(月経前緊張症)163、(カゼ症候群)242、(慢性胃炎)249、(胃・十二指腸潰瘍)249、(嘔吐)266、(更年期障害)273、(膀胱尿管逆流現象)286、(心身症)297
─合茵蔯蒿湯…(胆石症)252
─合四物湯…(月経前期症候群)273
─合二陳湯…(過敏性腸症候群)251
─合半夏厚朴湯…(過敏性腸症候群)251

【柴胡桂枝乾姜湯】さいこけいしかんきょうとう『傷寒論』柴胡6、桂枝3、栝楼根3、黄芩3、牡蛎3、乾生姜3、甘草2…(発熱性疾患)26、(抗不安)171、(栝楼根)328

【柴胡四物湯】さいこしもつとう 小柴胡湯合四物湯…(潰瘍便)168

【柴胡清肝散(湯)】さいこせいかんさん「一貫堂」当帰2、川芎2、芍薬2、地黄2、連翹2、桔梗2、牛蒡子2、栝楼根2、薄荷2、甘草1、黄連1、黄芩2、黄柏1、山梔子2、柴胡3…(解毒体質)51、(出血)200、(腎炎)265、(体質改善)268、(アトピー性皮膚炎)279、(扁桃腺炎)289
─合桂枝茯苓丸…(鼻出血)292
─合小柴胡湯…(中耳炎)290
補中益気湯合─…(カゼ症候群)243、(ベーチェット病)262、(リウマチ熱)265、(体質改善)267、(中耳炎)290

【さ】～【し】

【柴胡疎肝湯】さいこそかんとう『医学統旨』柴胡6、芍薬3、香附子3、川芎3、枳実2、甘草2、青皮2…(制吐)155

【柴胡麻黄湯】さいこまおうとう 小柴胡湯合麻黄湯の意…(熱病)28

【柴白湯】さいびゃくとう 小柴胡湯に知母5、石膏15を加えたもの…(熱病)28

【柴苓湯】さいれいとう『世医特効方』小柴胡湯合五苓散…(感冒)36

【左帰飲】さきいん『景岳全書』地黄5、山薬4、山茱萸3、枸杞子3、茯苓3、甘草1…(山茱萸)335

【三黄瀉心湯】さんおうしゃしんとう『金匱要略』黄連2、黄芩3、大黄3…(一種の清熱法)31、(消炎解熱)46、**47**、(鎮静)**170**、(動脈性出血)197、(止血)**199**、218、239、(高血圧症)246、(胃・十二指腸潰瘍)249、(急性腸炎)250、(不眠症)260、(鼻出血)291、(結膜炎)293、(アレルギー性結膜炎)294、(眼底出血)295、(ベーチェット病)296、(心身症)297、(不眠症)298、(黄連)310、(大黄)326
――合麻黄附子細辛湯…(結膜炎)294

【三子養親湯】さんしようしんとう『韓氏医通』蘇子3、白芥子3、莱菔子3…(寒痰)178
二陳湯合――(寒痰)178
半夏厚朴湯合――…(寒痰)178

【三妙散】さんみょうさん『医学正伝』黄柏3、蒼朮3、牛膝3…(黄柏)311

【三拗湯】さんようとう『和剤局方』麻黄5、杏仁5、甘草5…(気管支喘息)64

【三和散】さんわさん『和剤局方』沈香2、紫蘇葉2、大腹皮2、木香2、陳皮2、檳榔子2、木瓜2、羌活2、白朮2、川芎2、炙甘草1、乾生姜1…(肝硬変)56

【し】

【紫雲膏】しうんこう『華岡青洲方』ゴマ油1000ml、当帰100g、紫根100g、ミツロウ300g、豚脂25g／まずゴマ油を煮て、ミツロウ、豚脂を入れて溶かし、次に当帰を入れ、最後に140℃位で紫根を入れて5～10分後、鮮明な紫赤色になったら布でこして冷やしながら混ぜる…(痔瘻)270、(火傷)270、(帯状ヘルペス)282、(褥瘡)283、(掌蹠膿疱症、瘢痕)284、(紫根)313

【紫蘇和気飲】しそわきいん『済世全書』紫蘇葉2、当帰3、川芎3、芍薬4、陳皮3、大腹皮1、香附子4、炙甘草1、乾生姜1、忽白5、大棗3…(安胎)275、(紫蘇葉)305

【四逆散】しぎゃくさん『傷寒論』柴胡5、芍薬5、枳実3、甘草2 …(鎮痙鎮痛)141、(過敏性腸症候群)143、250、(向精神)**161**、**162**、(慢性胃炎、胃・十二指腸潰瘍)249、(痔核、脱肛)269、(膀胱尿管逆流現象)286、(中心性網膜症)295、(心身症)297、(顎関節症)299、(柴胡)307、(枳実)321、(芍薬)334
――合香蘇散…(胆道ジスキネジー)253
――合四物湯…(胃潰瘍出血)218
大柴胡湯――合黄連解毒湯…(膵炎)253

【四逆湯】しぎゃくとう『傷寒論』乾生姜3、附子3、炙甘草3…(手足の冷え)96、164、(乾姜)319、(附子)320

【四君子湯】しくんしとう『和剤局方』人参4、炙甘草2、白朮4、茯苓4…(補気)**210**、(補陽)231、(白朮、炙甘草)331

【四順湯】しじゅんとう『聖済総録』貝母3、桔梗3、紫菀3、炙甘草2…(貝母)327

【四物湯】しもつとう『和剤局方』当帰4、川芎2、芍薬3、地黄4…(出血性炎症)47、(芎帰調血飲第一加減)126、(逍遙散)168、(止血)197、(補血)216、**217**、(慢性胃炎)249、(腎炎)254、(尋常性湿疹)278、(手湿疹)279、(膀胱炎)285、(川芎)323、(熟地黄、当帰、芍薬)333
――合苓姜朮甘湯…(出血)218
――合桂枝茯苓丸…(過少月経)219、(月経異常、更年期障害)273、(慢性鼻炎)291
――合桃核承気湯…(過少月経)219、(腰痛症)271

【し】

―合当帰芍薬散…(月経痛)219
―合二陳湯…(月経不順)219
―合半夏厚朴湯…(月経不順)219
柴胡桂枝湯合―…(月経前期症候群)273
四逆散合―…(胃潰瘍出血)218
小柴胡湯合―…(潰瘍便)168、(胃潰瘍出血)218、(ストレス)219、(産褥熱)276、(鼻出血)292
猪苓湯合―…(血尿)89
通導散合桂枝茯苓丸合―…(更年期障害)209

【四苓散】しれいさん 茯苓5、猪苓5、沢瀉6、白朮5…(五苓散加減)82、160

【梔子豉湯】ししとう『傷寒論』山梔子3、香豉4…(一種の清熱法)31、50
半夏瀉心湯加―…(胃炎)50

【梔子柏皮湯】ししはくひとう『傷寒論』山梔子3、甘草1、黄柏2…(黄柏)311

【炙甘草湯】しゃかんぞうとう『傷寒論』炙甘草3、乾生姜1、桂枝3、麻子仁3、大棗3、人参3、地黄6、麦門冬6、阿膠2…(抗不安)171、(狭心症)245、(甲状腺機能亢進症)256、(疲労)260、(炙甘草)331

【芍薬湯】しゃくやくとう『保命集』芍薬4、黄芩3、黄連4、当帰2、檳榔子2、木香2、肉桂1、大黄1、甘草1…(大腸炎)167

【芍薬甘草湯】しゃくやくかんぞうとう『傷寒論』芍薬6、炙甘草6…(腹痛)83、160、(五淋散)90、(鎮痙鎮痛)141、(四逆散)162、(急性腸炎)250、(胆石症)252、(胆嚢炎)253、(顎関節症)299、(炙甘草)331、(芍薬)333
―合芎帰調血飲…(膀胱炎)285
―合桂枝茯苓丸…(膀胱炎)285
平胃散合―…(五積散)96

【芍薬甘草附子湯】しゃくやくかんぞうぶしとう 芍薬甘草湯に附子1を加えたもの…(鎮痙鎮痛)141、(坐骨神経痛)142、259、(腰痛症)271

【謝道人大黄湯】しゃどうじんだいおうとう『外台秘要』黄芩3、芍薬4、細辛2、甘草2、大黄3
―加茯苓車前子滑石…(結膜炎)294

【収涙飲】しゅうるいいん『橘窓書影』荊芥3、防風3、独活3、黄連3、黄芩3、山梔子3、川芎3、木賊3、菊花3、薄荷3、夏枯草3、地黄3…(結膜炎)294

【小陥胸湯】しょうかんきょうとう『傷寒論』黄連2、栝楼仁3、半夏6…(柴陥湯)24、(栝楼仁)327

【小建中湯】しょうけんちゅうとう『傷寒論』桂枝4、芍薬6、乾生姜1、大棗4、炙甘草2、膠飴20…(鎮痙鎮痛)141、(反復性臍疝痛)143、267、(疲労)260、(カゼ)264、(便秘症)267、(膀胱機能障害)287
―加大黄…(便秘症)267
―合補中益気湯…(体質改善)267

【小柴胡湯】しょうさいことう『傷寒論』柴胡7、黄芩3、半夏6、人参2、大棗4、炙甘草2、乾生姜1…(消炎解熱)23、24、26、(熱病)27、(半表半裏)30、(往来寒熱)32、(発熱性疾患)33、266、(慢性肝炎)54、(急性肝炎)150、(止嘔鎮吐)154、(向精神)161、(鎮咳)177、(薬剤副作用防止)213、(カゼ症候群)242、264、(気管支炎)243、(肺結核)244、(慢性気管支炎)244、(麻疹)264、(夜尿症、嘔吐)266、(下痢、腹痛)267、(月経異常)273、(妊娠中のカゼ)276、(精巣炎)288、、(扁桃腺炎、耳下腺炎)289、(中耳炎)289、290、(嗄声)292、(柴胡)307、(黄芩)310
―加黄連山梔子…(急性肝炎)150
―加芍薬…(疎肝)58
―合黄連解毒湯…(急性肝炎)24、150、252、(胆嚢炎)252、(扁桃腺炎)289
―合黄連解毒湯合茵蔯蒿湯…(急性肝炎)24、150
―合黄連解毒湯合大黄牡丹皮湯…(骨盤腹膜炎)274
―合葛根湯合白虎加人参湯…(ヘルパンギナ)265
―合葛根湯加桔梗石膏…(発熱性疾患)21、(流行性耳下腺炎)265、(乳腺炎)277
―合芎帰膠艾湯…(血尿)90

【し】

―合桂枝加芍薬湯…(てんかん)298
―合桂枝茯苓丸…(月経前緊張症)163
―合五苓散…(カゼ症候群)242、(急性腸炎)250、(脂肪肝)252
―合四物湯…(血尿)90、(潰瘍便)168、(胃潰瘍出血)218、(ストレス)219、(産褥熱)276、(鼻出血)292
―合十全大補湯…(慢性肝炎)54
―合大承気湯…(大柴胡湯)22
―合猪苓湯…(膀胱炎)90
―合猪苓湯合五淋散…(腎盂腎炎)285
―合白虎加人参湯…(発熱性疾患)19、22、44、(風疹)264、(リウマチ熱)265
―合半夏厚朴湯…(気管支炎)178、243、(気管支喘息)244、264、(百日咳)265、(中耳炎)290、(咽喉頭異常感症)248、292
―合半夏厚朴湯合香蘇散…(抑うつ状態)298
―合麻杏甘石湯…(肺炎)243
葛根湯合―…(発熱性疾患)33
銀翹散合―…(発熱性疾患)21
当帰芍薬散合―…(更年期障害)163

【小柴胡湯加桔梗石膏】しょうさいことうかききょうせっこう 小柴胡湯に桔梗石膏を加えたもの…(消炎解熱剤)24、(発熱性疾患)36
―合葛根湯…(発熱性疾患)36

【小承気湯】しょうじょうきとう『傷寒論』大黄2、枳実2、厚朴3…(大柴胡湯)25

【小青竜湯】しょうせいりゅうとう『傷寒論』麻黄3、芍薬3、乾生姜3、炙甘草3、桂枝3、細辛3、五味子3、半夏6…(発汗解表)12、(抗アレルギー)60、61、(温裏)99、(治喘)193、(咳嗽)266、(中耳炎)290、(アレルギー性鼻炎)291、(細辛)306、(乾姜)319、(五味子)335
―加杏仁石膏…(気管支喘息)63、195
―加石膏…(喘息)**194**
―加附子…(抗アレルギー作用)59、(アレルギー性鼻炎)67、291、(寒喘)71、(カゼ症候群)242、264、(気管支炎)243、(腎炎)265、(咳嗽)266、(中耳炎)290、(アレルギー性結膜炎)294
―合半夏厚朴湯…(気管支炎)243
―合麻黄附子細辛湯…(アレルギー性鼻炎)67
―合麻杏甘石湯…(気管支炎・喘息・浮腫)61、(消炎利尿)70、(治喘)**193**、(カゼ症候群)242、(気管支炎)243、264、(胸膜炎)244、(気管支喘息)244、264、(心膜炎)245、(腎炎)254、265、(浮腫)256、(全身性エリテマトーデス)261
―合麻杏甘石湯加附子…(アレルギー性鼻炎)60

【小半夏湯】しょうはんげとう『金匱要略』半夏6、乾生姜2…(生姜)306

【小半夏加茯苓湯】しょうはんげかぶくりょうとう『金匱要略』半夏6、茯苓5、乾生姜2 …(悪心嘔吐)145、**154**、266、(妊娠悪阻)275、(半夏)328
―加縮砂…(妊娠悪阻)155

【生姜瀉心湯】しょうきょうしゃしんとう『傷寒論』生姜2、半夏5、人参3、黄芩3、炙甘草3、大棗3、黄連1…(一種の清熱法)31、(胃酸過多)157

【消風散】しょうふうさん『外科正宗』当帰3、地黄3、蒼朮3、防風3、牛蒡子2、木通2、蟬退2、苦参2、荊芥2、知母2、胡麻1、石膏10、甘草2 …(消炎解熱)19、(湿潤性皮疹)184、235、(湿疹・皮膚炎群)**232**、(尋常性湿疹)278、(アトピー性皮膚炎)278、279、(皮脂欠乏性皮疹、手湿疹)279、(蕁麻疹、痒疹群)280、(荊芥)305、(防風)306、(薄荷、牛蒡子、**蟬**退)308、(苦参)311
―加石膏…(炎症強い)232
―加桔梗石膏…(化膿性炎症)232
―加薏苡仁…(化膿性炎症)232、(尋常性湿疹)278
―合温清飲…(慢性炎症)233、(アトピー性皮膚炎)234
―合越婢加朮湯…(滲出性炎症)232、(痒疹群)280
―合黄連解毒湯…(炎症強い)232
―合加味逍遙散…(アトピー性皮膚炎)234
―合桂枝茯苓丸…(ケロイド様)233
―合五苓散…(水泡形成)232
―合十味敗毒湯…(化膿性炎症)232、(アトピー性皮膚炎)234、278
―合大黄牡丹皮湯合桃核承気湯…(ケロ

【し】〜【じ】

イド様)233
　—合排膿散及湯…（化膿性炎症）232
　—合竜胆瀉肝湯…（アトピー性皮膚炎)234
乙字湯合—…（肛門瘙痒症）237、270、（腟部瘙痒症）275

【升麻葛根湯】しょうまかっこんとう『和剤局方』升麻2、葛根5、芍薬2、乾生姜1、甘草2…（葛根）307、（升麻）308

【生脈散】しょうみゃくさん『内外傷弁惑論』人参3、麦門冬3、五味子2…（人参）330、（麦門冬）334、（五味子）335

【逍遙散】しょうようさん『和剤局方』当帰3、芍薬3、柴胡3、生姜2、薄荷1、茯苓3、白朮3、甘草2…（痙攣性便秘）143、（向精神）161、168、（牡丹皮）313

【辛夷清肺湯】しんいせいはいとう『外科正宗』辛夷2、枇杷葉2、知母3、百合3、黄芩3、山梔子2、麦門冬5、石膏10、升麻1、甘草2…（慢性副鼻腔炎）291、(辛夷）307

【神秘湯】しんぴとう『外台秘要』麻黄5、杏仁4、厚朴3、陳皮3、甘草2、柴胡2、紫蘇葉2…（呼吸困難）196

【真武湯】しんぶとう『傷寒論』茯苓3、芍薬3、白朮3、乾生姜1、附子1…（利尿）75、79、（冷えと湿）84、（散寒利水）117、（補陽）231、（下腹部痛）251、（浮腫）256、（附子）320

【滋陰降火湯】じいんこうかとう『万病回春』当帰3、芍薬3、天門冬3、麦門冬3、白朮3、地黄4、陳皮3、黄柏3、知母2、甘草2…（陰虚発熱）219
　—合茵蔯蒿湯…（歯髄炎）299

【十全大補湯】じゅうぜんだいほとう『和剤局方』人参3、白朮3、茯苓3、炙甘草2、地黄3、当帰3、川芎3、芍薬3、黄耆3、桂枝3、乾生姜1…（慢性肝炎）217、220、（十全大補湯加減）223、（貧血症、紫斑病）257、（褥瘡）282
　—合防風通聖散…（白内障）221、295
　—合排膿散及湯…（膿皮症）282、（涙嚢炎）294

　—合八味丸…（腰痛症）271
小柴胡湯合—…（慢性肝炎）54
千金内托散合—…（痔漏）189、270
疎経活血湯合—…（坐骨神経痛）259、（関節リウマチ）261、（肩こり、腰痛症）271、（変形性膝関節症、骨粗鬆症）272
補中益気湯合—…（慢性肝炎）55、（悪性腫瘍）263

【十味敗毒湯】じゅうみはいどくとう『勿誤薬室方函』柴胡3、桔梗3、防風3、川芎3、桜皮(or 樸樕)3、茯苓3、独活3、荊芥2、甘草2、乾生姜1…（化膿性炎症）47、（去痰排膿）182、186、（湿疹・皮膚炎群）235、（尋常性湿疹）278、（アトピー性皮膚炎、脂漏性皮膚炎）278、279、（痒疹群）280、（膿皮症）282、（掌蹠膿疱症）284、（麦粒腫）293、（独活）318
　—合黄連解毒湯…（痤瘡）281
　—合排膿散及湯…（炎症性角化症）281、（眼瞼縁炎）293
　—合補中益気湯…（膿皮症）282
　—合麻杏甘石湯…（肛門周囲炎）269
消風散合—…（化膿性炎症）232、（アトピー性皮膚炎）234、278

【潤腸湯】じゅんちょうとう『万病回春』当帰3、地黄4、麻子仁2、桃仁2、杏仁2、枳実2、厚朴2、黄芩2、大黄2、甘草2…（下剤）30、（便秘）140、（腸燥）214、（生地黄）312、（桃仁）324、（麻子仁）326、（熟地黄、当帰）333

【舒筋立安散】じょきんりつあんさん『万病回春』防風2、独活2、茯苓2、羌活2、川芎2、白芷2、地黄2、蒼朮2、紅花2、天南星2、陳皮2、半夏2、白朮2、威霊仙2、牛膝2、木瓜2、防已2、黄芩2、連翹2、木通2、竜胆2、竹筎2、桃仁2、附子1、甘草2、乾生姜1…（関節リウマチ）261

【秦艽防風湯】じんぎょうぼうふうとう『蘭室秘蔵』秦艽2、防風2、柴胡2、升麻2、陳皮2、黄柏2、大黄1、沢瀉3、白朮3、紅花2、桃仁4、当帰3、炙甘草2…（痔核）269

【参蘇飲】じんそいん『和剤局方』半夏4、茯苓3、陳皮2、前胡2、桔梗2、紫蘇葉2、枳実2、葛根2、大棗2、人参1、木香1、炙甘草1、乾生

【じ】〜【そ】

姜1…(麻黄不適)18、(去痰)182、(普通感冒)190、242、(妊娠中のカゼ)276、(陳皮)321

【参附湯】じんぶとう『正体類要』人参6〜10、附子3〜5…(人参)330

【参苓湯】じんれいとう 人参湯と五苓散を合方したもの…(下痢)82、160

【参苓白朮散】じんれいびゃくじゅつさん『和剤局方』人参3、白朮3、茯苓3、山薬3、白扁豆3、蓮肉3、桔梗3、薏苡仁3、縮砂1、甘草1…(薏苡仁)315、(山薬)331

【せ】

【清胃散】せいいさん『脾胃論』牡丹皮3、当帰4、生地黄4、黄連3、升麻2…(石膏)309

【清暑益気湯】せいしょえっきとう『医学六要』人参3、白朮3、甘草2、黄耆3、陳皮2、当帰3、麦門冬2、五味子2、黄柏2…(疲労260)

【清熱補気湯】せいねつほきとう『証治準縄』人参3、当帰3、芍薬3、麦門冬3、白朮4、茯苓4、玄参2、五味子2、炙甘草2、升麻1…(口内炎)248

【清熱補血湯】せいねつほけつとう『証治準縄』当帰3、川芎3、芍薬3、地黄3、麦門冬3、柴胡3、玄参2、知母2、五味子2、黄柏2、牡丹皮2…(口内炎)248

【清肺湯】せいはいとう『万病回春』黄芩3、桔梗3、桑白皮3、貝母3、五味子3、天門冬3、麦門冬3、当帰3、茯苓3、杏仁2、山梔子2、陳皮2、大棗2、炙甘草1、乾生姜1…(気管支炎)243

【清涼散】せいりょうさん『万病回春』山梔子2、連翹2、防風2、枳実2、黄芩2、当帰2、地黄2、桔梗2、甘草1、薄荷1、乾生姜1、時に玄参2、牛蒡子2、麦門冬5、人参2、栝楼根3などを加える…(扁桃腺炎)289

【洗肝明目散】せんかんめいもくさん『万病回春』当帰2、川芎2、芍薬2、地黄2、黄芩2、山梔子2、荊芥2、連翹2、防風2、決明子2、蔓荊子2、菊花2、桔梗2、蒺藜子2、黄連1、羌活1、薄荷1、甘草1、石膏5…(ベーチェット病)262、296、(結膜炎)293、294、(車前子)315
—合桂枝茯苓丸…(ぶどう膜炎)295

【川芎茶調散】せんきゅうちゃちょうさん『和剤局方』川芎3、荊芥2、香附子3、薄荷3、羌活2、白芷2、防風2、細辛1、炙甘草1、緑茶2…(頭痛)259、(防風)305、(羌活、白芷)306、(川芎)323

【千金内托散】せんきんないたくさん『万病回春』黄耆3、人参3、当帰3、川芎2、防風2、桔梗2、厚朴2、桂枝2、白芷2、炙甘草1、時に金銀花2、乾生姜1を加える…(皮膚化膿症)185、(補血)217、221、(痔核)269、(肛門周囲炎)270、(乳腺炎)277、(膿皮症)282、(中耳炎)290、(涙嚢炎)294、(白芷)306、(黄耆)330、(当帰)333
—合帰耆建中湯…(痔瘻)189
—合十全大補湯…(痔瘻)189、270

【喘四君子湯】ぜんしくんしとう『万病回春』当帰2、人参3、白朮4、茯苓4、炙甘草2、大棗2、陳皮2、縮砂2、厚朴2、蘇子2、桑白皮2、沈香2、木香1、乾生姜1…(人参)330

【そ】

【疎肝湯】そかんとう『万病回春』柴胡5、当帰5、枳実3、青皮3、桃仁3、川芎3、芍薬3、黄連2、呉茱萸1、紅花2…(膵炎)253

【疎経活血湯】そけいかっけつとう『万病回春』当帰3、芍薬3、地黄3、蒼朮3、茯苓3、桃仁3、川芎2、牛膝2、威霊仙2、防已2、羌活2、防風2、竜胆2、陳皮2、乾生姜1、白芷1、炙甘草1…(むちうち)132、(補血)217、221、(脳血管障害、パーキンソン症候群)258、(打撲)269、(肩こり)271、(腱鞘炎)272、(神経因性膀胱)286、(無緊張膀胱)287、(羌活、白芷)306、(威霊仙)318、(川芎)323
—合十全大補湯…(坐骨神経痛)259、(関節リウマチ)261、(肩こり、腰痛症)271、(変形性膝関節症、骨粗鬆症)272
—合半夏厚朴湯…(パーキンソン症候群)258

【そ】～【だ】

222
通導散合—…（片麻痺）209

【蘇子降気湯】そしこうきとう『和剤局方』蘇子3、半夏3、陳皮3、厚朴3、前胡3、桂枝3、当帰3、大棗1、甘草1、乾生姜1…（八味丸）227、（紫蘇葉）305、（蘇子）329

【増液湯】ぞうえきとう『温病条弁』玄参10、麦門冬8、生地黄8…（生地黄）312、（麦門冬）334

【続命湯】ぞくめいとう『金匱要略』麻黄4、杏仁4、桂枝3、人参3、当帰3、川芎2、乾生姜2、炙甘草2、石膏10…（五積散）95、（中風）222、（脳血管障害）258、（無緊張膀胱）287、（老年痴呆）298

【た】

【退血止痛飲】たいけつしつういん『万病回春』当帰尾1.5、芍薬1.5、地黄1.5、白芷1.5、防風1.5、荊芥1.5、羌活1.5、連翹1.5、黄芩1.5、黄連1、黄柏1、山梔子1、薄荷1、枳殻2、桔梗1、知母2、石膏5、車前子3、甘草1…（通導散）130

【沢瀉湯】たくしゃとう『金匱要略』沢瀉5、白朮2…（沢瀉）314

【托裏消毒飲】たくりしょうどくいん『万病回春』防風2、当帰2、川芎2、白芷2、桔梗2、厚朴2、皂角刺2、穿山甲2、栝楼根2、陳皮2、黄耆2、金銀花3…（皮膚化膿症）185

【大黄黄連瀉心湯】だいおうおうれんしゃしんとう『傷寒論』大黄1、黄芩1、黄連1…（一種の清熱法）31、47

【大黄附子湯】だいおうぶしとう『金匱要略』大黄1、附子1、細辛2…（語録）113

【大黄牡丹皮湯】だいおうぼたんぴとう『金匱要略』桃仁4、牡丹皮4、芒硝4、冬瓜子6、大黄2…（増殖性炎症）47、（駆瘀血）122、**124**、（瀉下）137、（痔漏）187、（止血）201、（紫斑病）256、（肛門周囲炎）269、（子宮内膜症）

子宮付属器炎）274、（手湿疹）279、（痒疹群）280、（膿皮症）282、（静脈瘤症候群、尋常性白斑、肝斑、血管炎）283、（結節性紅斑様発疹、掌蹠膿疱症）284、（膀胱炎）285、（神経因性膀胱）286、（精巣炎）288、（中耳炎）290、（慢性鼻炎、慢性副鼻腔炎）291、（結膜炎）294、（心身症）297、（歯髄炎）299、（牡丹皮）313、（桃仁）324、（大黄）326
—加桂枝…（歯髄炎）125
—加附子…（関節リウマチ）261
—加薏苡仁…（痤瘡）281、（前立腺肥大症）286
—合黄連解毒湯…（肛囲膿瘍）188
—合桂枝茯苓丸(加薏苡仁)…（炎症性角化症）281、（天疱瘡）284
—合排膿散及湯…（骨盤腹膜炎）274、（精巣炎）288、（霰粒腫）293、（歯髄炎）299
—合麻杏甘石湯…（痛風）255
—合竜胆瀉肝湯…（慢性炎症性疾患）52、（肛囲膿瘍）188、（子宮頸管炎、腟カンジダ症）275
葛根湯加川芎辛夷合—…（慢性副鼻腔炎）291
小柴胡湯合黄連解毒湯合—…（骨盤腹膜炎）274
消風散合—合桃核承気湯…（ケロイド様）233
猪苓湯合—…（尿道狭窄）286
通導散合—…（頭部外傷）131
桃核承気湯合—…（降圧）208、233、（癥瘕）284

【大建中湯】だいけんちゅうとう『金匱要略』乾生姜4、蜀椒2、人参3、膠飴20…（温裏）99、**101**、**116**、（便秘）139、（過敏性腸症候群）250、（下腹部痛、潰瘍性大腸炎）251、（胆石症、胆嚢炎）252、（胆嚢炎）253、（月経困難症）273、（尿路結石）286、（乾姜）319、（蜀椒）320
猪苓湯合—…（尿路結石）89

【大柴胡湯】だいさいことう『傷寒論』柴胡6、半夏4、黄芩3、芍薬3、大棗3、枳実2、乾生姜1、大黄1〜2…（消炎解熱）22、**25**、（熱病）28、**33**、（瀉下）137、（止嘔制吐）154、（向精神）161、（カゼ症候群）242、（高血圧症、動脈硬化症）246、（慢性胃炎）249、（糖尿病）255、（肩こり）271、（扁桃腺炎、耳下腺炎）289、290
—合茵蔯蒿湯…（胆石症）252
—合黄連解毒湯…（胆嚢炎）252、（蕁麻疹）280
—合黄連解毒湯(合防風通聖散)…（高脂血症）255

【だ】〜【ち】

―合加味逍遙散…(尋常性白斑)283
―合桂枝茯苓丸…(膵炎)253
―合五苓散…(脂肪肝)252
―合四逆散合黄連解毒湯…(膵炎)253
―合半夏厚朴湯…(気管支喘息)244
―合防風通聖散…(高血圧症、動脈硬化症)246、(肥満症)255
通導散合―…(喘息体質改善)209
半夏厚朴湯合―…(咽喉頭異常感症)248

【大柴胡湯去大黄】だいさいことうきょだいおう『傷寒論』…(顎関節症)299
―合香蘇散…(胆道ジィスキネジー)253

【大承気湯】だいじょうきとう『傷寒論』大黄2、枳実2、芒硝3、厚朴5…(消炎解熱)22、(瀉下)137、(枳実)321、(大黄)326
小柴胡湯合―…(消炎解熱)22

【大青竜湯】だいせいりゅうとう『傷寒論』麻黄5、桂枝3、杏仁4、石膏10、乾生姜1、大棗3、甘草2…(熱病)28、42

【大防風湯】だいぼうふうとう『和剤局方』当帰4、芍薬3、地黄3、黄耆3、防風3、杜仲3、白朮3、川芎2、人参2、羌活2、牛膝2、甘草2、大棗2、乾生姜1、附子1…(十全大補湯加減)223

【ち】

【竹葉石膏湯】ちくようせっこうとう『金匱要略』竹葉2、甘草2、石膏10、粳米6、麦門冬6、半夏4、人参3…(肺炎)44、(竹葉)310

【知柏地黄丸】ちばくじおうがん『医級』六味地黄丸に知母3、黄柏3を加えたもの…(知母)309、(黄柏)311

【中黄膏】ちゅうおうこう『華岡青洲方』ゴマ油1000ml、ミツロウ300g、鬱金40g、黄柏20g まずゴマ油を煮て、ミツロウを入れて溶かし布でこし、やや冷えてから、鬱金、黄柏の末を徐々に入れながら冷えて固まるまでかき混ぜる…(皮膚化膿症)186

【調胃承気湯】ちょういじょうきとう『傷寒論』大黄2、甘草1、芒硝0.5…(瀉下)137、(芒硝)326

【調栄活絡湯】ちょうえいかつらくとう『万病回春』当帰4、桃仁4、牛膝4、赤芍4、地黄3、羌活2、紅花2、桂枝2、川芎2、大黄1〜3…(腰痛症)271、(腱鞘炎)272、(桃仁)324、(牛膝)325

【釣藤散】ちょうとうさん『本事方』釣藤鈎5、麦門冬4、茯苓4、半夏6、菊花3、防風3、人参3、陳皮3、炙甘草2、乾生姜1、石膏10…(降圧)206、(高血圧症、動脈硬化症)246、(脳血管障害、老年痴呆)258、(頭痛、めまい)259、(肩こり)271、(眩暈)292、(老年痴呆)298、(釣藤鈎)336

【腸癰湯】ちょうようとう『千金方』薏苡仁9、冬瓜子4、牡丹皮4、桃仁5…(駆瘀血)122、125、(腸癰)187、(止血)201、(肛門周囲炎)269、(白色帯下)275、(掌蹠膿疱症)284
―合桂枝茯苓丸…(精巣炎)288
―合排膿散及湯…(痔瘻)270、(歯周炎)299

【猪苓湯】ちょれいとう『傷寒論』猪苓5、茯苓5、滑石5、沢瀉5、阿膠5…(利尿)88、89、(黄疸)150、(麻疹)264、(前立腺肥大症)286、(膀胱機能障害)287、(猪苓)314、(沢瀉)315、(滑石)316、(阿膠)334
―合桂枝茯苓丸…(尿道狭窄、尿路結石)286
―合五淋散…(尿道炎)89、(膀胱炎)285、(精巣炎)287
―合四物湯…(血尿)89
―合大黄牡丹皮湯…(尿道狭窄)286
―合大建中湯…(尿路結石)89
―合八味丸…(前立腺肥大症)89、227
―合竜胆瀉肝湯…(尿道炎)89、(痛風)255、(膀胱炎)285
小柴胡湯合―合五淋散…(腎盂腎炎)285

【治打撲一方】ぢだぼくいっぽう『香川家』川骨5、川芎3、樸樕3、桂枝2、丁香1、甘草2、大黄1〜3…(駆瘀血)122、127、128、131、(打撲)269、(神経因性膀胱)286
―加附子…(むちうち)132
―合黄連解毒湯…(頭部外傷)127
―合補中益気湯…(虚弱者応用)127

363

【つ】~【と】

【つ】

【痛瀉要方(白朮芍薬散)】つうしゃようほう『景岳全書』白朮6、白芍6、陳皮4、防風4…(防風)305

【通導散】つうどうさん『万病回春』当帰3、芒硝3、大黄3、枳実2、厚朴2、陳皮2、木通2、紅花2、蘇木2、甘草2…(駆瘀血)122、127、130、(ねんざ)132、(体質改善)178、(降圧)208、(アトピー性皮膚炎)233、234、(高血圧症、動脈硬化症)246、(膵炎)253、(腎炎)254、(老年痴呆)258、(悪性腫瘍)263、(火傷)270、(産後疾患)276、(尋常性湿疹)278、(痒疹群)280、(肝斑、血管炎)283、(神経因性膀胱)286、(結膜炎、翼状片)294、(中心性網膜症)295、(眼底出血)296、(神経症)297、(紅花)324、(蘇木)325、(大黄)326、(当帰)333
―加桃仁牡丹皮(通導散)130
―合黄連解毒湯…(脳出血)209
―合桂枝茯苓丸…(慢性肝炎)54、(頭部外傷)131、(重症瘀血)208、(心不全予防)209、(アトピー性皮膚炎)233、278、279、(気管支喘息、気管支炎)244、(うっ血性心不全)255、(レイノー病)247、(肝硬変)252、(糖尿病)255、(強皮症、全身性エリテマトーデス)261、(ベーチェット病)262、296、(打撲)269、(更年期障害)273、(炎症性角化症)281、(天疱瘡、瘢痕)284、(無緊張膀胱)287、(涙嚢炎)295、(統合失調症)298、(老年痴呆)298、(顎関節症)299
―合桂枝茯苓丸加別甲…(子宮筋腫)209、274
―合桂枝茯苓丸加薏苡仁…(強皮症)261、(炎症性角化症)281
―合桂枝茯苓丸合温清飲…(角化症)209
―合桂枝茯苓丸合四物湯…(更年期障害)209
―合疎経活血湯…(片麻痺)209
―合大黄牡丹皮湯…(頭部外傷)131
―合大柴胡湯…(喘息体質改善)209
―合桃核承気湯…(頭部外傷)131
―合補中益気湯…(肝硬変)56、(肺線維症)244
―合防風通聖散…(心疾患予防)209、(狭心症)245
―合防風通聖散合竜胆瀉肝湯…(慢性腎不全)209
―合竜胆瀉肝湯…(慢性炎症性疾患)51、(脳血管障害)258、(帯状ヘルペス)282
―合竜胆瀉肝湯加側柏葉…(バセドウ病)209
荊芥連翹湯合―…(酒皶)281
竜胆瀉肝湯合―…(慢性炎症性疾患)51、(脳血管障害)258、(帯状ヘルペス)282、(糖尿病性網膜症)296
竜胆瀉肝湯合―合桂枝茯苓丸…(甲状腺機能亢進症)255

【て】

【定悸飲】ていきいん『多紀櫟窓』茯苓4、桂枝3、牡蛎3、白朮2、甘草2、呉茱萸2、李根皮2…(めまい)83

【葶藶大棗瀉肺湯】ていれきたいそうしゃはいとう『金匱要略』葶藶子6、大棗6(大棗の煎出液に葶藶子を加えて頓服、1回量)…(大棗)332

【と】

【桃核承気湯】とうかくじょうきとう『傷寒論』桃仁5、桂枝4、芒硝2、大黄3、甘草2…(駆瘀血)124、(瀉下)137、(止血)201、(狭心症)245、(高血圧症、動脈硬化症)246、(冷え症)247、(過敏性腸症候群)250、(便秘症)251、267、(パーキンソン症候群、三叉神経痛)258、(坐骨神経痛)259、(悪性腫瘍)263、(打撲)269、(火傷)270、(肩こり、腰痛症)271、(腱鞘炎)272、(月経異常)273、(産後疾患)276、(痤瘡)281、(外傷屎閉)285、(神経因性膀胱)286、(無緊張膀胱)287、(鼻出血)292、(老年痴呆)298、(桂枝)304、(桃仁)324、(大黄)326
葛根湯合―…(顔面神経麻痺、頭痛)259
四物湯合―…(過少月経)219、(腰痛症)271
―合越婢加朮湯…(帯状ヘルペス)282
―合大黄牡丹皮湯…(降圧)208、233、(瘢痕)284
―合補中益気湯…(便秘)140
乙字湯合―…(痔核)237
五積散合―…(腰痛)96
消風散合大黄牡丹皮湯合―…(ケロイド様)233
通導散合―…(頭部外傷)131

【と】~【に】

【桃紅四物湯】とうこうしもつとう『医宗金鑑』桃仁3、紅花2、当帰3、地黄3、赤芍2、川芎2…(止血)201、(桃仁、紅花)324

【当帰飲子】とうきいんし『済生方』当帰5、地黄5、芍薬3、川芎3、防風3、荊芥3、何首烏3、黄耆3、蒺藜子3、炙甘草1…(乾燥性皮疹)184、235、(補血)217、**220**、(尋常性湿疹)278、(皮脂欠乏性皮疹)279、(皮膚瘙痒症)280

【当帰四逆湯】とうきしぎゃくとう『衛生宝鑑』当帰5、桂枝5、柴胡5、茴香5、芍薬4、茯苓3、延胡索3、川楝子2、沢瀉2、時に附子3を加える…(当帰四逆加呉茱萸生姜湯)95、(手足の冷え)**96**、(細辛)306、(当帰)333

【当帰四逆加呉茱萸生姜湯】とうきしぎゃくかごしゅゆしょうきょうとう『傷寒論』当帰3、桂枝3、芍薬3、木通3、細辛3、炙甘草2、大棗5、呉茱萸2、乾生姜1…(温経散寒)**94**、(ASO、Buerger病、レイノー病)246、(冷え症)247、(下腹部痛)、(坐骨神経痛、片頭痛)259、(強皮症、全身性エリテマトーデス)261、(シェーグレン症候群)262、(腰痛症)271、(月経困難症)273、(不妊症)275、(呉茱萸)319
—合桂枝茯苓丸…(凍瘡)95、283

【当帰芍薬散】とうきしゃくやくさん『金匱要略』当帰3、川芎3、芍薬4、茯苓4、白朮4、沢瀉4…(利尿)75、**78**、**85**、**86**、(温経散寒)**94**、(五積散)95、(習慣性流産)197、(冷え症)247、(下腹部痛)251、(老年痴呆)258、(月経異常、更年期障害)273、(妊娠中のカゼ)276、(肝斑)283、(膀胱機能障害)287、(老年痴呆)298、(白朮)331、(芍薬)334
—合越婢加朮湯…(脳血管障害)258
—合桂枝茯苓丸…(狭心症)245、(低血圧症)246、(ASO、Buerger病)、(血栓性静脈炎)247、(潰瘍性大腸炎)251、(甲状腺機能低下症)256、(片頭痛)259、(疲労)260、(シェーグレン症候群)262、296、(腰痛症)271、(月経困難症)273、(子宮内膜症)274、(不妊症)275、(産後疾患)276、(乳腺炎)277、(静脈瘤症候群)283、(天疱瘡)284
—合香蘇散…(安胎)275

—合小柴胡湯…(更年期障害)163
—合補中益気湯…(難産予防)276、(痤瘡)281、(アレルギー性鼻炎)291
—合苓姜朮甘湯…(白色帯下)275
四物湯合—…(月経痛)219

【騰竜湯】とうりゅうとう「本朝経験方」大黄牡丹皮湯に蒼朮4、薏苡仁8、甘草1を加えたもの。桃仁4、牡丹皮4、芒硝4、冬瓜子6、大黄2、蒼朮4、薏苡仁10、甘草2…(痔漏)187、(桃仁)324

【独活葛根湯】どっかつかっこんとう『外台秘要』葛根湯に独活4、地黄4を加えたもの…(独活)317

【独活寄生湯】どっかつきせいとう『千金方』独活3、桑寄生(or続断)3、杜仲3、牛膝3、桂枝3、川芎3、芍薬3、茯苓3、当帰3、地黄3、防風3、人参2、秦艽3、細辛2、炙甘草2、乾生姜1…(腰痛)96、(補血)217、**222**、(坐骨神経痛)259、(関節リウマチ)261、(肩こり、腰痛症)271、(変形性膝関節症、骨粗鬆症)272、(独活)318、(杜仲)332

【に】

【二陳湯】にちんとう『和剤局方』半夏5、茯苓5、陳皮4、炙甘草1、乾生姜1…(五積散)95、(鎮咳)**177**、(眩暈)206、(狭心症)245、(生姜)306、307、(陳皮)321、(半夏)328
—合三子養親湯…(寒痰)178
—合小柴胡湯…(慢性気管支炎)178
—合貝母栝楼散…(燥熱痰)178
柴胡桂枝湯合—…(過敏性腸症候群)251
四物湯合—…(月経不順)219

【二母散】にもさん『医方考』知母3、貝母3、乾生姜1…(知母)309、(貝母)327

【人参湯】にんじんとう『傷寒論』人参3、白朮3、炙甘草3、乾生姜3…(下痢)82、159、265、267、(温裏)99、**100**、**115**、(真武湯)118、(茯苓飲)147、(薬剤副作用防止)213、(慢性胃炎)249、(急性腸炎)250、(下腹部痛)251、(潰瘍性大腸炎)251、(乾姜)319、(白朮)331
—加肉桂附子…(補陽)**231**

365

【は】

―加附子…(下痢)267
―合苓姜朮甘湯…(よだれ)267
五積散合―…(中寒)119

【は】

【排雲湯】はいうんとう『山脇方函』三黄瀉心湯に細辛3、車前子3、甘草2を加えたもの…(結膜炎)293

【排石湯】はいせきとう 金銭草60、車前子9、木通9、徐長卿9、石葦9、瞿麦9、忍冬藤9、滑石15、冬葵子9、生甘草15…(尿路結石)89

【排膿散】はいのうさん『金匱要略』枳実5、芍薬5、桔梗2…(排膿散及湯)183

【排膿湯】はいのうとう『金匱要略』甘草3、桔梗4、大棗5、生姜3…(排膿散及湯)183

【排膿散及湯】はいのうさんきゅうとう『金匱要略』桔梗5、枳実5、芍薬5、大棗6、甘草2、乾生姜1…(化膿性炎症)47、(去痰排膿)182、(強皮症)261、(肛門周囲炎)、(乳腺炎)277、(尋常性湿疹)278、(アトピー性皮膚炎)279、(痒疹群)280、(痤瘡)281、(外耳炎)289、(中耳炎)289、290、(慢性副鼻腔炎)291、(麦粒腫)293、(涙嚢炎)294、(歯髄炎)299、(枳実)321、(桔梗)328
―合桂枝茯苓丸…(霰粒腫)293
荊芥連翹湯合―…(結膜炎)293
荊芥連翹湯合補中益気湯合―…(涙嚢炎)294
柴陥湯合―…(嗄声)292
消風散合―…(化膿性炎症)232
十全大補湯合―…(膿皮症)282、(涙嚢炎)294
十味敗毒湯合―…(炎症性角化症)281、(眼瞼縁炎)293
大黄牡丹皮湯合―…(骨盤腹膜炎)274、(精巣炎)288、(霰粒腫)293、(歯髄炎)299
腸癰湯合―…(痔瘻)270、(歯周炎)299
竜胆瀉肝湯合―…(結膜炎)293、294、(ぶどう膜炎)295、(ベーチェット病)296

【伯州散】はくしゅうさん 津蟹、反鼻、鹿角(各別々に黒焼きにしたものを粉末として混和したもの)…(痔瘻)189

【白頭翁湯】はくとうおうとう『傷寒論』白頭翁2、黄連3、黄柏3、秦皮3…(大腸炎)167

【八味丸】(腎気丸) はちみがん『金匱要略』地黄5、山茱萸3、山薬3、沢瀉3、茯苓3、牡丹皮3、桂枝3、附子1…(利尿)77、(老人性皮膚萎縮)220、(補陰)224、225、227、(補腎)224、(糖尿病)255、(浮腫)256、(疲労)260、(尋常性湿疹)278、(前立腺肥大症)286、(無緊張性膀胱)287、(眩暈)292、(生地黄)312、(附子)320、(熟地黄)333、(山茱萸)335
―合猪苓湯…(前立腺肥大)227
―合補中益気湯…(括約筋力低下)227、(膀胱尿管逆流現象、神経因性膀胱)286
―合苓桂朮甘湯…(うっ血性心不全)245
猪苓湯合―…(前立腺肥大症)89

【八珍湯・八物湯】はっちんとう・はちもつとう『正体類要』人参3、白朮3、茯苓3、炙甘草3、熟地黄3、当帰3、川芎3、芍薬3…(十全大補湯加減)223

【半夏厚朴湯】はんげこうぼくとう『金匱要略』半夏6、茯苓5、厚朴3、紫蘇葉2、乾生姜1…(噴門・食道痙攣)145、(悪心嘔吐)154、266、(抗うつ)175、(鎮咳)177、(カゼ症候群)242、264、(気管支炎)244、(狭心症)245、(慢性胃炎)249、(パーキンソン症候群)258、(発熱)266、(咳嗽)266、(妊娠悪阻、安胎)275、(嗄声)292、(紫蘇葉)305、(厚朴)316、(半夏)328
―加縮砂…(妊娠悪阻)155
―合香蘇散…(抗うつ)175、(心臓神経症)246、(更年期障害)274、(心身症)297
―合三子養親湯…(寒痰)178
―合大柴胡湯…(咽喉頭異常感症)248
―合貝母栝楼散…(燥熱痰)178
柴胡桂枝湯合―…(過敏性腸症候群)251
四物湯合―…(月経不順)219
小柴胡湯合―…(気管支炎)178、243、(気管支喘息)244、264、(百日咳)265、(中耳炎)290、(咽喉頭異常感症)248、292
小柴胡湯合―合香蘇散…(抑うつ状態)298
小青竜湯合―…(気管支炎)243

【は】～【へ】

大柴胡湯合一…(気管支喘息)244
茯苓飲合一…(食道アカラシア)248
補中益気湯合一…(292)

【半夏瀉心湯】はんげしゃしんとう『傷寒論』半夏5、黄芩3、乾生姜3、人参3、炙甘草3、大棗3、黄連1…(一種の清熱法)31、(止嘔制吐)154、(制酸)**157**、(口内炎、急性胃炎)248、(慢性胃炎、胃・十二指腸潰瘍)249、(神経症)297、(心身症)297
一加梔子豉湯(山梔子)…(胃炎)50
一合黄連解毒湯…(口内炎)158
一合甘麦大棗湯…(過敏性腸症候群)158、251、(慢性胃炎)249、(吃逆)250、(不眠症)260、298
茯苓飲合一…(食道炎)148
茯苓飲合一…(食道・噴門ジスキネジー)148

【貝母栝楼散】ばいもかろさん『医学心悟』貝母4、栝楼仁4、天花粉3、茯苓2、桔梗2、陳皮2…(燥熱痰)178
二陳湯合一…(燥熱痰)178
半夏厚朴湯合一…(燥熱痰)178

【麦門冬湯】ばくもんどうとう『金匱要略』麦門冬10、半夏5、粳米5、大棗3、人参2、炙甘草2…(鎮咳)**177、178**、(気管支炎)243、(肺炎)244、(妊娠中のカゼ)276、(嗄声)292、(麦門冬)334
一合桔梗石膏…(麻疹燥症)179
一合白虎加人参湯…(麻疹燥症)179、(肺炎)264

【ひ】

【白虎湯】びゃっことう『傷寒論』知母5、粳米8、石膏15、甘草2…(消炎解熱)19、(熱病)28、(全身性炎症)43、(関節炎)45、(石膏)309

【白虎加人参湯】びゃっこかにんじんとう『傷寒論』白虎湯に人参3を加えたもの…(消炎解熱)19、(全身性炎症)43、(カゼ症候群)242、264、(熱中症、発熱)266、(知母)309
一合越婢加朮湯…(関節リウマチ)261
葛根湯合一…(熱病)44、(麻疹)264
小柴胡湯合一…(小児感染症)19、(発熱性疾患)22、44、(風疹)264、(リウマチ熱)265
小柴胡湯合葛根湯合一…(ヘルプアンギナ)265
麦門冬湯合一…(麻疹燥症)179、(肺炎)264

【ふ】

【茯苓飲】ぶくりょういん『金匱要略』茯苓5、白朮4、陳皮3、枳実2、人参2、乾生姜1…(蠕動亢進)**147**、(慢性胃炎)249、(枳実)321
一合半夏瀉心湯…(食道炎)148
一合半夏厚朴湯…(食道・噴門ジスキネジー)148、(食道アカラシア)248

【茯苓杏仁甘草湯】ぶくりょうきょうにんかんぞうとう『金匱要略』茯苓6、杏仁4、甘草1…(平喘)66

【分消湯血鼓加減(血分消湯)】ぶんしょうとうけっこかげん『万病回春』蒼朮3、沢瀉2、猪苓2、陳皮2、厚朴2、香附子2、縮砂2、枳実1、大腹皮1、木香1、当帰3、芍薬3、紅花2、牡丹2、灯心草1、乾生姜1…(肝硬変)55、(慢性肝炎)252
一加大黄(肝硬変)56

【分心気飲(加減)】ぶんしんきいん『和剤局方』桂枝2、芍薬2、木通2、炙甘草2、大棗2、灯心草2、桑白皮2、陳皮2、大腹皮2、羌活2、茯苓2、紫蘇葉2、半夏4、乾生姜1、時に、独活2、藿香2、厚朴2、香附子2、枳実1、檳榔子2、前胡2、当帰3を加える…(気管支炎)243、(過敏性腸症候群)250、(更年期障害)274、(心身症)297

【へ】

【平胃散】へいいさん『和剤局方』蒼朮4、厚朴3、陳皮3、大棗3、炙甘草2、乾生姜1…(五苓散加減)82、(五積散)95、(整腸)159、(厚朴、蒼朮)317、(陳皮)321
一加黄連・山梔子…(逆流性食道炎)50
一加芍薬甘草…(五積散)96
一合五苓散…(下痢)159、(急性腸炎)250、(嘔吐)266

【へ】〜【ほ】

【平肝流気飲】へいかんりゅうきいん『万病回春』当帰3、芍薬2、川芎2、柴胡2、青皮1、香附子2、橘皮3、厚朴2、半夏3、茯苓3、山梔子2、黄連1、呉茱萸1、乾生姜1、甘草1…(慢性肝炎)57

【ほ】

【補陰湯】ほいんとう『万病回春』人参2、芍薬2、熟地黄2、陳皮2、牛膝2、破故紙2、杜仲2、当帰2、茯苓3、茴香1、知母1、黄柏1、甘草1、生地黄1 …(腰痛)96、(骨の変形)219

【補中益気湯】ほちゅうえっきとう『脾胃論』黄耆4、人参4、白朮4、当帰3、陳皮2、大棗2、炙甘草2、柴胡1、升麻1、乾生姜1…(慢性肝炎)53、(補気)210、211、214、215、(体力低下)223、(アトピー性皮膚炎)233、(直腸脱)237、(肺炎)244、(うっ血性心不全、狭心症)245、(低血圧症)246、(口内炎)248、(慢性胃炎)249、(吃逆)250、(便秘症)251、(胆嚢炎)253、(腎炎)254、265、(糖尿病)255、(甲状腺機能亢進症、甲状腺機能低下症)256、(脳血管障害、パーキンソン症候群、老年痴呆)258、(疲労)260、(強皮症、全身性エリテマトーデス)261、(夜尿症)266、(打撲)269、(痔核、脱肛)269、(月経異常)273、(子宮付属器炎)274、(子宮脱)275、(安胎、産後疾患)276、(アトピー性皮膚炎)278、279、(炎症性角化症、疣贅)281、(膿皮症、帯状ヘルペス)282、(腎盂腎炎、膀胱炎)285、(前立腺肥大症、神経因性膀胱)286、(無緊張膀胱、膀胱機能障害)287、(精巣炎)287、288、(扁桃腺炎)289、(慢性副鼻腔炎)291、(鼻出血)292、(麦粒腫)293、(結膜炎)294、(緑内障)295、(眼精疲労)296、(抑うつ状態、統合失調症、老年痴呆)298、(歯髄炎)299、(柴胡)307、(升麻)308、(人参、黄耆)330
　―合乙字湯…(直腸脱)239
　―合芎帰膠艾湯…(紫斑病)257
　―合芎帰調血飲第一加減…(産後)213、(貧血症)257、(褥瘡)282
　―合桂枝茯苓丸…(直腸脱)239
　―合桂枝茯苓丸合当帰芍薬散…(産後)213
　―合五苓散…(浮腫)256
　―合柴胡清肝散…(カゼ症候群)243、(ベー

チェット病)262、(リウマチ熱)265、(体質改善)267、(中耳炎)290
　―合十全大補湯…(慢性肝炎)55、(悪性腫瘍)263
　―合当帰芍薬散…(妊娠浮腫)212、(難産予防)276、(痤瘡)281、(アレルギー性鼻炎)291
　―合半夏厚朴湯…(292)
　―合六君子湯…(慢性肝炎)55
荊芥連翹湯合―合排膿散及湯…(涙嚢炎)294
荊芥連翹湯合―合防風通聖散…(膿皮症)282
荊防敗毒散合…(膿皮症)282
血分消湯合通導散合―…(肝硬変)56
五積散合―…(痤瘡)281
小建中湯合―…(体質改善)267
治打撲一方合―…(虚弱者応用)127
十味敗毒湯合―…(膿皮症)282
通導散合―…(肝硬変)56、(肺線維症)244
八味丸合―…(括約筋低下)227、(膀胱尿管逆流現象、神経因性膀胱)286
麻子仁丸合―…(便秘)140
桃核承気湯合―…(便秘)140
防風通聖散合―…(麻疹)264
竜胆瀉肝湯合―…(慢性炎症性疾患)51、(慢性肝炎)52、252、(肝硬変)56、(体質改善)267
竜胆瀉肝湯合―合通導散…(肝硬変)55

【補陽還五湯】ほようかんごとう『医林改錯』黄耆10、当帰2、赤芍2、川芎2、桃仁3、紅花1、地竜2…(黄耆)330

【蒲公英湯】ほこうえいとう『方輿輗』蒲公英8、当帰6、山薬5、香附子4、牡丹皮2…(乳汁分泌不全)277

【防已黄耆湯】ぼういおうぎとう『金匱要略』防已5、黄耆5、白朮3、大棗3、炙甘草2、乾生姜1…(関節炎)72、(消炎利尿)73、(カゼ症候群)243、(肥満症)255、(浮腫)256、(疲労)260、(変形性膝関節症)272、(多汗症)283、(防已)315、(黄耆)331
　―合越婢加朮湯…(変形性膝関節症)74

【防已茯苓湯】ぼういぶくりょうとう『金匱要略』防已3、黄耆3、茯苓5、桂枝2、炙甘草2…(消炎利尿)73、(防已)315

【防風通聖散】ぼうふうつうしょうさん『宣明論』当帰2、芍薬2、川芎2、山梔子2、連翹2、薄荷2、荊芥2、防風2、麻黄2、大黄2、芒硝2、桔梗2、黄芩2、白朮2、甘草2、乾生姜1、滑石5、石膏5…(脂肪肝)252、(糖尿病、痛風)255、(炎症性角化症)281、(酒皶)281
―合桃核承気湯…(顔面神経麻痺)259
―合補中益気湯…(麻疹)264
荊芥連翹湯合補中益気湯合―…(膿皮症)282
十全大補湯合―…(白内障)221、295
大柴胡湯合―…(高血圧症、動脈硬化症)246、(肥満症)255
大柴胡湯合黄連解毒湯合―…(高脂血症)255
通導散合―…(心疾患予防)209、(狭心症)245
通導散合―合竜胆瀉肝湯…(慢性腎不全)209、(腎炎)254

【ま】

【まくり】= 五香湯(⇒ p.355)

【麻黄湯】まおうとう『傷寒論』麻黄5、杏仁5、桂枝4、炙甘草2…(発汗解表)12、13、16、(熱病)28、(平喘)66、(水肥りのカゼ)70、(五積散)96、(治喘)193、(カゼ症候群)242、(夜尿症)266、(乳児鼻閉塞)292、(麻黄)304
桂枝湯合―…(蕁麻疹)233

【麻黄附子甘草湯】まおうぶしかんぞうとう『傷寒論』麻黄3、甘草3、附子1…(少陰病)18

【麻黄附子細辛湯】まおうぶしさいしんとう『傷寒論』麻黄4、細辛3、附子1…(かぜ)38、(抗アレルギー)59、(アレルギー性鼻炎)67、291、(カゼ症候群)242、(肺炎)244、(咳嗽)266、(蕁麻疹)280、(帯状ヘルペス)282、(中耳炎)290、(結膜炎)293、(アレルギー性結膜炎)294、(細辛)306
―合麻杏甘石湯…(アレルギー性鼻炎)60
荊芥連翹湯合―…(結膜炎)294
三黄瀉心湯合―…(結膜炎)294
小青竜湯合―…(アレルギー性鼻炎)67

苓桂朮甘湯合―…(結膜炎)294

【麻杏甘石湯】まきょうかんせきとう『傷寒論』麻黄4、杏仁4、甘草2、石膏10…(熱病)28、(肺炎)44、(アレルギー性鼻炎)60、291、(気管支喘息)63、(消炎利尿)70、(治喘)193、(血栓性静脈炎)247、(百日咳)265、(咳嗽)266、(痔核、脱肛)269、(静脈瘤症候群、血管炎)283、(ベーチェット病)296、(麻黄)304、(石膏)309、(杏仁)329
乙字湯合―…(痔静脈血栓)237
小青竜湯合―…(気管支炎・喘息・浮腫)61、(消炎利尿)70、(治喘)193、(カゼ症候群)242、(気管支炎)243、264、(胸膜炎)244、(気管支喘息)244、264、(心膜炎)245、(腎炎)254、265、(浮腫)256、(全身性エリテマトーデス)261、(中耳炎)290
小柴胡湯合―…(肺炎)243
小青竜湯合―加附子…(アレルギー性鼻炎)60
十味敗毒湯合―…(肛門周囲炎)269
大黄牡丹皮湯合―…(痛風)255
麻黄附子細辛湯合―…(アレルギー性鼻炎)60

【麻杏薏甘湯】まきょうよくかんとう『金匱要略』麻黄4、杏仁3、薏苡仁10、甘草2…(治喘)193、(尋常性湿疹)278、(疣贅)281、(薏苡仁)315
―加薏苡仁…(疣贅)281

【麻子仁丸】ましにんがん『傷寒論』麻子仁4、芍薬4、枳実2、厚朴2、杏仁2、大黄2…(下剤)30、(瀉下)137、138、(腸燥)214)、(便秘症)251、(パーキンソン症候群)258、(老年痴呆)298、(麻子仁)326、(杏仁)329
―合補中益気湯…(便秘)140

【め】

【明朗飲】めいろういん「東郭」苓桂朮甘湯に細辛2、車前子2を加えたもの…(結膜炎)293、294、(アレルギー性結膜炎)294

【も】

【木防已湯】もくぼういとう『金匱要略』

【や】～【り】

木防已4、石膏10、桂枝3、人参3…(うっ血性心不全)245、(防已)315

【や】

【射干麻黄湯】やかんまおうとう『金匱要略』射干3、麻黄3、半夏4、紫菀2、款冬花2、五味子3、細辛2、生姜3、大棗2…(気管支喘息)63、195、(鎮咳去痰)180

【よ】

【薏苡仁湯】よくいにんとう『明医指掌』当帰4、芍薬3、薏苡仁8、麻黄4、桂枝3、甘草2、蒼朮4…(薏苡仁)315

【抑肝散加陳皮半夏】よくかんさんかちんぴはんげ「本朝経験方」釣藤鈎3、当帰3、柴胡3、川芎3、白朮3、茯苓3、炙甘草2、陳皮3、半夏5…(降圧)206、(パーキンソン症候群)258、(不眠症)260、298、(発熱)266、(体質改善)268、(心身症)297、(釣藤鈎)336

【り】

【六君子湯】りっくんしとう『世医特効方』人参4、白朮4、茯苓4、半夏5、陳皮3、大棗3、炙甘草2、乾生姜1…(茯苓飲)148、(補気)210、**211**、(薬剤副作用防止)213、(慢性胃炎)249、(疲労)260、(悪性腫瘍)263、(嘔吐)266、(痔核)269、(茯苓)314、(陳皮)321、(半夏)328

—加減…(気管支喘息)64、264

補中益気湯合…(慢性肝炎)55

【立効散】りっこうさん『衆方規矩』細辛3、防風3、升麻2、竜胆2、炙甘草2…(歯髄炎)299

【竜胆瀉肝湯】りゅうたんしゃかんとう『一貫堂』当帰2、芍薬2、川芎2、地黄2、黄連2、黄芩2、黄柏2、山梔子2、連翹2、薄荷2、木通2、防風2、車前子2、竜胆2、炙甘草2、沢瀉2…(慢性炎症性疾患)51、(慢性肝炎)52、(肝硬変)57、(肛囲膿瘍)187、(下焦全般の炎症)**188**、(出血)200、(補血)217、(うっ血性心不全)245、(血栓性静脈炎)247、(腎炎)254、265、(糖尿病)255、(紫斑病)256、(強皮症、全身性エリテマトーデス)261、(シェーグレン症候群)262、(体質改善)268、270、(子宮付属器炎)274、(尋常性湿疹)278、(アトピー性皮膚炎)278、279、(脂漏性皮膚炎、皮脂欠乏性皮疹、手湿疹)279、(皮膚瘙痒症)280、(炎症性角化症)281、(静脈瘤症候群、肝斑、血管炎)283、(尿路結石)286、(精巣炎)287、(白内障、眼底出血)295、(統合失調症)298、(竜胆)311

—加生地黄、赤芍、紅花、丹参、桃仁、昆布、海藻…(硝子体出血)204

—合越婢加朮湯…(慢性炎症性疾患)52、(ベーチェット病)262

—合黄連解毒湯…(子宮頸管炎)275

—合芎帰調血飲第一加減…(胆嚢炎)253、(抑うつ状態)298

—合桂枝茯苓丸…(慢性炎症性疾患)51、52、(胆嚢炎)253、(脳血管障害)258、(腎盂腎炎)285、(鼻出血)292、(麦粒腫)293、(糖尿病性網膜症)296、(抑うつ状態)298

—合大黄牡丹皮湯…(慢性炎症性疾患)52、(肛囲膿瘍)188、(子宮頸管炎、腟カンジダ症)275

—合通導散…(慢性炎症性疾患)51、(脳血管障害)258、(帯状ヘルペス)282、(糖尿病性網膜症)296

—合通導散加桃仁、昆布、海藻…(硝子体出血)204

—合通導散合桂枝茯苓丸…(甲状腺機能亢進症)255

—合補中益気湯…(慢性炎症性疾患)51、(慢性肝炎)52、252、(肝硬変)56、(体質改善)267

—合補中益気湯合通導散…(肝硬変)55

—合排膿散及湯…(結膜炎)293、294、(ぶどう膜炎)295、(ベーチェット病)296

加味逍遙散合—…(膀胱神経症)163、(蕁麻疹)280

消風散合—…(アトピー性皮膚炎)234

猪苓湯合—…(尿道炎)89、(痛風)255、(膀胱炎)285

通導散合—合竜胆瀉肝湯…(慢性腎不全)209

通導散合—加側柏葉…(バセドウ病)209

【涼膈散】りょうかくさん『和剤局方』

連翹 5、大黄 1、芒硝 3、桔梗 3、黄芩 3、山梔子 2、薄荷 1、甘草 2…（一種の清熱法）31

【苓甘姜味辛夏仁湯】りょうかんきょうみしんげにんとう『金匱要略』茯苓 4、半夏 4、杏仁 3、細辛 3、五味子 3、炙甘草 2、乾生姜 2…（麻黄不適）18、65、66、（乾姜）319
―加附子…（抗アレルギー）59

【苓甘五味姜辛湯】りょうかんごみきょうしんとう『金匱要略』茯苓 4、炙甘草 3、細辛 3、乾生姜 3、五味子 3…（利水）67

【苓姜朮甘湯】りょうきょうじゅつかんとう『傷寒論』茯苓 6、乾生姜 3、白朮 3、炙甘草 2…（利尿）75、78、（五積散）95、（温裏）99、（冷え症）247、（肥満症）255、（浮腫）256、（坐骨神経痛）259、（夜尿症）266、（腰痛症）271、（月経異常）273、（乾姜）319
―加附子…（補陽）231
四物湯合―…（出血）218
当帰芍薬散合―…（白色帯下）275
人参湯合―…（よだれ）267

【苓桂甘棗湯】りょうけいかんそうとう『傷寒論』茯苓 6、桂枝 4、大棗 4、甘草 2…（抗不安）171、（抗痙攣）176

【苓桂朮甘湯】りょうけいじゅつかんとう『傷寒論』茯苓 6、桂枝 4、白朮 3、炙甘草 2…（利尿）75、76、82、（五積散）95、（呼吸困難）227、（低血圧症）246、（パーキンソン症候群）258、（めまい）259、（安胎）276、（中耳炎）290、（眩暈）292、（結膜炎）293、（アレルギー性結膜炎）294、（桂枝）305、（茯苓）314
―加牡蛎…（心悸亢進）77、171、（不整脈、心臓神経症）245、（更年期障害）273、（神経症）297、（心身症）297、（茯苓）314、（牡蛎）337
―加香附子牡蛎（心悸亢進）83、
―合五苓散…（浮腫）256、（中心性網膜症）295
―合麻黄附子細辛湯…（結膜炎）294
葛根湯合―加附子…（三叉神経痛）258

【苓桂味甘湯】りょうけいみかんとう『金匱要略』茯苓 6、桂枝 4、五味子 3、甘草 2…（利水）66、（五味子）335

【良枳湯】りょうきとう『方函口訣』茯苓 6、半夏 6、桂枝 4、大棗 4、枳実 2、炙甘草 2、良姜 2…（胆石症）252

【ろ】

【六味丸】ろくみがん『小児薬証直訣』地黄 8、山茱萸 4、山薬 4、牡丹皮 3、茯苓 3、沢瀉 3…（老人性皮膚萎縮）220、（補陰）224、（牡丹皮）312、（山薬）331、（熟地黄）333、（山茱萸）335

【あ】～【こ】

●漢薬索引

【あ】

阿膠…197、334

【い】

威霊仙…318
茵蔯蒿…316
　　茵蔯蒿－山梔子（大黄）…149

【う】

烏薬…322

【え】

延胡索…323

【お】

黄耆…330
　　防已－黄耆（白朮）…73
黄芩…19、310
　　柴胡－黄芩…23
　　黄連－黄芩（大黄）…46
　　黄連－黄芩…157、170、199
黄柏…311
黄連…310
　　黄連－黄芩（大黄）…46
　　黄連－黄芩…157、170、199

【か】

葛根…307
滑石…316
栝楼根（天花粉）…327
栝楼仁…327
乾姜…231、319
　　乾姜－甘草…99
　　半夏－乾姜…157
甘草…161、182、331
　　乾姜－甘草…99
　　甘草－大棗（小麦）…176
　　桂枝－甘草（茯苓、牡蛎、竜骨）…171
　　芍薬－甘草…141
　　大黄－甘草（芒硝）…137
　　人参－甘草－白朮－茯苓…210、231
　　麻黄－甘草…193
款冬花…179
艾葉…197、325

【き】

桔梗…180、182、328
　　桔梗－（甘草）…182
　　半夏－桔梗…190
橘皮
　　橘皮－枳実－生姜…147
枳実…164、321
　　橘皮－枳実－生姜…147
羌活…306
杏仁…137、180、329
金銀花…184、312

【く】

苦参…311

【け】

桂枝…94、304
　　桂枝－甘草（茯苓、牡蛎、竜骨）…171
　　麻黄－桂枝…12
荊芥…305

【こ】

紅花…324
　　蘇木－紅花（大黄）…208
香附子…155、175、321
厚朴…177、180、316、321
　　厚朴－紫蘇葉（香附子）…175
　　蒼朮－厚朴－陳皮…159
　　半夏－厚朴…145
呉茱萸…99、319
　　呉茱萸－生姜…95

牛膝…325
牛蒡子…308
五味子…335

【さ】

柴胡…19、307
　　柴胡－黄芩…23
　　柴胡－芍薬(甘草)…161
　　柴胡－升麻…237
細辛…68、94、306
　　麻黄－細辛－附子…59
山梔子…309
　　茵蔯蒿－山梔子(大黄)…149
山茱萸…335
　　地黄－山茱萸－牡丹皮…224
山薬…331

【し】

紫根…313
紫蘇葉…305
　　厚朴－紫蘇葉(香附子)…175
炙甘草(甘草)…331
芍薬(白芍)…57、333
　　柴胡－芍薬(甘草)…161
　　芍薬－甘草…141
　　地黄－芍薬(阿膠、艾葉)…197
車前子…315
縮砂…155、317
生姜…306
　　橘皮－枳実－生姜…147
　　呉茱萸－生姜…95
　　半夏－生姜…154
生地黄…312
(熟)地黄…137、228、332
　　地黄－山茱萸－牡丹皮…224
　　地黄－芍薬(阿膠、艾葉)…197
小麦…176
升麻…308
　　柴胡－升麻…237
蜀椒…320
辛夷…307
地骨皮(樸樕)…128

【せ】

石膏…309

知母－石膏…19
麻黄－石膏…70
川芎…323
　　当帰－川芎…94
川骨…128
蟬退…308

【そ】

蒼朮…317
　　蒼朮－厚朴－陳皮…159
桑白皮…329
蘇子…329
蘇木…130、325
　　蘇木－紅花(大黄)…208

【た】

大黄…46、149、208、267、326
　　大黄－甘草(芒硝)…137
　　檳榔子－大黄…91
大棗…332
　　甘草－大棗(小麦)…176
沢瀉…314
　　猪苓－沢瀉…88

【ち】

竹葉…310
知母…309
　　知母－石膏 19
釣藤鈎…206、336
猪苓…314
　　猪苓－沢瀉…88
陳皮…177、321
　　蒼朮－厚朴－陳皮…159

【て】

天花粉(栝楼根)…327
天麻…336
天門冬…334

【と】

当帰…137、333
　　当帰－川芎…94
　　当帰－川芎－地黄－芍薬…216

【と】〜【れ】

桃仁…137、324
　　桃仁－牡丹皮…122、130、201
　　桃仁－牡丹皮（大黄）…208
杜仲…332
独活…317

【に】

肉桂…99、231、320
人参…330
　　人参－甘草－白朮－茯苓…210、231

【は】

薄荷…308
貝母…327
半夏…177、328
　　半夏－乾姜…157
　　半夏－桔梗…190
　　半夏－厚朴…145
　　半夏－生姜…154
　　半夏－(陳皮、茯苓)…177
麦門冬…334

【ひ】

白芷…306
白朮…73、331
　　人参－甘草－白朮－茯苓…210、231
　　白朮－茯苓…75
百部…179
檳榔子…316
　　檳榔子－大黄…91

【ふ】

茯苓…171、177、314
　　人参－甘草－白朮－茯苓…210、231
　　白朮－茯苓 75
附子…94、99、231、244、266、291、320
　　麻黄－細辛－附子…59

【ほ】

防已…315
　　防已－黄耆(白朮)…73
防風…305
芒硝…137、326

樸樕(地骨皮)…128
牡丹皮…169、312
　　地黄－山茱萸－牡丹皮…224
　　桃仁－牡丹皮…122、130、201
　　桃仁－牡丹皮（大黄）…208
牡蛎…171、337

【ま】

麻黄…94、177、180、304、329
　　麻黄－甘草…193
　　麻黄－桂枝…12
　　麻黄－細辛－附子…59
　　麻黄－石膏…70
麻子仁…137、326

【も】

木通…315
木香…322

【や】

益母草…323

【よ】

薏苡仁…261、278、281、289、315

【り】

竜骨…171、337
竜胆…311

【れ】

連翹…184、312

参考文献

山本巌著:東医雑録,燎原書店,1983～1985年
伊藤良・山本巌監修,神戸中医学研究会編著:中医処方解説,医歯薬出版,1984年
中山医学院編,神戸中医学研究会訳・編:漢薬の臨床応用,医歯薬出版1983年
鶴田光敏:山本巌の漢方療法,東洋医学叢書,1994年
山本巌監修,桑野重明編著:漢方処方の基礎と臨床応用,廣川書店,1997年
矢数格著:漢方一貫堂医学,医道の日本社,1964年
高橋邦明著:臨床薬物治療学体系,20,和漢医薬学,Ⅶ.皮膚疾患と和漢治療薬,情報開発研究所,1987年
小山誠次著:古典に基づくエキス漢方方剤学,メディカルユーコン,1998年
伊藤良,山本巌,松田邕,神戸中医学研究会:座談会,THE KAMPO 第1-10,12,13号,カネボウ薬品

あとがき

　山本巌先生が逝かれて5年が過ぎた。筆者は4年前、先生の一周忌の追悼の意味で拙著『病名漢方治療の実際-山本巌の漢方医学と構造主義』を出版させて頂いた。その後たくさんの読者の方々から、本書の内容についてのお便りやお電話を頂戴し、その反響の大きさに、あらためて故山本巌先生の偉大さを認識した次第である。

　尚、そのときに頂いた疑問や質問について二、三、述べておきたい。

　一つは「『病名漢方治療の実際』に書かれている処方通りに使用しても6割ぐらいしか有効でなかった」というものである。筆者に言わせれば、本を読んでその通り治療して6割も効いたのであれば、それは素晴らしいことだと思っている。

　山本巌先生も病名漢方治療に関して、次のように言われている。

　「学問（医学）というものは、例えば戦いなら兵法、兵学のようなもので、兵学が戦争するのではないのと同じように、医学が診療するのではない。あくまで一つの病態モデルに対する解答の参考意見のようなものである。実践になると敵は必ずしもこちらの思惑通りにならない。それに病はまるで生き物のように変化する。…重要なことは、あくまで病態（証）の変化に応じて、その処方をどのように適応させ、それに応じるかにある。ただ病態の変化もあくまで一つの条件設定であり、病は必ずしもそうなるとは限らない。戦いにもなお天の時、地の利、人の和などの条件もある。闘病にも、体質的内因、さらに外部環境の外因なども加わり一層複雑である。形より臨機応変の心も汲んで戴きたいと念ずる。」と。また、学と術に関して「西洋医学では、外科において術式というものがある。術式は学であるが、術式を学んだからといって、すぐに一人で手術が出来るというものではない。先輩の手術を見て、また指導を得て、長い年月を経て手術が出来るようになるのである。しかし、だからといって術式という学が不要であるというのではない。日本では漢方がいつまでも術から脱皮せず、学問をつく

ってこなかった。学と術は両輪のように大切である。術はその人一代限りであるが、学は積み重ねも改革もできる。漢方も常により良い医学をつくっていかなければならないと思う。」と述べられて、独力で苦労されて、漢方の革命的医学の第一歩ともいえる、病態と薬物の対応を中心とする病名漢方治療をつくられたのである。

　このように、病名漢方治療とは、一つの病態モデルに対する解答の参考意見のようなものであり、これでなければいけないというものではない。やはり患者の病態に応じて加減して用いるべきものである。また、癌、膠原病、肝硬変、慢性腎炎やその他の難病に対しては、エキス剤では自ずから限界がある。煎じ薬を用いて対処しなければならないことも多い。それでも治すことが難しいのである。さらに病名治療といっても、西洋医学で治らずに漢方の診療を希望してくる患者は、病名が決まらない患者も多く、病名が決まったとしても、訴える症状とその病名が一致しないことも稀ではない。不定愁訴のようなものを訴えてくることも多く、その病態を的確に捉えることもまた難しいのである。

　もう一つの質問は、「『病名漢方治療の実際』では、虚証、実証の患者を分けて記載されていないがどういう訳か」というものである。

　日本漢方では、患者の体力などを参考に虚実に分けて、また漢方処方も虚実に分けて、実証のものには実の処方を、虚証のものには虚の処方を用いるとするものである。しかし、総論でも述べたように、この方法は必ずしも良い方法とは言えない。虚実の判断を誤ることもあれば、そのような考え方で治療してもうまく行かないことが多いのである。

　山本巌先生の病名漢方治療は、病態と薬物との対応を中心に治療する。発想は西洋医学的治療方法と同じものである。具体的にどのようにするのかというと、例えば癌の患者に対して、その体力が落ちてる場合にも、瘀血という邪である癌を瀉するために通導散を用いるが、このときは体力を補う補中益気湯を大量に用いながら、通導散のエキスを最初は3gぐらいから始め、下痢をしなかったら次回から6g、9gと量を増やしていき、患者の便通が1日1、2回になる程度のところを維持量として用いる。また、癌

あとがき

の患者に放射線、抗癌剤といった瀉の治療をする場合は、患者がへばって治療継続が困難になるが、このようなときは体力を補うために補中益気湯のような処方を大量に併用するのである。虚実も参考にするが、寒熱を重視する。しかし、体力のない患者に最初から大黄や黄連の含まれる方剤を多く用いることは避けるほうが無難であろう。

　さらに古方の方剤は用いる薬物の数が少ないために、大黄や黄連の含まれる方剤では比較的少量（エキス剤6〜9g位）で有効であるが、後世方の方剤は用いる薬物の数が多いため、比較的大量（12〜15g位）必要である。

　以上述べてきたようなことは、自身や家族、患者さんなどの臨床を通じて会得することであり、書物で一つ一つ述べることはできない。漢方治療を実践される読者諸氏のご研鑽を願うものである。

　本書の出版に際し、「THE KAMPO」（発行・カネボウ薬品、発行人・小山國三）に連載された座談会の中で、山本巖先生が語られた内容を編集・加筆し、「山本巖先生語録」として本書に収録させて頂いたが、本書への転載をご快諾頂いた関係者の方々に、紙面をかりて謝意を呈したい。

　最後に、出版の労をお取り頂いたメディカルユーコンの垣本克則社長に心より御礼申し上げる。

2006年4月

著者　坂東　正造

【著者紹介】

坂東 正造　ばんどう・しょうぞう

1947 年　徳島市に生まれる
1970 年　富山大学薬学部卒業
　　　　　家業の薬局を経営
　　　　　薬局漢方を河野正雲先生に学ぶ
　　　　　薬剤師として神戸漢方会に参加
1984 年　徳島大学医学部卒業
1988 年　大阪市京橋の山本巌漢方内科に勤務
1992 年　奈良市にて坂東医院開設
　本書以外の著書に『病名漢方治療の実際』、『山本巌の臨床漢方 上下巻』(共著)がある。

連絡先：坂東医院

奈良市富雄北2−1−4　中里ビル2階　〒631-0076

漢方治療 44 の鉄則
山本巌先生に学ぶ病態と薬物の対応

2006 年 6 月 17 日　第 1 刷発行
2015 年 11 月 10 日　第 5 刷発行

編 著 者　坂東 正造
発 行 人　垣本 克則
発 行 所　株式会社 メディカルユーコン
　　　　　〒606-8225 京都市左京区田中門前町 87 番地
　　　　　電話 (075) 706-7336　Fax (075) 706-7344
　　　　　Web サイト　http://www.yukon.co.jp

Ⓒ Syouzou Bandou, 2006. Printed and Bound in Japan
無断転載・複写を禁止します。
表紙装丁／平井 佳世 (creative works Scene inc.)
印刷・製本／亜細亜印刷株式会社
落丁本・乱丁本はお取替えいたします。ISBN978-4-901767-19-4

メディカルユーコン出版案内 (Webショップ) http://www.yukon.co.jp/

たった1冊の本でもいい…それが読者の心に灯火をともすことができるなら

山本巌の臨床漢方 (上下巻) 坂東正造、福冨稔明 編著
▶山本巌門下の坂東正造・福冨稔明両氏が、山本巌流漢方を後世へ伝承していくために、その「学と術」の理解と実践に可能な限り役立つよう5年の歳月をかけて編集・執筆した渾身の作。「臨床実践の知」に立脚した山本巌流漢方の基礎と臨床の集大成であり、関連各所全てに師の語録を織り交ぜて編集され大変理解し易い。A5判上製函入・上巻836頁／下巻904頁、セット本体価格20,000円＋税

病名漢方治療の実際 ―山本巌の漢方医学と構造主義 坂東正造 編著
▶卓越した漢方臨床医として異彩を放ち続けた故・山本巌先生。毎日全ての外来患者に、その場で漢方エキス剤や単味の生薬を試飲もらい、5分、15分でその効果を観察していたという。共に臨床に従事してきた著者が、その臨床の実際を本書で披瀝する。A5判・560頁、本体価格6,476円＋税

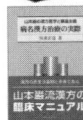

山本巌の漢方療法《増補改訂版》 鶴田光敏 著
▶「山本巌先生より学んだ随証治療について」の総論に続き、山本巌先生とその門弟である著者との熱気あふれる問答形式の対談集が3章に分けて収録される。そこには正しく漢方を学ぶために、そして"効く漢方"を修得するために必要な真実の指針が示される。A5判・328頁、本体価格3,000円＋税

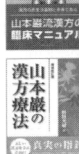

漢方内科学 ―各分野の専門医が示す漢方治療の適応と役割
▶その道の専門医12名による分担執筆。現代内科学に基づく正確な病態認識のもとに、標準治療と漢方治療を対比し、漢方治療の適応と役割を明確にしつつ、病態別に漢方治療処方を示して解説する。臨床家が座右に置いて参照できる格好の治療書。A5判・2色刷・944頁、本体価格10,000円＋税

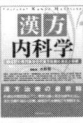

高齢者の漢方治療 ―老化と安定平衡 小山誠次 著
▶高齢者疾患の多くは慢性の多臓器疾患であり、生理的老化を伴う故に、一つの方剤が多彩な効能を持ち、生体の安定平衡を図る漢方治療は極めて有用である。高齢者によく診られる症候別に漢方治療を解説する。A5判・352頁、本体価格5,800円＋税

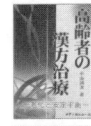

藤本蓮風 経穴解説《増補改訂新装版》藤本蓮風 著
▶「50年に及ぶ臨床実践の知」に基づく経穴解説書である。著者は『霊枢』を鍼灸理論の中核にすえ、論理的整合性を中医学に求め、現代の日本人に適するよう日本伝統鍼灸古流派の技術を網羅して応用し、一般的なツボを使って驚愕の効果を得る。本書は、そのベースにある常用経穴の位置・主治・流注応用・刺鍼法等について、多くの穴位図・手技図を交えて記され、まさに経穴の持つ多面性と効能を学ぶ上で比類なき格好の書といえる。B5変型判・532頁、本体価格3,800円＋税

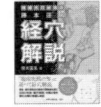

鍼灸治療 上下・左右・前後の法則 藤本蓮風 著
▶著者は、従来の弁証論治に加え、人体を「上下・左右・前後」の三次元空間的な存在として捉え、そこにおける気の偏在を把握する手法を鍼灸治療に採り入れている。病の根源を知り、的確な配穴を定める上で、この手法は羅針盤的な役割を果たし極めて有用であるという。本書はその「空間的気の偏在理論」の基礎と臨床応用を説くものである。A5判・2色刷・328頁、本体価格3,800円＋税

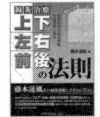

日本鍼灸の診断学 ―伝統流派から中医学まで 有馬義貴／森 洋平 編著
▶日本鍼灸には様々な流派が存在し、各々診察法に特徴がある。本書は東洋医学の学校教育や一般臨床で現在行われている望・聞・問・切の診察法を整理し、一冊にまとめた初めての解説書である。内容の理解を助けるためのイラストを多数収載する。A5判・412頁、本体価格3,200円＋税

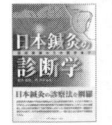

舌診アトラス手帳 松本克彦／寇華勝 共著
▶舌診の臨床的意義がよく分かる。寒熱、水、血の変化に伴う舌診所見の変化の流れを鮮明なカラー写真で図解、さらに各所見に弁証結果のみならず、その根拠となるポイント、参考方剤をも記す。A5判・56頁、本体価格3,619円＋税

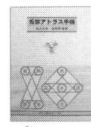

古典に生きるエキス漢方方剤学 小山誠次 著
▶医療用漢方147方剤ごとに出典、類方・基本方を視野に入れた構成生薬の薬能・方意の解説、適応、そして総数700点以上に及ぶ古典・文献からの引用による圧巻の論考とで構成される。方剤を通して歴代先賢の臨床経験知を学ぶ上で大変役立つ。A5判上製函入、1304頁、本体価格10,000円＋税

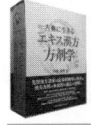

東方栄養新書 ―体質別の食生活実践マニュアル 梁晨千鶴 著
▶東洋医学の臨床体験から人間の体質を9タイプに分類した上で、日常の食材200品目をとり上げ、寒、熱、潤、燥など食材のもつ東洋医学的性質を定義し、個々の体質と食材との相性を核としつつも、現代栄養学・医学の知見も含め、食材の効能を多角的に紹介する。本書はまさに自分の体質に合った食生活を送るためのバイブルである。B5変判・2色刷・440頁、2,000円＋税

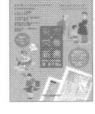